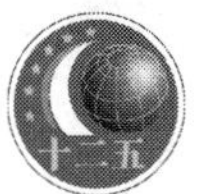

国家卫生和计划生育委员会“十二五”规划教材
全国高等医药教材建设研究会“十二五”规划教材
全国高职高专院校教材

供检验技术专业用

血液学检验实验指导

第2版

主　编　侯振江　杨晓斌

副主编　张　录　高丽君　任吉莲　李红岩

编　者（以姓氏笔画为序）

王晓桃（桂林医学院附属医院）
邓珊珊（大庆医学高等专科学校）
代雁凌（楚雄医药高等专科学校）
朱明艳（辽宁沈阳医学院附属中心医院）
任吉莲（山西医科大学汾阳学院）
闫晓华（山东医学高等专科学校）
关　颖（郑州铁路职业技术学院）
孙　莉（襄阳职业技术学院医学院）
李红岩（沧州医学高等专科学校）
李海燕（西安医学院）
杨晓斌（永州职业技术学院）
吴　芹（盐城卫生职业技术学院）
旷兴林（重庆医药高等专科学校）
张　录（乌兰察布医学高等专科学校附属医院）
张　强（平凉医学高等专科学校）
侯振江（沧州医学高等专科学校）
高丽君（北华大学检验学院）
高春艳（哈尔滨医科大学大庆校区）
韩艳秋（内蒙古医科大学附属医院）

人民卫生出版社

图书在版编目（CIP）数据

血液学检验实验指导/侯振江，杨晓斌主编. —2 版. —北京：人民卫生出版社，2015

ISBN 978-7-117-20156-8

Ⅰ. ①血… Ⅱ. ①侯… ②杨… Ⅲ. ①血液检查-实验-高等职业教育-教学参考资料 Ⅳ. ①R446. 11-33

中国版本图书馆 CIP 数据核字（2015）第 008201 号

人卫智网	www. ipmph. com	医学教育、学术、考试、健康，购书智慧智能综合服务平台
人卫官网	www. pmph. com	人卫官方资讯发布平台

血液学检验实验指导

第 2 版

主　　编：侯振江　杨晓斌
出版发行：人民卫生出版社（中继线 010-59780011）
地　　址：北京市朝阳区潘家园南里 19 号
邮　　编：100021
E - mail：pmph @ pmph. com
购书热线：010-59787592　010-59787584　010-65264830
印　　刷：人卫印务（北京）有限公司
经　　销：新华书店
开　　本：850 × 1168　1/16　　印张：10
字　　数：275 千字
版　　次：2010 年 7 月第 1 版　　2015 年 2 月第 2 版
　　　　　2022 年 1 月第 2 版第 10 次印刷（总第 16 次印刷）
标准书号：ISBN 978-7-117-20156-8/R · 20157
定　　价：18. 00 元
打击盗版举报电话：010-59787491　E-mail：WQ @ pmph. com
（凡属印装质量问题请与本社市场营销中心联系退换）

前 言

随着现代医学科学技术的迅速发展，血液学检验技术不断更新和完善，在国家卫生和计划生育委员会“十二五”规划教材办公室、全国高等医药教材建设研究会和医学检验专业教育教材建设评审委员会的领导和支持下，对《血液学检验》第3版配套教材《血液学检验实验指导》进行了修订，以适应《血液学检验》（第4版）教材对实验教学的要求，供全国高等医学院校医学检验专业的师生使用，也可供从事临床检验的工作人员、研究生和参加职称考试人员参考。

全书共分五章。第一章介绍检验的基本方法，第二章介绍常见血液病细胞形态学检验，第三章至第五章分别介绍红细胞检验、白细胞检验和血栓与止血检验的基本方法。在检验方法的介绍中，主要介绍实验目的、原理、材料、操作、参考区间、注意事项和临床意义。

根据全国高职高专检验专业的教学目标，按照血液学检验实验教学大纲的要求，注重学生基本知识和职业技能的培养，强化正常血细胞形态学检验基本功的训练，将常见血液病的细胞形态检验与典型的病例资料相结合，做到理论联系实际，有利于提高学生分析问题和解决问题的能力。删减了部分与《临床检验基础》重复的实验和方法，保证了血液学检验教学的时间和质量，不仅有利于实验教学，更满足临床的需要。

本教材是国家卫生和计划生育委员会“十二五”规划教材办公室组织编写的医学检验专业配套教材之一，在编写过程中得到了国家卫生和计划生育委员会“十二五”规划教材办公室和各编写单位的大力支持，也得到了国内部分血液学专家的悉心指导，各位编者在百忙中付出了艰辛的劳动和不懈的努力，在此表示衷心的感谢！由于编写时间仓促，疏漏之处在所难免，恳请专家和读者批评、指正。

侯振江

2015年2月

目　录

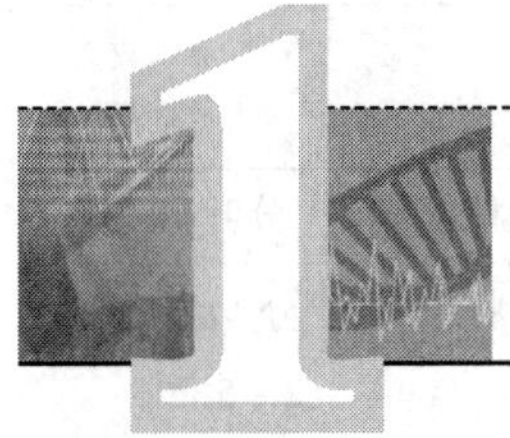

第一章

检验的基本方法

第一节　正常血细胞形态学检验

骨髓中的血细胞，主要分为六个系统，即粒细胞、红细胞、巨核细胞、淋巴细胞、单核细胞和浆细胞系统，每个系统又分为原始、幼稚和成熟三个阶段；其中，粒系和红系细胞的幼稚阶段又分为早幼、中幼和晚幼3个时期。除六大系统细胞外，骨髓片中还可偶见其他细胞，如组织细胞、组织嗜碱细胞、吞噬细胞、脂肪细胞、成骨细胞、破骨细胞等。熟练掌握以上各种细胞的形态特征是诊断血液病的前提，同时对疾病的鉴别诊断、疗效观察和预后判断具有重要意义。本节按系统依次介绍瑞特染色后光学显微镜下正常血细胞的形态特征。

一、粒细胞系统

【目的】

掌握各阶段粒细胞形态特征和四种颗粒的鉴别要点。

【标本】

正常骨髓片和血片、慢性粒细胞白血病（CML）血片和骨髓片。

【观察内容】

1. 粒细胞系统的形态变化特点为　①胞体：圆形或椭圆形，由大到小，但早幼粒细胞一般较原始粒细胞大，为粒系最大的细胞；②胞核：圆形→椭圆形→肾形→杆状→分叶状；③胞质：颜色由深蓝色→蓝紫色→紫红色→粉红色，颗粒由无→出现非特异性颗粒→出现特异性颗粒→特异性颗粒增多、非特异性颗粒减少→仅有特异性颗粒。

2. 各阶段粒细胞形态特征见表1-1。

表1-1　各阶段粒细胞形态特征

鉴别点		原始粒细胞	早幼粒细胞	中幼粒细胞	晚幼粒细胞	杆状核细胞	分叶核细胞
胞体	直径	10～20μm	12～25μm	10～20μm	10～16μm	10～15μm	10～14μm
	形态	圆或类圆形	圆或椭圆形	圆或椭圆形	圆形	圆形	圆形
胞质	量	较少	较多或多	多	多	多	多
	颜色	水彩样透明的天蓝或深蓝色	深蓝色或蓝色	淡蓝或淡红色	淡蓝色	淡蓝色	淡红色
	颗粒	无或有少量细小颗粒	数量不等、粗细不均的A颗粒	出现特异性颗粒，A颗粒常较多	充满特异性颗粒，A颗粒少或无	充满特异性颗粒	充满特异性颗粒

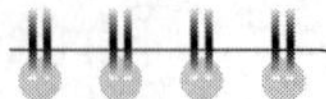

续表

鉴别点		原始粒细胞	早幼粒细胞	中幼粒细胞	晚幼粒细胞	杆状核细胞	分叶核细胞
胞核	形态	圆或类圆形	圆形、椭圆形或一侧微凹陷,常偏位	椭圆形、一侧扁平或略凹陷	明显凹陷呈肾形、马蹄形或半月形等	呈杆状或带状、S形、U形等	分叶,多分2~5叶
	核仁	2~5个,较小	清晰、模糊或消失	消失	无	无	无
	染色质	细颗粒状,均匀平坦如薄纱	聚集,较原始粒细胞粗	聚集成条索块状	粗条块状,出现副染色质	粗块状,副染色质明显	粗块状,副染色质明显

3. 中幼粒细胞及以下各阶段细胞的胞核划分标准,见表1-2。

表1-2 中幼粒细胞及以下阶段的细胞核划分标准

	核凹陷程度/核假设直径	核凹陷程度/核假设圆形直径	核最窄/核最宽
中幼粒细胞	/	<1/2	/
晚幼粒细胞	<1/2	1/2~3/4	>1/2
杆状核粒细胞	>1/2	>3/4	1/2~1/3
分叶核粒细胞	核丝	核丝	<1/3

4. 粒细胞胞质中含有四种颗粒,即非特异性颗粒和三种特异性颗粒(中性颗粒、嗜酸性颗粒及嗜碱性颗粒),四种颗粒的鉴别见表1-3。

表1-3 粒细胞胞质中四种颗粒的鉴别

鉴别点	非特异性颗粒	中性颗粒	嗜酸性颗粒	嗜碱性颗粒
大小	较中性颗粒粗大 大小不一	细小 大小一致	粗大 大小一致	最粗大 大小不一
形态	形态不一	细颗粒状	圆形或椭圆形,像剥开的石榴	形态不一
数量	少数或中等量	多	多	不定,常较少
色泽	紫红色	淡紫红色或淡红色	橘红色,中幼粒和晚幼粒细胞阶段常呈紫黑色,但不如后者粗大和深染	深紫红色、深紫黑或深紫蓝色
分布	分布不均,常在质中,有时有少许颗粒覆盖在核上	均匀	均匀、紧密排列,布满胞浆	分布不均,排列零乱,常覆盖在核上,使胞核轮廓不清
出现于	Ⅱ型原始粒细胞和早幼粒细胞	中性中幼粒细胞直至中性分叶核粒细胞	嗜酸性中幼粒细胞直至嗜酸性分叶核粒细胞	嗜碱性中幼粒细胞直至嗜碱性分叶核粒细胞

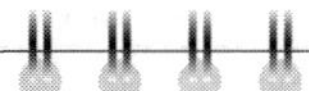

【注意事项】

1. 在低倍镜下选择染色良好、厚薄适宜的部位进行观察。厚薄适宜的部位多在涂片的体尾交界处。涂片厚的部位各阶段粒细胞胞体较小,因此选择合适的部位进行观察非常重要。

2. 观察前应确定骨髓涂片的正反面,有涂膜面的反光性差,无涂膜面反光性好。若骨髓涂片放反,即反面朝上放置,低倍镜和高倍镜下仍可见细胞清楚形态,但油镜下却看不到细胞,无法调节清楚,如果过度地调节焦距易压碎骨髓片。

3. 部分粒细胞形态不典型,应注意与其他细胞进行鉴别,如单核细胞、淋巴细胞等,通过与周围其他细胞(包括粒系和非粒系细胞)进行比较,有助于做出正确判断。

4. 注意辨认双染性嗜酸性粒细胞,它常见于中幼、晚幼粒细胞阶段。由于其颗粒不典型,易被误认为嗜碱性粒细胞。

5. 由于细胞形态变化多样,故观察细胞时不能只抓住某一、两个特征,就轻易地做出否定或肯定性判断。应全面观察细胞,如胞体大小、形态,胞核大小、形态、位置、核染色质、核仁(包括数量、大小、清晰度),胞质量、颜色、颗粒、空泡等,同时要注意与周围其他典型的细胞进行比较识别。

二、红细胞系统

【目的】

掌握各阶段红细胞的形态特征。

【标本】

正常骨髓片、增生性贫血的骨髓片和血片。

【观察内容】

1. 红细胞系统的形态变化特点为　①胞体:圆形或椭圆形,由大到小;②胞核:圆形,居中,由大到小,成熟时完全消失;③胞质颜色:深蓝色→蓝灰色→灰红色→淡红色;④胞质颗粒:无。

2. 各阶段有核红细胞形态特征见表1-4。

表1-4　各阶段有核红细胞形态特征

鉴别点		原始红细胞	早幼红细胞	中幼红细胞	晚幼红细胞
胞体	直径	15~25μm	10~18μm	8~15μm	7~10μm
	形态	圆或椭圆,常有瘤状突起	圆或椭圆,可有瘤状突起	圆形	圆形
胞质	量	较多	略增多	多	多
	颜色	深蓝色不透明,有核周淡染区	不透明蓝色或深蓝色,可见核周淡染区	蓝灰、灰红色	浅红色或灰红色
	颗粒	无	无	无	无
胞核	形态	圆形,约占细胞直径的4/5,居中或稍偏一侧	圆形或椭圆形,占胞体的2/3以上,居中或稍偏位	圆形或椭圆形,约占胞体的1/2,居中	圆形,占胞体的1/2以下,居中或偏位
	核仁	1~3个,大小不一	模糊或无	无	无
	染色质	粗颗粒状,有聚集趋势	粗颗粒状或小块状	块状,如打碎墨砚感,副染色质明显	固缩成团块状,副染色质可见或无

【注意事项】

1. 厚薄适宜的部位,其成熟红细胞既不重叠也不过分分离,细胞形态完整,染色好,细胞结构清楚。在涂膜厚的部位,显微镜下的有核红细胞胞体小,胞质少;而尾部有核红细胞,胞体大(包括红细胞),胞质量也较多,红细胞中央淡染区常消失。所以,选择合适的部位观察非常重要。

2. 首先选择具有红细胞系统典型特征的细胞进行观察,再进一步辨认各阶段有核红细胞的特征。观察有核红细胞胞质颜色时,要与周围红细胞进行比较,因为涂片染色偏酸或偏碱均会影响胞质颜色。

3. 原始粒细胞与原始红细胞是正常人骨髓中相对较易见的原始细胞,两者鉴别见表1-5。

表1-5　原始粒细胞与原始红细胞鉴别

鉴别点	原始粒细胞	原始红细胞
胞体	直径10~20μm	直径15~25μm,常可见瘤状突起
核仁	2~5个(多数>3个)较小,界限清晰	1~3个(2个以下者多见)较大,界限常不清楚
染色质	细颗粒状,分布均匀平坦	颗粒状(较粗),不太均匀,但着色深
胞质颜色	天蓝色或深蓝色(但不如原始红细胞深蓝),着色均匀,如水彩画感	深蓝色不透明,着色不均匀,如油画蓝感

4. 有的骨髓涂片中可见多个有核红细胞围绕巨噬细胞或组织细胞,称为有核红细胞造血岛,有核红细胞围绕巨噬细胞的主要目的是摄取铁以合成血红蛋白。有核红细胞造血岛增多见于溶血性贫血、白血病化疗后恢复期等,而正常人偶见。

三、巨核细胞系统

【目的】

掌握各阶段巨核细胞的形态特征。

【标本】

正常骨髓片、特发性血小板减少性紫癜(ITP)骨髓片。

【观察内容】

1. 巨核细胞系统的形态变化特点为　①胞体:由小到大,最后裂解生成血小板;②胞核:巨大,由圆形→不规则形→分叶;③胞质:颜色由深蓝色→多色性→淡红色,颗粒由无→少量嗜天青颗粒→大量细小的紫红色颗粒→颗粒聚集成小团块。

2. 各阶段巨核细胞形态特征见表1-6。

表1-6　各阶段巨核细胞形态特征

鉴别点		原始巨核细胞	幼稚巨核细胞	颗粒型巨核细胞	产板型巨核细胞	裸核型巨核细胞
胞体	直径	15~30μm	30~50μm	40~100μm	40~100μm	30~70μm
	形态	圆形或不规则形,可有指状突起	不规则形	不规则形,胞膜完整	不规则形,胞膜不完整	不规则形
胞质	量	较少	较丰富	丰富	极丰富	无或少量
	颜色	深蓝色或蓝色	深蓝色或蓝色	淡蓝色或淡红色	粉红色	—

续表

鉴别点		原始巨核细胞	幼稚巨核细胞	颗粒型巨核细胞	产板型巨核细胞	裸核型巨核细胞
	颗粒	无	近核处出现细小且大小一致的嗜天青颗粒	充满细小一致的嗜天青颗粒	颗粒丰富,并常有雏形血小板形成,并释放	—
胞核	形态	圆形、椭圆形或不规则形,约占细胞的3/4	不规则形	不规则,多呈分叶状,常重叠	不规则,高度分叶,常重叠	不规则,高度分叶,常重叠
	核仁	2~3个,不清晰	模糊或无	无	无	无
	染色质	粗颗粒状,排列紧密	粗或小块状	呈条索或团块状	呈条状或块状	呈条状或块状

【注意事项】

1. 巨核细胞是多倍体细胞,胞体巨大,多位于骨髓涂膜的边缘(包括涂膜尾部、上下边缘及头部),且数量一般较少,故观察巨核细胞时应先在低倍镜下观察涂膜边缘部分,找到巨核细胞后移至视野正中,然后转油镜进行确认和分期。

2. 一般骨髓片中,原始巨核细胞很少,且与其他二倍体血细胞的大小相似,常很难发现,但它与其他原始细胞较易鉴别,因其具有一些较独特的形态学特征,如常有指状胞质突起,血小板附着,两个或多个胞核等。

3. 观察骨髓片时,要注意观察血小板形态、数量、大小及分布状态。异常血小板对形态学诊断也有参考价值,如巨型血小板、小型血小板及无颗粒血小板。正常情况下血小板成堆分布,在血小板减少或骨髓液经抗凝后制备的骨髓涂片中,血小板呈散在分布。当制片时标本出现凝固,显微镜下可见标本凝块中有聚集的血小板,而血膜其他部位的血小板明显减少或无。

四、淋巴细胞系统

【目的】

掌握各阶段淋巴细胞的形态特征。

【标本】

急性淋巴细胞白血病(ALL)的血片和骨髓片、正常骨髓片和血片。

【观察内容】

1. 淋巴细胞系统的形态变化特点为　①胞体:较小,圆形或椭圆形;②胞核:圆形或椭圆形,染色质呈块状,块间无明显的界限;③胞质:量较少,呈蓝色或天蓝色,有少量嗜天青颗粒。

2. 各阶段淋巴细胞形态特征见表1-7。

表1-7　各阶段淋巴细胞形态特征

鉴别点		原始淋巴细胞	幼稚淋巴细胞	大淋巴细胞	小淋巴细胞
胞体	直径	10~18μm	10~16μm	12~15μm	6~9μm
	形态	圆形或类圆形	圆形或类圆形	圆形	圆形、类圆形或蝌蚪形
胞质	量	少	少	较多	很少

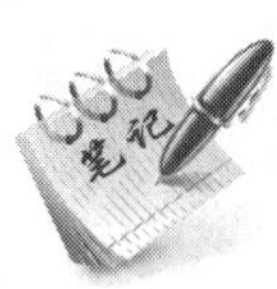

续表

鉴别点		原始淋巴细胞	幼稚淋巴细胞	大淋巴细胞	小淋巴细胞
	颜色	淡蓝色、核周淡染区	蓝色	清澈的淡蓝色	淡蓝色
	颗粒	无	偶见嗜天青颗粒	常有嗜天青颗粒	常无颗粒
胞核	形态	圆形或类圆形	圆形或类圆形	椭圆形，常偏位	椭圆形或有小切迹
	核仁	1～2个，较清晰	模糊或消失	消失	消失
	染色质	粗颗粒状	粗糙、紧密	紧密而均匀	大块状，紧密，副染色质不明显

【注意事项】

1. 淋巴细胞分为大淋巴细胞和小淋巴细胞，骨髓涂片中一般以小淋巴细胞为主。

2. 某些淋巴细胞形态不典型，应注意鉴别。

(1)小淋巴细胞应与中幼红细胞、浆细胞、嗜碱性粒细胞等进行鉴别。

(2)小淋巴细胞应与胞体小的嗜碱性粒细胞、炭核鉴别，三者鉴别详见表1-8。

表1-8　小淋巴细胞、嗜碱性粒细胞和炭核的鉴别

鉴别点	小淋巴细胞	胞体小的嗜碱性粒细胞	炭核
胞体大小	6～9μm	与小淋巴细胞相仿	如晚幼红细胞胞核大小
核形	类圆形或有小切迹	轮廓不清楚	常呈圆形
核染色质	染色质呈块状	结构不清楚	呈团块状，未见副染色质
胞质	极少，呈淡蓝色	极少，有时呈红色	无
颗粒	常无，有时有少许紫红色颗粒	有少许紫黑色颗粒，常覆盖核上	无

(3)某些大淋巴细胞胞体较大，且颗粒较多，应注意与幼粒细胞鉴别。

3. 各阶段淋巴细胞的划分，关键是如何区分不成熟淋巴细胞和成熟淋巴细胞。

五、单核细胞系统

【目的】

掌握各阶段单核细胞的形态特征。

【标本】

单核细胞增多的血片、正常骨髓片、急性单核细胞白血病(M_{5a}、M_{5b})的血片和骨髓片。

【观察内容】

1. 单核细胞系统的形态变化特点为　①胞体：较大，外形不规则，可有伪足；②胞核：从圆形至不规则，核染色质疏松纤细呈网状，由于DNA含量少，故嗜碱性较浅；③胞质：较多，呈灰蓝色，不透明，充满弥散、细小粉尘样紫红色嗜天青颗粒。

2. 各阶段单核细胞形态特征，见表1-9。

表1-9　各阶段单核细胞形态特征

鉴别点		原始单核细胞	幼稚单核细胞	单核细胞
胞体	直径	14～25μm	15～25μm	12～20μm
	形态	圆形或不规则，常有伪足	圆形或不规则，可有伪足	圆形或不规则，可见伪足

续表

鉴别点		原始单核细胞	幼稚单核细胞	单核细胞
胞质	量	较多	增多	多
	颜色	灰蓝色或蓝色,不透明毛玻璃样	灰蓝色,不透明	浅灰蓝色或略带红色
	颗粒	无或有少许细小颗粒	可见细小、分布均匀的紫红色嗜天青颗粒	可有细小、分布均匀的灰尘样紫红色嗜天青颗粒
	空泡	可有	可有	常有
胞核	形态	胞核圆形或不规则,可有折叠或扭曲	不规则,呈扭曲、折叠状,或有凹陷或切迹	不规则,呈扭曲、折叠状或大肠形、马蹄形、笔架形、"S"形等
	核仁	1～3个,大而清晰	有或消失	消失
	染色质	纤细、疏松,呈细丝网状	开始聚集,呈丝网状	疏松,呈粗网状或条索状

【注意事项】

1. 单核细胞是一种较难辨认的细胞,因其形态变化较大,初学者经常将不典型的单核细胞误认为粒细胞或淋巴细胞,应注意它们之间的鉴别。

(1)原始单核细胞与原始粒细胞、原始淋巴细胞鉴别,见表1-10。

表1-10　原始单核细胞与原始粒细胞、原始淋巴细胞的鉴别

鉴别点	原始单核细胞	原始粒细胞	原始淋巴细胞
胞体大小	大,14～25μm	中等,10～20μm	小,10～18μm
胞体形态	圆或不规则,可有伪足	规则,圆或类圆	规则,圆形或类圆形
核形	圆形或不规则,常折叠、扭曲	规则,圆或类圆	规则,圆形或类圆形
核仁	1～3个(常为1个),大而清晰	2～5个,小而清晰	1～2个,较清晰
染色质	纤细、疏松,呈细丝网状,有起伏不平感,无厚实感	细颗粒状,分布均匀,有轻度厚实感	颗粒状,排列紧密,分布不均匀,有明显厚实感
胞质量	较多	较少	少
胞质颜色	灰蓝色或蓝色	蓝色或深蓝色,透明	淡蓝色,透明

(2)单核细胞与中性粒细胞鉴别,见表1-11(由于中性颗粒丰富,常掩盖其胞质颜色,而使胞质呈中性颗粒的颜色)。

表1-11　单核细胞和中性粒细胞的鉴别

鉴别点	单核细胞	中性中幼粒细胞
胞体大小	12～20μm	10～20μm
胞体形态	圆形或不规则形,可见伪足	圆形
核形	不规则,常有明显扭曲折叠	椭圆形或一侧扁平或凹陷
染色质	较疏松	呈索块状
胞质量	常较多	中等
胞质颜色	灰蓝色或略带红色,半透明如毛玻璃状	淡红色或淡蓝色
胞质颗粒	细小、紫红色,似粉尘样	有中性颗粒和A颗粒
其他	常有空泡	常无空泡

（3）单核细胞与淋巴细胞鉴别：有的单核细胞胞体较小，与胞核不规则的淋巴细胞相似，应结合各自的特征仔细辨认。

2. 一般情况下骨髓中的原始单核细胞罕见，如果偶见原始单核样细胞可根据不同情况进行归属，例如对于急性单核细胞白血病或复查患者，一般将它归属原始单核细胞，而在其他情况下，一般将它归属原始粒细胞。

六、浆细胞系统

【目的】

掌握各阶段浆细胞的形态特征。

【标本】

正常骨髓片、多发性骨髓瘤（MM）的骨髓片。

【观察内容】

1. 浆细胞系统的形态变化特点为　①胞体：较大，可有伪足；②胞核：较大，不规则，常扭曲、折叠，核染色质疏松纤细呈网状；③胞质：较多，呈灰蓝色，常有空泡，充满弥散、细小粉尘样紫红色颗粒。

2. 各阶段浆细胞形态特征见表1-12。

表1-12　各阶段浆细胞形态特征

鉴别点		原始浆细胞	幼稚浆细胞	浆细胞
胞体	直径	15～25μm	12～16μm	8～15μm
	形态	圆形或椭圆形	常椭圆形	常椭圆形
胞质	量	较多	丰富	丰富
	颜色	不透明深蓝色，有核旁淡染区	不透明深蓝色，有核旁淡染区	不透明深蓝色，核旁有明显淡染区
	颗粒	无	偶有少许紫红色颗粒	偶有少许紫红色颗粒
	空泡	可有	常有	明显
胞核	形态	圆形或卵圆形，较大，占胞体的2/3以上，常偏位	圆形或椭圆形，约占细胞的1/2，常偏位	圆形或椭圆形，较小，占胞体1/3以下，常偏位
	核仁	2～5个，清晰	模糊或无	无
	染色质	粗颗粒网状	较原始浆细胞粗密	粗密块状，呈车辐状排列，副染色质较明显

【注意事项】

1. 某些浆细胞形态不典型，应注意与其他血细胞进行鉴别，如小淋巴细胞、不典型中幼红细胞等，详见表1-13。

表1-13　浆细胞、中幼红细胞和小淋巴细胞的鉴别

鉴别点	浆细胞	小淋巴细胞	中幼红细胞
胞体	8～15μm，椭圆形	6～9μm，（类）圆形、蝌蚪形	8～15μm，圆形
胞核形态	圆形或椭圆形	圆形或有小切迹	圆形或椭圆形
胞核位置	常偏位	居中或偏位	居中
染色质	块状，副染色质较明显	大块状，副染色质不明显	块状，副染色质明显

续表

鉴别点	浆细胞	小淋巴细胞	中幼红细胞
胞质量	丰富	很少,位于局部	多,围绕核周
胞质颜色	多呈深蓝色,个别呈红色	多呈浅蓝色	灰蓝色、灰红色
胞质颗粒	偶有紫红色颗粒	一般无颗粒	无,但可有嗜碱性点彩
其他	有核旁淡染区,常有较多空泡	有时可见胞质突起	无空泡

2. 浆细胞岛　某些反应性浆细胞增多的骨髓片中,有时可见3个或3个以上成熟浆细胞围绕巨噬细胞或组织细胞,称之为浆细胞岛,应注意与成骨细胞鉴别。

七、其他细胞

【目的】

掌握常见的非造血细胞,如组织细胞、肥大细胞、吞噬细胞、成骨细胞、破骨细胞、脂肪细胞、内皮细胞、纤维细胞、涂抹细胞、退化细胞的形态特征。

【标本】

再生障碍性贫血骨髓片、白血病化疗后骨髓片、噬血细胞综合征骨髓片、衰老细胞多的血片或骨髓片。

【观察内容】

1. 各种非造血细胞形态的特征,见表1-14。

表1-14　各种非造血细胞形态特征

鉴别点	胞体	胞核			胞质
		形态	核仁	染色质	
肥大细胞	不规则,直径15～30μm	1个,圆形或椭圆形	无	结构不清楚	较丰富,淡红色,充满粗大、大小一致深紫红色颗粒
组织细胞	长椭圆形或不规则形,直径20～50μm	1个,常呈椭圆形	1～2个,清晰,蓝色	粗网状	较丰富,淡蓝色,有少许紫红色颗粒,胞膜不完整
成骨细胞	长椭圆形或不规则形,直径20～40μm	1个,偏位,椭圆形或圆形	1～3个,蓝色	粗网状	丰富,深蓝色或蓝色,偶有少许紫红色颗粒,常有空泡,离核远处常有淡染区
破骨细胞	不规则,边缘清楚或不整齐,直径60～100μm	3～100个,圆形或椭圆形	1～2个,蓝色	粗网状	极丰富,淡蓝色、淡红色或红蓝相间,内有大量细小、大小不均紫红色颗粒,有的细胞同时伴有粗大颗粒
脂肪细胞	圆形或椭圆形,直径30～50μm	1个,偏位,小而不规则	无	致密,粗网状	量多,淡蓝色或淡紫红色,无颗粒,充满大小不等空泡,空泡中有网状细丝
吞噬细胞	不规则,不定(多数大)	常1个,圆形、椭圆形或不规则形	有或无	疏松	量多少不一,淡蓝色,可有颗粒,棕色或蓝色、紫红色,常有空泡,含数量不等的吞噬物

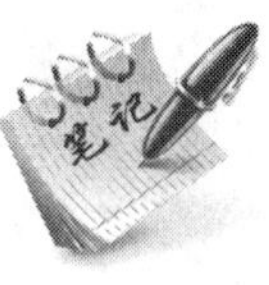

续表

鉴别点	胞体	胞核			胞质
		形态	核仁	染色质	
内皮细胞	极不规则，直径25～30μm	1个，不规则、圆形、椭圆形	多无	网状	量较少，淡蓝或淡红色，可有细小、紫红色颗粒
纤维细胞	不规则，长尾形或条索形，直径>200μm	多个至数十个，椭圆形	1～2个	网状	极丰富，淡蓝或淡红，可有少许紫红色颗粒，含纤维网状物、浅红色颗粒

2. 涂抹细胞往往是由于推片时人为造成，有时是细胞退化所致。退化细胞是细胞衰老退化所致，如核溶解、核固缩的细胞等。涂抹细胞大小不一，通常只有一个核而无胞质，胞核肿胀，核结构模糊不清，染成均匀淡紫红色，有的可见核仁。有时呈扫帚状，形如竹篮，故又称为篮细胞。核溶解的细胞表现为胞核变大，核膜不完整，核染色质结构不清楚，其胞体也常变大，胞膜也不完整；核固缩的细胞表现为核染色质聚集呈团块状，副染色质消失，核固缩呈圆形或核碎裂成数个，而核膜、胞膜仍完整。

【注意事项】

1. 非造血细胞之间、非造血细胞与造血细胞之间的某些细胞有相似之处，应加以鉴别。

(1)组织细胞与内皮细胞鉴别，见表1-15。

表1-15　组织细胞与内皮细胞的鉴别

鉴别点	组织细胞	内皮细胞
胞体形态	长椭圆形或不规则	极不规则，多呈长尾形、梭形
胞体直径	长轴直径可达20～50μm以上	25～30μm
胞体边缘	多不整齐，呈撕纸状	胞膜完整，边界清晰
胞核形态	常呈椭圆形	不规则、圆形或椭圆形
核仁	常有1～2个较清晰的蓝色核仁	多无核仁
染色质	粗网状	网状
胞质量	较丰富	较少，分布于细胞的一端或两端
胞质颜色	淡蓝色	淡蓝色或淡红色
胞质颗粒	有少许紫红色颗粒	可有细小的紫红色颗粒
其他	有时含被吞噬物	有时含被吞噬物

(2)成骨细胞与浆细胞的鉴别，见表1-16。

表1-16　成骨细胞与浆细胞的鉴别

鉴别点	成骨细胞	浆细胞
胞体大小	20～40μm	8～15μm
胞体形态	长椭圆形或不规则，边缘清楚或呈云雾状	圆形或椭圆形
胞质	丰富(较浆细胞多)，常呈深蓝色	丰富，多呈深蓝色，个别呈红色
核染色质	粗网状	块状
核仁	常有，1～3个	无
淡染区	距核较远处，呈椭圆形	核旁，呈半月形
存在方式	常成堆存在，有时单个散在	常单个散在，有时成堆存在

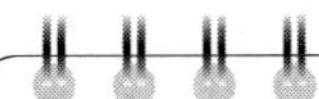

(3)破骨细胞与巨核细胞(尤其是分叶过多的巨核细胞)的鉴别,见表1-17。

表1-17　破骨细胞和巨核细胞的鉴别

鉴别点	破骨细胞	巨核细胞
核形	圆或椭圆,1~100个,彼此孤立,无核丝相连	不规则形,高度分叶,但彼此重叠,常分不清核叶数
核染色质	粗网状	条状或块状
核仁	每个核常有1~2个、较清楚	无
颗粒	有大量较细小、大小一致的淡紫红色颗粒或同时伴有粗大的紫红色颗粒	有大量较细小、大小一致的淡紫红色嗜天青颗粒

(4)组织嗜碱细胞与嗜碱性粒细胞的鉴别,见表1-18。

表1-18　组织嗜碱细胞与嗜碱性粒细胞的鉴别

鉴别点	组织嗜碱细胞	嗜碱性粒细胞
胞体	较大而不规则,会出现伪足	规则
胞质	颗粒圆形,较小,分布密集充满胞质	颗粒圆形,较大,不充满胞质
胞核	与质界限不清,结构模糊	有时可与质分清,核染色质致密呈块状

(5)脂肪细胞与异常浆细胞Mott细胞的鉴别,见表1-19。

表1-19　脂肪细胞与Mott细胞的鉴别

鉴别点	脂肪细胞	Mott细胞
空泡本质	脂肪滴	黏液蛋白
空泡染色	淡蓝色,透明,大小不一,分布不均	淡灰色,不透明,充满胞质
苏丹黑染色	黑色	无色
复红染色	无色	红色

2. 非造血细胞胞体较大、数量少,在低倍镜下寻找,找到疑似细胞再用油镜确认。

3. 有些非造血细胞在骨髓小粒中较易见,如网状细胞、肥大细胞、脂肪细胞及纤维细胞等,可首先在骨髓小粒中查找,尤其是再生障碍性贫血患者的骨髓涂片。

4. 有的组织嗜碱细胞胞质中颗粒排列致密,染色后整个细胞呈紫黑色,易误认为异物,但仔细观察其胞体边缘,往往可发现胞质中充满颗粒。

(孙　莉)

第二节　骨髓检查的基本方法

【目的】

初步掌握骨髓片检查步骤、观察内容及报告单的填写;掌握骨髓有核细胞增生程度的判断;骨髓小粒、脂肪空泡及大致正常骨髓象特征。

【标本】

基本正常骨髓片。

【检验步骤】

1. 骨髓片及血片常规染色

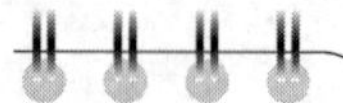

(1)选择2～4张骨髓取材满意、涂片制备良好的新鲜骨髓片。

(2)在骨髓片的血膜边缘较厚处用铅笔写明患者姓名及日期或编号,滴加瑞氏染液3～5滴于涂片上,盖满整个片膜,固定15～30秒。

(3)滴加pH 6.4～6.8磷酸盐缓冲液(瑞特染液与缓冲液之比约为1∶3为佳),吹吸混匀,染色20min左右。

(4)用流水从涂片一侧缓缓冲掉染液(勿先倒去染液),晾干后显微镜下观察。

血片的染色方法同上,只是染色时间短些。

染色时注意:①染色前要在玻片上做好标记;②将有血膜的面朝上,放置在水平的位置上,以免在染色过程中染液丢失,影响染色结果;③滴加瑞氏染液要覆盖整个血膜;④骨髓片的染色时间根据室温、血膜厚薄、有核细胞数、染液与缓冲液的比例等进行相应地调整;⑤应留几张涂片,以备做细胞化学染色。

染色结果特征及原因分析见表1-20。

表1-20　染色结果特征及原因分析

染色结果	染色结果特征及原因
染色良好	骨髓片血膜肉眼呈淡红色、淡紫红色,而有核细胞极度增生的血膜常呈深蓝色;显微镜下细胞染色均匀、色泽鲜明、颜色正确,红细胞呈浅红色,细胞核常呈紫红色,原始细胞胞质呈蓝色,淋巴细胞胞质呈天蓝色,细胞颗粒和染色质结构清楚,背景无染料沉渣
染色过深	因染色时间过长、瑞氏染液过多等原因所致。显微镜下色泽欠鲜明、胞核颜色偏深且结构不清楚,染色质变粗,胞质颗粒变粗、变深,同时背景中常有染料沉渣
染色过浅	因染色时间过短、瑞氏染液过少、片中有核细胞过多、瑞氏染液与缓冲液未混匀等原因所致。骨髓片血膜肉眼呈淡红色、淡紫色;显微镜下细胞着色浅、细胞结构(尤其是染色质及颗粒)不够清楚,胞核呈淡紫红色或淡蓝色
染色偏碱	由于用蒸馏水或自来水代替缓冲液、染色时固定时间过长、瑞氏染液过多及血膜不够新鲜所致。骨髓片血膜肉眼呈灰蓝色、蓝色。显微镜下红细胞呈灰色、灰蓝色,各种细胞胞质偏蓝
染色偏酸	由于缓冲液比例过高等所致。显微镜下各种细胞胞质偏红,例如中幼红细胞胞质呈淡红色,淋巴细胞胞质也偏红

2. 低倍镜观察　包括判断骨髓片质量、骨髓增生程度、巨核细胞计数及有无异常细胞,具体观察内容见表1-21,骨髓增生程度分级及标准见表1-22。

表1-21　低倍镜观察内容

项目	观察内容
骨髓片质量	涂片厚薄、骨髓小粒多少、油滴、染色等情况
骨髓增生程度	根据骨髓中有核细胞的多少,初步判断骨髓增生程度
巨核细胞计数	因为巨核细胞大、全片数量少,故计数一般在低倍镜下进行(计数1.5cm×3.0cm血膜中巨核细胞数或全片巨核细胞数),用高倍镜或油镜进行巨核细胞分类
异常细胞	观察全片有无体积较大或成堆分布的异常细胞,尤其要注意血膜尾部及上、下边缘,如骨髓转移癌细胞、恶性组织细胞、淋巴瘤细胞、戈谢细胞、尼曼-匹克细胞等
选择油镜检查区域	选择细胞分布均匀、无重叠、形态清晰的区域作为油镜检查区域,一般以体尾交界处为宜

表 1-22　骨髓增生程度分级及标准

分级	有核细胞/成熟红细胞	有核细胞数/一个高倍镜视野	临床意义
增生极度活跃	1:1	>100	各种白血病
增生明显活跃	1:10	50～100	各种白血病、增生性贫血等
增生活跃	1:20	20～50	正常人、某些贫血
增生减低	1:50	5～10	造血功能低下,部分稀释
增生极度减低	1:200	<5	再生障碍性贫血,完全稀释

注:一个高倍镜下有核细胞 10～20 个时,检验者要根据具体情况(如年龄等)进行判断

3. 油镜观察

(1)判断骨髓取材和涂片情况:取材良好的涂片中可见骨髓特有细胞,如浆细胞、肥大细胞、吞噬细胞等;杆状核粒细胞比例大于分叶核粒细胞。有时可见到由造血细胞和骨髓基质细胞组成的造血岛。若见镜下是条索状,其间夹有大量聚集血小板和有核细胞,表明骨髓涂片有凝固现象。

(2)具体观察内容见表 1-23。观察应全面,包括细胞胞体(如大小、形态)、胞核(如核形、位置、染色质、核仁大小、核仁数量等)及胞质(如量、颜色、颗粒、空泡)的形态特征等,对于有病变的细胞更应仔细观察。

表 1-23　油镜下骨髓片主要观察内容

观察对象	观察内容
粒细胞系统	增生程度、各阶段粒细胞比例及形态,胞体大小,胞核形态及染色质情况,胞质颜色以及是否有空泡、中毒颗粒、各种包涵体、吞噬物等,核质比例以及有无核质发育不平衡等
红细胞系统	增生程度、有核红细胞比例及形态,有无巨幼样改变,胞核有无不规则、固缩、碎裂,胞质中是否有嗜碱性点彩红细胞、Howell-Jolly 小体等,有无核质发育不平衡,并观察成熟红细胞的大小、形态、染色、结构等有无异常改变,有无人为造成的红细胞变形等
巨核细胞系统	计数全片或 1.5cm×3.0cm 血膜中巨核细胞数量,并分类一定数量巨核细胞,观察巨核细胞形态,有否微小巨核细胞、小巨核细胞、单圆核巨核细胞、多圆核巨核细胞和分叶过多巨核细胞等。同时观察血小板数量、大小、形态、聚集性、颗粒等,有无畸形血小板、巨大血小板等
淋巴细胞系统	成熟淋巴细胞比例、形态,有无原、幼淋巴细胞
单核细胞系统	成熟单核细胞比例、形态,有无原、幼单核细胞
浆细胞系统	成熟浆细胞比例、形态,有无原、幼浆细胞
骨髓小粒	骨髓小粒中有核细胞量、细胞成分、油滴等
其他	如退化细胞、肥大细胞、吞噬细胞、成骨细胞、破骨细胞、分裂象细胞等量的变化,全片有否寄生虫及其他明显异常细胞,如疟原虫、淋巴瘤细胞、戈谢细胞、尼曼-匹克细胞、转移性癌细胞等,全片油滴情况等

(3)有核细胞计数及分类见表 1-24。分类计数时,大、小淋巴细胞合在一起分类;巨幼红细胞与正常有核红细胞分别计数,且各阶段巨幼红细胞也应分别计数;对于急性粒细胞白血病,应将异常增生的细胞与正常同期细胞分别计数。

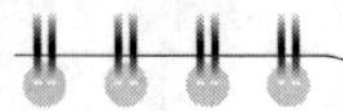

表 1-24　骨髓有核细胞计数及分类

计数项目	内容
计数部位	应选择厚薄合适且均匀、细胞结构清楚、红细胞呈淡红色、背景干净的部位进行计数，一般在体尾交界处。尾部的细胞偏大、常变形，且体积大的、破碎的细胞偏多；厚的部位细胞小、结构不清，易做出错误的判断，因此选择合适部位进行计数很重要
计数秩序	计数要有一定顺序，以免出现有些视野重复或遗漏计数的现象，例如可从右到左、从上到下，呈"S"形走势
计数细胞	计数的细胞包括除巨核细胞、破碎细胞、分裂象以外其他有核细胞，即各阶段粒细胞、有核红细胞、各阶段淋巴细胞、各阶段单核细胞、吞噬细胞、肥大细胞、脂肪细胞、成骨细胞、破骨细胞、内皮细胞及异常细胞（如异型淋巴细胞、淋巴瘤细胞、分类不明细胞、转移癌细胞、尼曼-匹克细胞、戈谢细胞等）
计数数目	至少计数 200 个有核细胞，增生明显活跃以上者最好计数 500 个；对于增生极度减低者，可计数 100 个；如想在较短时间内了解某类细胞比例，可采用单独快速计数法

细胞计数、分类完成后，还要再一次进行全面的观察（包括低倍镜、高倍镜及油镜）。注意细胞分类情况与其他区域是否一致，必要时采用单独快速计数法（即计数一定数量有核细胞，但只对某类细胞进行计数、分类，而其他有核细胞只计数而不分类）来验证或重新计数；同时也要注意其他部位有无异常细胞等情况。还应对血片有核细胞进行观察，并至少计数、分类 100 个有核细胞。

4. 骨髓检查结果计算

（1）计算各阶段细胞百分比、各系细胞百分比及粒红比值（granulocyte/erythrocyte，G/E）。各阶段细胞百分比有两种：有核细胞（all nucleate cell，ANC）百分比和非红系细胞（non erythroid cell，NEC）百分比。骨髓检查报告单中所指的百分比是 ANC；在某些白血病，同时要计算出白血病细胞的 NEC。上述结果的计算方法见表 1-25。

表 1-25　骨髓检查结果的计算方法

结果	计算方法
有核细胞百分比	ANC 是指计数一定数量有核细胞时，某种细胞所占的百分比
非红系细胞百分比	NEC 是指除去有核红细胞、淋巴细胞、浆细胞、巨噬细胞、肥大细胞以外的有核细胞百分比
各系细胞百分比	指某系中各种有核细胞百分比总和
粒红比值	指各阶段粒细胞（包括中性、嗜酸性及嗜碱性粒细胞）百分率总和与各阶段有核红细胞百分率总和之比

（2）计数巨核细胞总数，并计算各阶段巨核细胞的百分率。由于一张骨髓片中巨核细胞数少，所以与其他有核细胞分别计数。

（3）血片分类后计算出各系细胞、各阶段有核细胞百分比。细胞化学染色结果的计算包括阳性率和积分。

5. 填写骨髓检查报告单　具体内容详见表 1-26，骨髓报告单样本见表 1-27。

6. 标本登记及保存。

表 1-26　骨髓检查报告单的填写内容

项目	具体内容
一般情况	包括姓名、性别、年龄、科室、病区、床号、住院号、骨髓穿刺部位、穿刺时间及临床诊断、本次骨髓涂片号等。每位患者每次做骨髓检查时，都有一个编号（即骨髓片号），一般由"年份-号码-骨髓检查次数"组成

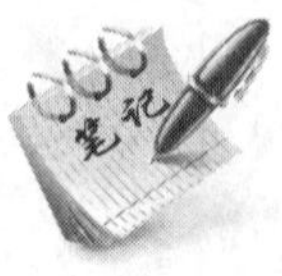

续表

项目	具体内容
检验数据	包括报告单中各阶段细胞百分比、粒红比值及计数的有核细胞总数，同时务必要验证骨髓片及血片的百分比总和为100%
涂片描述	一般由骨髓片、血片及细胞化学染色三部分组成（有的初诊患者不需要做细胞化学染色），重点描述骨髓片
骨髓片特征	描述时要求简单扼要、条理清楚、重点突出，可参考以下方式描述 ①粒系增生程度，占多少（百分比），各阶段细胞比例及各阶段粒细胞形态 ②红系增生程度，占多少（百分比），各阶段细胞比例及各阶段红细胞形态 ③淋巴细胞比例及形态 ④单核细胞比例及形态 ⑤浆细胞比例及形态 ⑥全片或1.5cm×3.0cm血膜中巨核细胞数，分类一定数量巨核细胞，各阶段巨核细胞数量及形态，血小板数量多少，存在方式及形态 ⑦描述其他方面有无异常 ⑧是否见到寄生虫或其他明显异常细胞
血片特征	详见血象检验
细胞化学染色特征	逐项对每个细胞化学染色结果进行描述，每项染色结果的报告一般包括阳性率、阳性指数或阳性细胞的分布情况
填写诊断意见及建议	根据骨髓象、血象和细胞化学染色所见，结合临床资料提出诊断意见或供临床参考的意见，必要时建议做进一步检查。诊断性质见表1-28。对已经明确诊断的疾病，要与以前骨髓片进行比较，得出疾病完全缓解、部分缓解、改善、退步、复发等意见
填写报告日期并签名	目前国内骨髓报告单多采用专用的软件系统，同时还可打印一幅或多幅图

表1-27　骨髓细胞形态学检查图文报告单

姓名×　×　×年龄　52　岁性别　女　科别　内科　病区＿＿床号＿＿病案号＿＿

采取日期　2014年08月21日　采取部位　右髂后上棘　临床诊断　贫血待查　涂片号2014-498-MI

细胞名称			血涂片	骨髓片		
			%	X	±SD	%
粒细胞系统	原始粒细胞			0.42	0.42	0.5
	早幼粒细胞			1.27	0.81	1.0
	中性	中幼		7.23	2.77	4.0
		晚幼		11.36	2.93	7.0
		杆状核	2.0	20.01	4.47	15
		分叶核	52.0	12.85	4.38	7.0
	嗜酸性	中幼		0.50	0.49	
		晚幼		0.80	0.64	
		杆状核		1.06	0.95	
		分叶核	3.0	1.90	1.48	1.0
	嗜碱性	中幼		0.01	0.03	
		晚幼		0.02	0.03	
		杆状核		0.03	0.07	
		分叶核		0.16	0.24	

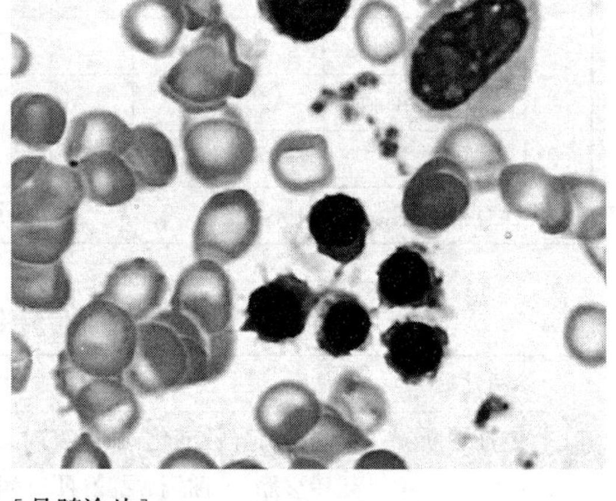

［骨髓涂片］

1. 骨髓小粒易见，涂片制备良好，染色良好。

2. 骨髓涂片有核细胞增生明显活跃，粒红比为1:1.54。

3. 红系明显增生，占54.5%，以中晚幼红细胞为主，其胞体小、边缘不整齐，浆量少、浆偏蓝。

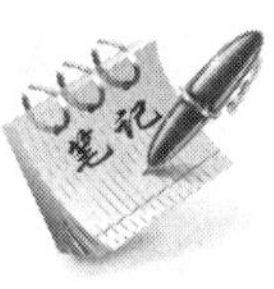

续表

细胞名称		血涂片	骨髓片		
		%	X	±SD	%
红细胞系统	原始红细胞		0.37	0.36	1.0
	早幼红细胞		1.34	0.88	3.0
	中幼红细胞		9.45	3.33	30.5
	晚幼红细胞		9.64	3.50	20.0
	早巨红细胞				
	中巨红细胞				
	晚巨红细胞				
淋巴细胞系统	原始淋巴细胞		0.01	0.01	
	幼稚淋巴细胞		0.08	0.15	
	淋巴细胞	40.0	18.90	5.46	9.0
单核细胞系统	原始单核细胞		0.01	0.02	
	幼稚单核细胞		0.06	0.07	
	单核细胞	3.0	1.45	0.88	1.0
浆细胞系统	原始浆细胞		0.002	0.01	
	幼稚浆细胞		0.03	0.07	
	浆细胞		0.54	0.38	
其他	组织细胞		0.16	0.20	
	内皮细胞		0.01	0.04	
	组织嗜碱细胞		0.02	0.03	
	吞噬细胞		0.18	0.19	
	分类不明细胞		0.02	0.04	
	异型淋巴细胞				
	淋巴瘤细胞				
共数有核细胞数		100个			200个

红细胞多数较小，中央淡染区明显扩大，多染性红细胞可见。全片红系分裂象细胞较易见。

4. 粒系相对减少，占35.5%，各阶段粒细胞比例和形态无明显异常。

5. 淋巴细胞比例相对减少。

6. 单核细胞比例无明显增减。

7. 全片巨核细胞约30个。分类25个，其中幼巨1个、颗粒巨14个、产板巨9个、裸核巨1个。血小板易见，呈小堆、大堆分布，形态正常。

8. 全片未见其他明显异常细胞及寄生虫。

［血涂片］

有核细胞数无明显增减，以中性分叶核粒细胞和淋巴细胞为主，形态正常。红细胞大小不一，多数较小，淡染区明显扩大。血小板易见，呈成堆存在。

［细胞化学染色］

铁染色：外铁(－)，内铁阳性率为0。

［诊断意见及建议］

结合临床及其他检查，提示缺铁性贫血骨髓象，建议做血清铁、铁蛋白等测定。

检验日期 2014年08月25日 检验者 ×××

表1-28　骨髓检查诊断性质及特征

诊断性质	特征
肯定性诊断	骨髓呈特异性变化，临床表现又典型者，如白血病、巨幼细胞贫血、多发性骨髓瘤、骨髓转移癌、戈谢病、尼曼-匹克病等
提示性诊断	骨髓有较特异性改变，但特异性不强，如缺铁性贫血、再生障碍性贫血、急性白血病亚型等，同时可建议做相应检查
符合性诊断	骨髓呈非特异性改变，但结合临床及其他检查可解释临床者。如溶血性贫血、特发性血小板减少性紫癜、原发性血小板增多症、脾功能亢进等，同时可建议做进一步检查
可疑性诊断	骨髓象有变化或出现少量异常细胞，临床表现不典型，可能为疾病的早期、前期或不典型病例，如难治性贫血等，要结合临床，做进一步检查，并动态观察其变化

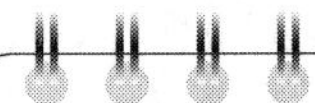

续表

诊断性质	特征
排除性诊断	临床怀疑为某种血液病,但骨髓象不支持或骨髓象大致正常,可考虑排除此病,但也可能是疾病早期,骨髓尚无明显反应。如临床上怀疑为特发性血小板减少性紫癜的患者,其骨髓中血小板和产板巨核易见,即可做出排除性诊断
形态学描写	骨髓象有某些改变,但提不出上述性质诊断意见,可简述其形态学检查的主要特征,并建议动态观察,同时尽可能提出进一步检查的建议

【注意事项】

1. 熟悉骨髓细胞形态学检查中大致正常骨髓象对判断异常情况十分重要。大致正常骨髓象见表1-29。

表1-29　大致正常骨髓象

骨髓增生程度	增生活跃
粒红比值	2～4∶1
粒细胞系统	占40%～60%,其中原始粒细胞<2%,早幼粒细胞<5%,中性中幼粒细胞约8%,中性晚幼粒细胞约10%,中性杆状核粒细胞约20%,中性分叶核粒细胞约12%,嗜酸性粒细胞<5%,嗜碱性粒细胞<1%
红细胞系统	占15%～25%,以中、晚幼红细胞为主(各占10%),原始红细胞<1%,早幼红细胞<5%
淋巴细胞系统	占20%～25%,均为淋巴细胞,原始淋巴细胞罕见,幼稚淋巴细胞偶见
单核细胞系统	<4%,均为单核细胞,原始单核细胞罕见,幼稚单核细胞偶见
浆细胞系统	<2%,均为浆细胞,原始浆细胞罕见,幼稚浆细胞偶见
巨核细胞系统	在1.5cm×3cm的骨髓涂膜上,可见巨核细胞7～35个,其中原始巨核细胞不见或偶见,幼稚巨核细胞占0～10%,颗粒型巨核细胞占10%～50%,产血小板型巨核细胞占20%～70%,裸核型巨核细胞占0～30%。血小板较易见,呈成堆存在
其他细胞	如组织细胞、成骨细胞、吞噬细胞等偶见,分裂象细胞少见,不见寄生虫和异常细胞
细胞形态	红细胞、血小板及各种有核细胞形态正常

2. 肉眼选择涂片制备良好、骨髓小粒多、染色好的骨髓片进行观察,观察前同时注意辨认正、反面,以免压碎玻片。

3. 判断骨髓增生程度时,应选择多个视野、厚薄合适(红细胞分布既不过密也不过疏)的部位进行判断,对于介于两级之间的应归入上一级。

4. 血细胞的发育是一个连续不断的过程,为了便于识别,通常将各系细胞人为地划分若干阶段,但实际观察中常会遇到一些细胞,既具有上一阶段的某些特征,又有下一阶段的某些特征,其来源有二:①正常的过渡形式;②病理性发育紊乱。不论来源如何,由于血细胞是向成熟方向发育,故一般将这种细胞归入下一阶段;对于个别介于两个系统之间的细胞难以判断时,可采用大数归类法。

5. 同一患者的骨髓片,如涂片制备、染色、观察部位等不同,其显微镜下的细胞形态相差较大,如染色偏深,细胞核染色质结构及颗粒偏粗,胞质染色偏深;如染液偏酸或偏碱,其涂片上细胞偏红或偏蓝;如涂片制备偏厚,其细胞变小、胞质量变少、细胞结构不清楚。因此判断细胞时,

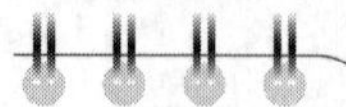

不能抓住某一、两个特征就轻易做出肯定或否定的判断。应全面观察细胞的胞体大小、形态；胞核大小、形态、位置、核染色质、核仁（包括数量、大小、清晰度）；胞质量、颜色、颗粒、空泡等。同时应结合同一涂片内其他正常细胞染色情况分析。

6. 对于实在难以确定类型的细胞，可归入“分类不明”细胞，但不宜过多，若有一定数量，则应通过细胞化学染色、骨髓病理、电镜、集体读片或会诊等方法弄清类别，或作形态描述记录、照相记录、动态观察，以待进一步明确。

7. 有些疾病骨髓的病理变化呈局灶性改变，一次骨髓穿刺不能反映骨髓全面情况，需多次穿刺才能作出正确诊断，如慢性再障、恶性组织细胞病、多发性骨髓瘤和骨髓转移癌等。

8. 某些疾病的诊断，除掌握骨髓细胞化学特征外，还需了解骨髓组织结构的变化，如骨髓纤维化、MDS等。

9. 骨髓象检查需要一定的临床知识和实践经验，日常工作中，对难以明确诊断的标本，切忌轻率下结论。人为因素也可造成某些成分改变，如标本凝固可引起骨髓片中血小板减少。

10. 对凝血因子缺陷病，如血友病，应慎重作骨髓穿刺。

11. 填写报告单时字体要整洁，不能有涂改，各阶段细胞的百分比总和为100%，不能有计算错误。文字描述骨髓特征时，一般按表1-26所列顺序，但如果某系有病变，应将其放在各系首位详细描述。

[附] 骨髓穿刺术

骨髓穿刺术，临床上主要应用于造血系统疾病诊断、鉴别诊断和疗效观察等。正确掌握骨髓穿刺技术是骨髓细胞形态学检查的前提与保障，下面介绍骨髓穿刺术。

一、穿刺部位的选择

骨髓穿刺部位选择一般要考虑以下几个方面：①骨髓腔中红髓丰富；②部位应浅表、易定位；③避开重要脏器。因此临床上成人最为理想的穿刺部位是髂骨（包括髂前、髂后上棘），其他穿刺部位包括胸骨、胫骨等，各穿刺部位的特征见表1-30。

表1-30　常见骨髓穿刺部位的特征

穿刺部位	特点
髂后上棘	此部位骨质薄，容易进针，骨髓液丰富，被血液稀释的可能性小，故髂后上棘为临床上首选的穿刺部位
髂前上棘	此部位骨质硬、骨髓腔小，易导致穿刺失败，所以髂前上棘常用于翻身困难、需多部位穿刺等患者
胸骨	胸骨是人体骨髓造血功能最旺盛的部位，但胸骨后面有重要脏器，故临床上不常用。当其他常规部位穿刺取材不佳时，可考虑胸骨穿刺，但必须由操作经验丰富的人员来做
其他部位	小于2岁患者可考虑选择胫骨头内侧，其他还包括腰椎棘突穿刺、定位穿刺。定位穿刺临床上常用于骨髓转移癌、浆细胞瘤等

二、骨髓穿刺步骤

1. 选择体位　穿刺部位不同其体位也有所不同，如髂后上棘采用侧卧位或俯卧位，髂前上棘和胸骨采用仰卧位，腰椎棘突穿刺采用坐位。

2. 定位　穿刺前，操作人员应确定穿刺部位，并进行穿刺位点的标记。

3. 常规消毒　用碘伏、75%乙醇常规消毒穿刺部位及周围皮肤，之后打开已消毒的骨髓穿刺包，戴上无菌手套，对准穿刺部位铺上包内的孔巾。

4. 局部麻醉　用2%利多卡因溶液，先在皮肤上打个小皮丘，然后与皮肤垂直进针，边进针边注射麻醉药，直至麻醉到骨膜，其中充分麻醉骨膜最为重要。然后局部按摩使麻醉药充分、快速地发挥作用。

5. 进骨髓穿刺针　从穿刺包中取出骨髓穿刺针，套上针芯，准备穿刺。不同穿刺部位穿刺方法不同，详见表1-31。

表1-31　各穿刺部位的穿刺方法

穿刺部位	穿刺方法
髂后上棘穿刺术	患者侧卧或俯卧，在第5腰椎水平旁开2～4cm，髂后上棘一般在臀部上方突出的部位，术者左手拇指及食指分别固定皮肤，针尖进到骨膜后，再进0.5～1.0cm即可
髂前上棘穿刺术	患者仰卧，取髂前上棘向后1～1.5cm的一段较宽髂缘为穿刺点，术者用左手拇指及食指分别在髂前上棘内外固定皮肤，右手持穿刺针垂直刺入达骨膜后再进1cm左右即达骨髓腔。当阻力突然消失，穿刺针固定，说明针已经进入骨髓腔
胸骨柄穿刺术	患者仰卧，肩背部用垫枕抬高使头尽量后仰，并转向左侧，以充分暴露胸骨上切迹，术者立于患者头侧，用左手拇指及食指固定第2～3肋间胸骨两侧，在肋间的胸骨中线两侧作一记号，针尖的斜面朝向胸骨骨髓腔，针体与胸骨面约成45°角缓慢进针，进针深度0.5～1.0cm，进针不易过深，以免损伤脏器
胫骨穿刺术	患儿仰卧，助手固定下肢，选胫骨结节平面下约1cm之前内侧面胫骨为穿刺点。术者用左手拇指及示指固定皮肤，在骨面正中部与之垂直方向刺入

6. 抽吸骨髓液　穿刺针进入髓腔后，取出针芯，接20ml干燥注射器的针筒，迅速抽吸骨髓液0.2ml左右，注射器针嘴可见骨髓液即可。

7. 拔出骨髓穿刺针　抽吸完毕后取下针筒迅速插回针芯，并将针筒内的骨髓液注射在玻片上。

8. 包扎伤口　拔出穿刺针，局部敷以无菌纱布，用胶布固定。

三、骨髓穿刺的注意事项

1. 骨髓穿刺术前要详细询问病史，出血倾向明显者，术后压迫止血5～10min。

2. 术前患者应洗澡，并向患者做好解释工作，以取得配合，消除其恐惧、紧张心理，并嘱咐患者术后3日内勿洗浴。

3. 同时要规范填写一张骨髓检查申请单和术前家属谈话记录。

4. 操作过程中要严格遵循无菌操作，穿刺用具应经高压灭菌处理，且要清洁、干燥，抽吸用具连接要紧密，以便抽吸。

5. 骨髓穿刺部位如有炎症或骨畸形应避开。骨髓穿刺针进入骨质中时，不要摆动、用力过猛，以免损伤邻近组织或折断穿刺针头。

6. 骨髓液抽吸量一般不超过0.2ml，以免造成骨髓稀释。

7. 如果抽吸不到骨髓液，应取下针筒，插回针芯，并将穿刺针退或进少许，或改变方向再重新抽吸。如果仍抽不到骨髓液，常需要改变穿刺部位或多部位穿刺。因为第一次穿刺针内已有血且常凝固，穿刺后的创口已激活凝血系统，如果不换部位或穿刺针，很容易导致穿刺失败或抽到的骨髓液快速凝固，而不能及时制备足够数量的涂片。

8. 穿刺前应考虑到患者是否还需要同时做其他检查（如细胞免疫分型、染色体检查、细胞培养、细菌培养及电镜检查等），以避免不必要的重复穿刺。如果还要做其他检查，应先抽取少许做骨髓涂片，然后再抽吸其他检查所需要的骨髓液量。

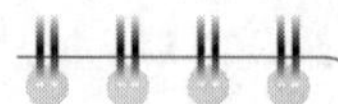

9. 取玻片上骨髓小粒丰富的骨髓液部分制作骨髓涂片，骨髓涂片制备的要求见表1-32。骨髓液抽出后，制备涂片的动作要迅速，避免骨髓液凝固，影响涂片中血小板量及其他细胞形态的观察，因此推片最好由助手完成。如果推片是由术者自己完成，应重新更换无菌手套后再完成拔针头等操作。

表1-32　骨髓片制备要求

要求项目	原因
头体尾分明	由于骨髓液中有较多骨髓小粒，涂片尾部呈锯齿状，头部还应留有2cm×2.5cm的空间，为标本存档时贴标签所用。尾部对骨髓检查很重要，因为大的异常细胞常被推至尾部，因此观察尾部有利于发现片中为数不多的异常细胞
两边留有空隙	因为一些胞体大的异常细胞也常分布在血膜的上、下边缘，观察血膜上、下边缘有利于发现异常细胞。因此制备涂片时，要尽量在两边留有空隙
厚薄适中	血膜的厚度与推片和玻片的角度有关，以30°角为佳。如两者角度大，推出来的血膜就厚，反之薄。血膜厚的涂片，其细胞小、结构不清楚，影响结果判断；血膜太薄的涂片，其细胞太少而使工作效率下降
厚薄均匀	血膜是否均匀与推片和玻片的清洁度以及推片用力是否均匀有关，用力不均匀容易出现"搓衣板"现象。用力过大使推片和玻片的摩擦力增加，会导致片中破碎细胞增多
长短适中	血膜长度往往与推片时取骨髓液的量有关。量少，推出来的血膜短，血膜短观察的细胞就少；量多，推出来的血膜长，但太长易导致无尾部现象（即尾部呈线状）

10. 髓片一般送检8～10张。怀疑急性白血病初诊患者应送10张以上骨髓片，因为急性白血病患者除需要做常规形态学检查外，还需要做一系列细胞化学染色。

11. 为了更好地配合骨髓检查，初诊患者务必同时送检外周血片3～4张。外周血片的制备方法基本同骨髓片。

12. 申请者应在骨髓片上做好一一对应的标记（最好使用条形码），以免在运送、检查过程中出现标本调换的错误，导致医疗差错的发生。如果有血片，还要在涂片血膜头部注明"B"（blood）等字样，以便与骨髓片区分。

13. 标本保存及运送　骨髓片上的血膜干后可将玻片重叠放置在一起，血膜未干或油滴多的片子不应叠放在一起。骨髓片应尽量放在盒子中及时送检。如不能及时送检，可将标本存放在有盖的盒子中（不要放置冰箱中冷藏，容易形成水珠，破坏血膜），避免血膜接触水使细胞溶解或被虫食用等，但保存时间尽量不要超过一周，以免影响染色效果（会导致偏碱）及某些酶活性的下降。骨髓片必须与骨髓检查申请单同时送到骨髓检查室（如果同时做骨髓活检，活检的标本送病理科）。

四、骨髓取材情况的判断

如何判断骨髓穿刺取材情况非常重要，如果不成功，应及时重新穿刺，以免耽误疾病诊断和治疗。

1. 肉眼观察、分析骨髓液性状是判断骨髓取材情况的第一手资料，有时通过性状分析还可做出疾病初步的印象判断。

2. 骨髓取材成功的判断

（1）抽吸骨髓液时，患者有瞬间的酸痛感。

（2）抽出的骨髓液中有较多的黄色小粒（多为骨髓小粒，有的是脂肪），且比外周血黏稠，制备出来的涂片尾部应有较多骨髓小粒，说明骨髓取材肯定是成功的。

(3)显微镜下可见大量的幼稚细胞,以及骨髓特有细胞,如巨核细胞、浆细胞、成骨细胞、破骨细胞、脂肪细胞、肥大细胞、纤维细胞、巨噬细胞等。

(4)骨髓细胞分类,中性杆状核粒细胞/中性分叶核粒细胞比值大于外周血中性杆状核粒细胞/分叶核粒细胞比值,骨髓片中有核细胞数大于外周血片中有核细胞数。

3. 骨髓取材不成功的判断　骨髓取材不成功是指抽吸骨髓液过程中抽到了较多或大量的外周血,根据稀释程度分为完全稀释和部分稀释。结合血片细胞分类也有助于正确判断骨髓取材情况。

(1)骨髓完全稀释:是指抽出的“骨髓液”实际上就是外周血。肉眼观察,其“骨髓液”较稀、无黄色小粒;骨髓片尾部无骨髓小粒。对于肉眼观察高度怀疑完全稀释的标本即刻进行重抽,如果一时难以判断可先送检。完全稀释涂片中的细胞成分与外周血片完全一样,此类标本通过检查,通常无法得出诊断性意见。

(2)骨髓部分稀释:如抽吸骨髓液时混进部分外周血,称为骨髓部分稀释。其特征包括:①骨髓小粒、油滴少见或无;②有核细胞减少;③骨髓特有细胞少;④成熟细胞/幼稚细胞>3/5。对部分稀释的标本,应根据稀释程度、病情等决定是否要进行重抽。

(朱明艳)

第三节　血细胞化学染色检验

一、骨髓铁染色

【目的】

掌握骨髓铁染色的方法、结果分析及临床意义;熟悉骨髓铁染色的原理及注意事项。

【原理】

正常人骨髓中的贮存铁以铁蛋白和含铁血黄素的形式贮存,主要存在于骨髓小粒和幼红细胞中。骨髓中的铁在酸性环境下与亚铁氰化钾作用,形成普鲁士蓝色的亚铁氰化铁沉淀,定位于含铁的部位。铁染色(ferric stain)化学反应过程如下:

$$\underset{(\text{含铁物质})}{4Fe^{3+}} + \underset{(\text{亚铁氰化钾})}{3K_4[Fe(CN)_6]} \xrightarrow{\text{酸性}} \underset{(\text{亚铁氰化铁})}{Fe_4[Fe(CN)_6]_3} + 12K^+$$

【材料】

1. 器材　新鲜骨髓片、显微镜、染色缸、水浴箱等。

2. 试剂

(1)固定液:95%乙醇。

(2)酸性亚铁氰化钾溶液(临用前配制):5ml 200g/L亚铁氰化钾溶液置于试管中,缓缓滴加1ml浓盐酸,边滴边摇匀,至溶液刚出现均匀白色混浊,再滴加1滴200g/L亚铁氰化钾,使白色沉淀消失澄清,过滤使用。

(3)2g/L核固红-硫酸铝溶液:硫酸铝2g溶于100ml蒸馏水中,再加入0.2g核固红。置37℃水浴中1h并随时振荡使其溶解,过滤后备用。

【操作】

1. 固定　选髓粒丰富的骨髓涂片用乙醇固定10min,待干。

2. 显示　浸入新配制的酸性亚铁氰化钾染液,置37℃培养箱30min,蒸馏水冲洗。

3. 复染　置核固红液染3~5min,流水冲洗,干后镜检。

4. 结果判断　幼红细胞核呈鲜红色,浆呈淡黄红色,铁粒呈蓝绿色。

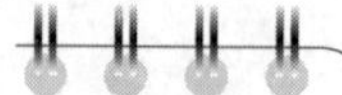

（1）细胞外铁：用低倍镜观察涂片，特别注意涂片尾部和骨髓小粒附近有无染成蓝色的铁颗粒存在。

按下列五级标准判断：

（－）：全片无细胞外蓝色颗粒。

（＋）：有少量铁颗粒，或偶见少量铁小珠，珠粒似嗜酸性颗粒大小。

（＋＋）：有较多的铁颗粒和铁小珠。

（＋＋＋）：有很多的铁颗粒、小珠和少数蓝黑色小块。

（＋＋＋＋）：有极多的铁颗粒和小珠，并有很多密集成堆的小块。

（2）细胞内铁：用油镜计数100个中、晚幼红细胞，记录胞质中含有蓝色铁颗粒的细胞（铁粒幼红细胞）的百分率。根据细胞内铁颗粒数量、大小、染色深浅和颗粒分布的情况，将铁粒幼红细胞分为四型：

Ⅰ型：幼红细胞内含铁颗粒1～2个。

Ⅱ型：幼红细胞内含铁颗粒3～5个。

Ⅲ型：幼红细胞内含铁颗粒6～10个，或1～4个大铁颗粒。

Ⅳ型：幼红细胞内含铁颗粒10个以上，或5个以上大铁颗粒。

环形铁粒幼红细胞是指幼红细胞胞质内含铁粒6颗以上，并环绕细胞核排列超过核周径2/3以上者。

【参考区间】

1. 细胞外铁（＋）～（＋＋）。

2. 细胞内铁　铁粒幼红细胞阳性率在12%～44%。以Ⅰ型为主，少数为Ⅱ型。无环形铁粒幼红细胞及Ⅲ、Ⅳ型铁粒幼红细胞。不同的实验室其细胞内铁的参考区间相差较大，所以要建立自己实验室的参考区间。

【注意事项】

1. 陈旧的骨髓涂片通常铁污染明显而容易造成假阳性。细胞内铁易受外界铁的污染，使细胞内铁阳性率增高；细胞外铁也可受铁的污染，但较易辨别。临床上引起细胞外铁假阴性的原因较少，通常是由于将标本凝块误认为是骨髓小粒所致。

2. 玻片需经去铁处理　将新玻片用清洁液浸泡24h，取出后反复水洗，浸入95%乙醇中24h，晾干，再浸泡在5%盐酸中24h，用双蒸水反复浸洗玻片，取出烤干后备用。

3. 骨髓取材要满意，做细胞外铁时一定要有骨髓碎块或颗粒，最好选用盛骨髓液的那一张髓片，取材不佳时，往往影响结果判断。

4. 复染液核固红推荐使用E. Merk产品，复染效果较好。亦可使用苏木素复染，但染后只用稀盐酸水洗，不必碱化，使核染紫红色，便于对比。

5. 酸性亚铁氰化钾溶液须新鲜配制。

6. 对于细胞外铁阴性的患者，应同时做阳性对照。

【临床意义】

1. 鉴别缺铁性贫血（IDA）和非缺铁性贫血　IDA时骨髓细胞外铁明显减少甚至消失，细胞内铁阳性率减低或为零。经铁剂治疗有效后，其细胞内铁、外铁增多。因此铁染色可作为诊断缺铁性贫血及指导铁剂治疗的重要方法。非缺铁性贫血，如溶血性贫血、巨幼细胞性贫血、再生障碍性贫血等，细胞外铁和内铁正常或增加。

2. 铁粒幼细胞贫血　铁粒幼红细胞增多，其中环形铁粒幼红细胞增多，细胞外铁也明显增多。因此铁染色可作为诊断本病的重要方法。

3. 骨髓增生异常综合征　伴环形铁粒幼红细胞增多的难治性贫血，其环形铁粒幼红细胞大于15%，细胞外铁也常增加。

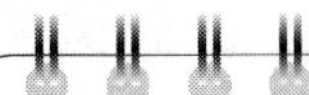

二、过氧化物酶染色

【目的】

掌握过氧化物酶染色的方法、结果分析及临床意义；熟悉过氧化物酶染色的原理及注意事项。

（一）四甲基联苯胺法

【原理】

粒细胞和部分单核细胞的溶酶体颗粒中含有过氧化物酶(peroxidase,POX)，能分解 H_2O_2 而释放出新生态氧，新生态氧可氧化底物四甲基联苯胺成四甲基联苯胺蓝。四甲基联苯胺蓝又可与亚硝基铁氰化钠结合，再进一步氧化形成稳定的蓝色颗粒，定位于细胞质内酶所在的部位。若无亚硝基铁氰化钠，四甲基联苯胺蓝则自我脱氢氧化形成棕色的四甲基苯醌二胺沉着于酶所在部位。

【材料】

1. 器材　新鲜骨髓片或血片、显微镜等。

2. 试剂

(1)0.1%四甲基联苯胺(TMB)乙醇溶液

TMB　　　　0.1g

88%乙醇　　　100ml

溶解后置棕色瓶内，4℃保存。

(2)亚硝基铁氰化钠饱和溶液：在少量蒸馏水中加入亚硝基铁氰化钠晶体，搅拌至不再溶解为止，置棕色瓶内，4℃保存。

(3)1%过氧化氢溶液(新鲜配制)：取30% H_2O_2 1ml 加入蒸馏水 29ml。

(4)稀过氧化氢溶液(新鲜配制)：1% H_2O_2 1 滴，加 10ml 蒸馏水稀释。

(5)瑞氏(Wright)染色液。

【操作】

1. 取 0.1% TMB 乙醇溶液 1ml，加亚硝基铁氰化钠饱和溶液 10μl，溶液呈淡棕黄色，染色液应临用前配制。

2. 在新鲜干燥的涂片上，加上述混合液 0.5ml，使其盖满膜面，固定 1min，再加稀过氧化氢溶液 0.7ml，吹匀，染色 6min。

3. 直接用流水冲洗，待干，用瑞氏染液复染 15～20min。

4. 流水冲洗，待干，用油镜镜检。

5. 观察 100 个白血病细胞的染色结果，得出阳性率和阳性指数，或报告各种阳性细胞的百分比。

【参考区间】

1. 结果判断　细胞质中出现蓝色或蓝黑色颗粒为阳性反应。反应强度判断标准如下：

阴性：无颗粒。

弱阳性：颗粒小，分布稀疏。

阳性：颗粒略粗，分布较密集。

强阳性：颗粒粗大，密布于整个胞质中。

2. 正常血细胞染色反应

(1)粒细胞系统：分化差的早期原始粒细胞为阴性，分化好的晚期原始粒细胞至中性成熟粒细胞均呈阳性，且随着细胞的成熟，阳性反应的程度逐渐增强；中性分叶核粒细胞呈强阳性，衰老的粒细胞阳性程度减弱甚至呈阴性；嗜酸性粒细胞阳性反应最强，嗜碱性粒细胞为阴性。

(2)单核细胞系统：原始单核细胞呈阴性，幼稚及成熟单核细胞多呈弱阳性，其颗粒细少稀

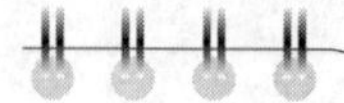

疏,分布不均。

(3)其他细胞:淋巴细胞系统、红细胞系统及巨核细胞系统的细胞均呈阴性,浆细胞、组织细胞也呈阴性,吞噬细胞有时呈阳性。

【注意事项】

1. 涂片应新鲜制作、厚薄适宜。

2. TMB 配制在 85%~88% 的乙醇溶液中染色效果较好,勿用 90%~95% 乙醇,否则细胞表面蛋白质很快凝固,妨碍试剂向胞内渗入而使显色反应减弱或消失。

3. 过氧化氢溶液需新鲜配制,其浓度与加入量要准确,过浓则涂片中粒细胞看不见阳性颗粒,红细胞呈棕色或绿色。若过氧化氢加于血片上不产生气泡,表示无效。

4. 于微偏酸环境中蓝色较为稳定,故染色液 pH 在 5.5 为宜,若 pH <5.0 会出现假阳性结果。

5. 试剂应置于低温暗处,防止因光线照射而失效。

6. 染色时加稀过氧化氢溶液后必须与染色液充分混匀,否则同一片子上细胞染色情况不一致。

【临床意义】

POX 染色是鉴别急性淋巴细胞白血病和急性粒细胞白血病的重要指标。急性白血病时 POX 反应强弱顺序为:$M_3 > M_{2b} > M_{2a} > M_6$(粒)$> M_4 > M_1 > M_5 >$ ALL。急性粒细胞白血病时,原始粒细胞可呈阳性,阳性反应物质一般较多,颗粒较粗大,常呈局灶性分布,但阴性反应也不能排除本病。急性淋巴细胞白血病时,原始淋巴细胞和幼稚淋巴细胞均呈阴性,但可有少许阳性细胞,此系残留的原始粒细胞,故 FAB 分型规定急性淋巴细胞白血病其阳性率应 <3%。急性单核细胞白血病时,原始单核、幼稚单核细胞多数呈阴性或弱阳性,阳性反应物质少,颗粒细小,常弥散分布。

(二)二氨基联苯胺法

【原理】

血细胞内的 POX,能分解 H_2O_2 而释放出新生态氧,进而氧化底物二氨基联苯胺,形成金黄色不溶性沉淀,定位于细胞质内酶所在的部位。

【材料】

1. 器材　新鲜骨髓片或血片、显微镜等。

2. 试剂

(1)甲醛-丙酮缓冲液(BFA,pH 6.6)4℃冰箱保存。

Na_2HPO_4	20mg
KH_2PO_4	100mg
蒸馏水	30ml
丙酮	45ml
400g/L 甲醛	25ml

(2)50mmol/L Tris-HCl 缓冲液(pH 7.6)

(3)底物液

3,3′-二氨基联苯胺(3,3′-diaminobenzidine)	20mg
Tris-HCl 缓冲液	50ml
3% H_2O_2	0.2ml

混合,充分溶解后过滤。

【操作】

1. 新鲜涂片用冷甲醛-丙酮缓冲液固定 30s,4℃。

2. 流水冲洗。

3. 底物液孵育 10~15min,(20±5)℃。

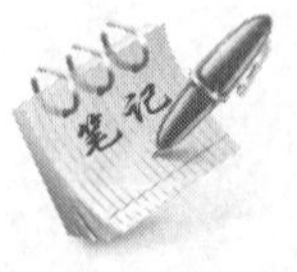

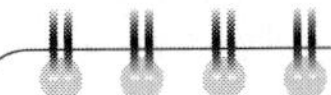

4. 流水冲洗 2min。

5. 用苏木素或 Giemsa 液复染 10min，水洗。

6. 观察 100 个白血病细胞的染色结果，得出阳性率和阳性指数，或报告各种阳性细胞的百分比。

【参考区间】

1. 结果判断　在细胞质中出现黄色颗粒为阳性反应。

2. 正常血细胞染色反应　同四甲基联苯胺法。

【注意事项】

1. 标本需新鲜制作并及时固定。

2. 染色液应临用前配制。

3. 标本在未染色前勿沾有氧化剂类试剂，以免细胞内的过氧化物酶被抑制和破坏。

4. 应保证过氧化氢的质量，其最适浓度是 0.05mol/L 左右，浓度过高会抑制酶活性，浓度过低又会降低 POX 染色中的反应性，甚至出现假阴性。

5. 采用健康人末梢血涂片作阳性对照。

【临床意义】　同四甲基联苯胺法。

三、苏丹黑 B 染色

【目的】

掌握苏丹黑 B 染色的方法、结果分析及临床意义；熟悉苏丹黑 B 染色的原理及注意事项。

【原理】

苏丹黑 B（Sudan black B，SBB）是一种脂溶性重氮染料，能溶解在细胞内的含脂结构（如中性脂肪、磷脂、糖脂和类固醇）中，使脂类物质呈棕黑色或深黑色而显示出来。脂类物质在粒细胞中含量丰富，在单核细胞中也有少量。

【材料】

1. 器材　骨髓片、显微镜、染色缸、水浴箱等。

2. 试剂

（1）固定液：10% 甲醛-生理盐水液。

（2）缓冲液：

A 液：取苯酚 16g 溶于无水乙醇 30ml 中。

B 液：0.3g 磷酸氢二钠（$Na_2HPO_4 \cdot 12H_2O$）溶于 100ml 蒸馏水。

将 A 液与 B 液分别制备后混匀。

（3）苏丹黑 B 贮存液：

苏丹黑 B　　　0.3g

无水乙醇　　　100ml

在室温下经常摇荡，数天后使其完全溶解。

（4）苏丹黑 B 染色液：取 60ml 苏丹黑 B 贮存液与 40ml 缓冲液混合（3∶2），过滤后备用，可保存 1 周。

（5）70% 乙醇（或无水乙醇）。

（6）瑞氏染液（或 Mayer 苏木素染液）。

【操作】

1. 干燥涂片用 10% 甲醛-生理盐水液固定 10min，水洗 3～5min（本步骤可省略）。

2. 置苏丹黑 B 染色液中 37℃ 染色 30～60min。

3. 用 70% 乙醇（或无水乙醇）冲洗 1～2min，除去过剩染液，然后水洗 1min。

4. 待干后，用瑞氏染色液复染 20～30min，Mayer 苏木素染液复染时间为 10min。

5. 水洗,待干,镜检。

6. 观察100个白血病细胞的染色结果,得出阳性率和阳性指数。

【参考区间】

1. 结果判断　在细胞质中出现棕黑或深黑色颗粒为阳性反应。

2. 正常血细胞染色反应　结果与POX染色基本一致。

【注意事项】

1. 苏丹黑B贮存液可用1～2个月,如发生沉淀或蓝色变为褐色,则不宜使用。

2. 本法可省略固定,涂片直接浸入SB染色液中,染色效果好。

3. 已固定的陈旧标本做SB染色,其阳性程度比POX染色明显,分化差的细胞也可呈阳性。

4. 室温较低时,染色时间需延长,提高染色温度可缩短染色时间。

【临床意义】

与POX染色基本相似,有助于鉴别急性白血病类型。急性粒细胞白血病的白血病细胞呈阳性;急性淋巴细胞白血病的白血病细胞呈阴性;急性单核细胞白血病的白血病细胞多呈阴性或弱阳性,阳性反应物质少,颗粒细小,常弥散分布。

四、氯乙酸AS-D萘酚酯酶染色

【目的】

掌握氯乙酸AS-D萘酚酯酶染色的方法、结果分析及临床意义;熟悉氯乙酸AS-D萘酚酯酶染色的原理及注意事项。

【原理】

血细胞内的氯乙酸AS-D萘酚酯酶(naphthol AS-D chloroacetate esterase,NAS-DCE)水解基质液中的氯乙酸AS-D萘酚,产生AS-D萘酚,进而与基质液中的重氮盐偶联形成不溶性的有色沉淀,定位于细胞质内酶所在的部位。本试验常用的重氮盐为坚牢紫酱GBC,形成的有色沉淀为红色。

【材料】

1. 器材　新鲜骨髓片、显微镜、染色缸、水浴箱等。

2. 试剂

(1)甲醛-甲醇固定液:10%甲醛1份与甲醇9份混合,置4℃冰箱保存。

(2)Veronal醋酸缓冲液

甲液:醋酸钠(含$3H_2O$)	1.94g
巴比妥钠	2.94g
蒸馏水	100ml

乙液(0.1mol/L盐酸):取盐酸(比密1.19)0.85ml加蒸馏水至100ml。

取甲液50ml,乙液45ml,加蒸馏水135ml,用1mol/L盐酸调pH至7.5～7.6。

(3)基质液

氯乙酸AS-D萘酚	10mg
丙酮	0.5ml
蒸馏水	5ml
Veronal醋酸缓冲液	5ml
坚牢紫酱GBC	10mg

溶解,过滤后立即染色,一次用完。

(4)苏木素染液

【操作】

1. 固定　新鲜干燥的涂片用4℃甲醛-甲醇液固定30～60s,或用甲醛蒸气熏蒸5～10min,

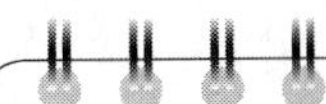

水洗，待干。

2. 显示　放入37℃基质液中30min，水洗。

3. 复染　苏木素染液复染5min，水洗，待干，镜检。

4. 至少要观察100个白血病细胞的染色结果，得出阳性率和阳性指数。

【参考区间】

1. 结果判断　胞质中出现红宝石色颗粒为阳性反应。反应强度判断标准如下：

阴性：胞质无色。

弱阳性：胞质呈淡红色。

阳性：鲜红色沉淀布满胞质。

强阳性：深红色沉淀布满胞质。

2. 正常血细胞染色反应

(1)粒细胞系统：分化差的原始粒细胞呈阴性，分化好的原始粒细胞呈阳性，自早幼粒细胞至成熟中性粒细胞均呈阳性，但酶活性并不随着细胞的成熟而增强。嗜酸性粒细胞呈阴性或弱阳性，嗜碱性粒细胞呈阳性。

(2)其他细胞：单核细胞绝大多数为阴性，个别细胞呈弱阳性；淋巴细胞、浆细胞、巨核细胞、幼红细胞、血小板等均呈阴性；肥大细胞呈阳性。

【注意事项】

1. 冬季室温低，萘酚和坚牢酱紫GBC盐不易溶解，可放37℃温箱促溶。

2. 配制基质液时可先将萘酚在丙酮中溶解后再加其他液体。

3. 氯乙酸AS-D萘酚酯酶最适宜反应pH为7.0~7.6，且此酶不被氟化钠抑制。

4. 染色后应及时观察，长期保存会逐渐褪色。

5. 底物配制后可能出现混浊，但不影响染色效果。

6. 重氮盐可选用新品红、坚固蓝等。

【临床意义】

氯乙酸AS-D萘酚酯酶几乎只出现在粒细胞中，故又称“粒细胞酯酶”、“特异性酯酶”。氯乙酸AS-D萘酚酯酶染色较过氧化物酶染色更具有特异性。急性粒细胞白血病时原始粒细胞多呈阳性；急性单核细胞白血病时白血病细胞几乎呈阴性；急性淋巴细胞白血病时白血病细胞呈阴性。

五、α-醋酸萘酚酯酶染色

【目的】

掌握α-醋酸萘酚酯酶染色的检测方法、结果分析及临床意义；熟悉α-醋酸萘酚酯酶染色的原理及注意事项。

【原理】

血细胞内α-醋酸萘酚酯酶(α-naphthol acetate esterase，α-NAE)在pH中性的条件下，水解基质液中的α-醋酸萘酚，释放出α-萘酚，进而与基质液中的重氮盐偶联形成不溶性的有色沉淀，定位于细胞质内酶所在的部位。

【材料】

1. 器材　新鲜骨髓片、显微镜、染色缸、水浴箱等。

2. 试剂

(1)固定液：10%甲醛-生理盐水液。

(2)0.067mol/L磷酸缓冲液(pH 7.6)。

甲液：2.388g $Na_2HPO_4 \cdot 12H_2O_2$加蒸馏水至100ml。

乙液：0.908g KH_2PO_4 加蒸馏水至100ml。

取甲液 87ml，乙液 13ml 混合，调 pH 至 7.6。

（3）基质液：0.067mol/L 磷酸缓冲 50ml，加 10g/L α-醋酸萘酚（用 50% 丙酮为溶剂）1.0ml，充分振荡，直至最初产生的混浊物大部分消失为止，加重氮盐（坚牢蓝 B 等）50mg，振荡，过滤后立即使用。

（4）10g/L 甲绿水溶液。

【操作】

1. 固定　新鲜干燥涂片置 10% 甲醛生理盐水中 5min，流水冲洗 5min，待干。

2. 显示　放入基质液（37℃）作用 1h，水洗。

3. 复染　10g/L 甲绿水溶液复染 5～15min，充分冲洗，待干，镜检。

4. 氟化钠抑制试验　在 1ml 基质液中加入 1.5mg 氟化钠，其余按本染色法进行，染色步骤同上。两种方法染色后用油镜计数 100 或 200 个被检细胞，分别计算出抑制前和抑制后的阳性率和积分。按下列公式计算出抑制率：

$$\text{氟化钠抑制率} = \frac{\text{抑制前阳性率或阳性积分} - \text{抑制后阳性率或阳性积分}}{\text{抑制前阳性率或阳性积分}} \times 100\%$$

凡抑制率 >50% 者，提示被氟化钠抑制。

【参考区间】

1. 结果判断　胞质内有灰黑色或棕黑色弥漫状或颗粒状沉淀为阳性，判断标准如下：

0 分（－）：胞质中无色素沉淀。

1 分（＋）：胞质呈弥漫浅灰色或含少量阳性反应颗粒。

2 分（＋＋）：胞质呈弥漫灰黑着色或含中等量阳性反应颗粒。

3 分（＋＋＋）：胞质呈弥漫棕黑较深色或含较多阳性反应颗粒或胞质呈弥漫棕黑较深色。

4 分（＋＋＋＋）：胞质呈弥漫深黑色或胞质中充满粗大阳性反应颗粒。

2. 正常血细胞染色反应　原始单核细胞呈阴性或呈阳性，幼稚单核及单核细胞呈阳性；各期粒细胞多数呈阴性；各期淋巴细胞多数呈阴性；巨核细胞和血小板呈阳性；幼红细胞多数呈阴性；浆细胞呈阴性。

【注意事项】

1. 标本必须新鲜，应于取材后两天内染色。

2. 重氮盐的选择以坚牢蓝 B、坚牢蓝 RR 及坚牢黑 B 的染色效果为好。

3. α-醋酸萘酚与 β-醋酸萘酚的比较　用 β-醋酸萘酚为底物时，可显示白细胞的非特异性酯酶，其反应产物为紫红色，色泽比较鲜明，但一般不呈颗粒状。当用 α-醋酸萘酚底物时，反应产物为棕黑色，颗粒一般比较明显，定位清楚。

【临床意义】

α-醋酸萘酚酯酶染色主要用于辅助鉴别急性白血病细胞的类型。急性单核细胞白血病时原始单核细胞可呈阳性，幼稚单核细胞和单核细胞呈强阳性，阳性反应能被氟化钠抑制；急性粒细胞白血病时，原始粒细胞呈阴性或弱阳性，阳性反应不能被氟化钠抑制；急性淋巴细胞白血病时，原始淋巴细胞及幼稚淋巴细胞呈阴性，T 淋巴细胞白血病原始淋巴细胞可呈阳性，且不被氟化钠抑制。

（张　强）

六、过碘酸-希夫反应

【目的】

掌握过碘酸-希夫反应的染色方法、结果分析及临床意义；熟悉过碘酸-希夫反应的原理及注意事项。

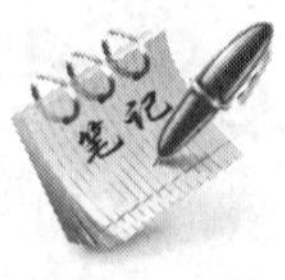

【原理】

过碘酸-希夫反应（periodic acid-Schiff reaction，PAS）以前又称为糖原染色。过碘酸是氧化

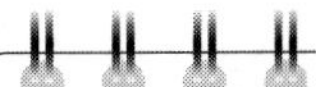

剂,能使含有乙二醇基(-CHOH-CHOH)的多糖类物质(糖原、黏多糖、黏蛋白、糖蛋白及糖酯等)氧化,形成双醛基(-CHO-CHO),醛基与希夫试剂中的无色品红结合,使无色的品红变成紫红色化合物,定位于含有多糖类的细胞内。

【材料】

1. 器材　新鲜骨髓片、显微镜、染色缸、水浴箱等。

2. 试剂

(1)10g/L过碘酸溶液:1g过碘酸($HIO_4 \cdot 2H_2O$)溶于100ml蒸馏水中,溶解后盖紧放4℃冰箱保存。

(2)希夫染液:取蒸馏水200ml加入500ml容量的三角烧瓶,加热至沸。移开火焰,缓慢加入碱性品红1g,继续加热2min,使之充分溶解后停止加热。冷却至50℃左右,加入1mol/L盐酸20ml并混匀。待冷却至25℃加入2g偏重亚硫酸钠($Na_2S_2O_5$)混匀,置于带塞的棕色玻璃瓶中,放暗处24h后加活性炭1g,振荡混匀吸附色素,用滤纸过滤(必要时可反复加1~2次活性炭过滤,至成为无色液体为止),置棕色瓶密封放冰箱保存。试剂应为无色,变红则失效。

(3)偏重亚硫酸液(新鲜配制)

100g/L偏重亚硫酸钠	6ml
1mol/L盐酸	5ml
蒸馏水	100ml

(4)20g/L甲绿:2g甲绿溶解于100ml蒸馏水中。

【操作】

1. 新鲜干燥的涂片用95%乙醇固定10min,流水冲洗,待干。

2. 加入10g/L过碘酸氧化15~20min,蒸馏水冲洗,待干。

3. 置希夫染液中37℃(或室温)染色30~60min。

4. 用偏重亚硫酸溶液冲洗3次后,再用流水冲洗2~3min,待干。

5. 20g/L甲绿复染10~20min。

6. 水洗,待干,镜检。

7. 唾液淀粉酶对照片处理法　在已固定过的涂片上盖满正常人新鲜唾液,在37℃中保温30min,水洗,再按照上述步骤2~6进行。

8. 根据不同的需要,观察同一类细胞100个,求出阳性率和阳性积分。

【参考区间】

1. 结果判断　胞质内有红色或紫红色,呈弥散状、颗粒状或块状的物质为阳性反应;胞质无色或无颗粒为糖原阴性。反应强度判断标准如下:

(1)幼红细胞的分级标准:

0分(-):胞质内无色。

1分(+):胞质内有少数分散细小颗粒或浅红色弥漫物质。

2分(++):胞质中有1~2个浓的颗粒或胞质呈弥散红色。

3分(+++):胞质中有较粗红色颗粒直至小块红色物质。

4分(++++):胞质中有粗大红色块或有粗大致密的紫红色颗粒。

(2)淋巴细胞的分级标准:

0分(-):胞质内无色。

1分(+):胞质内呈弥散淡红或有少数细颗粒(<10个)。

2分(++):胞质内呈弥散较深的红色或有多数细颗粒(≥10个)。

3分(+++):胞质内有较粗颗粒或少数小块状红色物质。

4分(++++):胞质内呈多数粗颗粒并有大块红色物质。

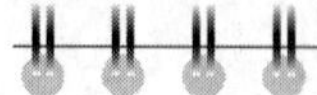

(3)中性粒细胞的分级标准：

0分(－)：胞质无色。

1分(＋)：胞质内呈淡红色，有极少颗粒。

2分(＋＋)：胞质呈红色，厚而不透明，或有少量颗粒。

3分(＋＋＋)：胞质呈深红色，颗粒较紧密，但尚有空隙。

4分(＋＋＋＋)：胞质呈深紫红色，颗粒紧密，无空隙。

(4)巨核细胞的分级标准：

0分(－)：胞质内无红色颗粒，但细胞质内弥散性着色，此系其他多糖类物质。

1分(＋)：少量糖原包涵体，常定位于核膜附近。

2分(＋＋)：中等量糖原包涵体，定位于核膜处或分散胞质中，约占胞质的1/3。

3分(＋＋＋)：大量糖原包涵体分散于胞质中，占胞质1/2。

4分(＋＋＋＋)：糖原包涵体充满整个胞质。

2. 正常血细胞染色反应

(1)粒细胞系统：分化差的原始粒细胞呈阴性，分化好的原始粒细胞至中性分叶核粒细胞均呈阳性，并随着细胞的成熟而逐渐增强；嗜酸性粒细胞中的嗜酸性颗粒本身不着色，而颗粒之间的胞质呈红色；嗜碱性粒细胞中的嗜碱性颗粒呈阳性，而颗粒之间的胞质不着色。

(2)红细胞系统：有核红细胞及红细胞均呈阴性。

(3)单核细胞系统：分化差的原始单核细胞呈阴性，其他为阳性，绝大多数阳性反应物质呈细颗粒状，有时分布于细胞边缘的阳性反应物质颗粒较粗大。

(4)淋巴细胞系统：大多数呈阴性，少数呈阳性(阳性率常小于20%)，阳性反应物质呈粗颗粒状或块状。

(5)巨核细胞系统：巨核细胞和血小板呈阳性，阳性反应的程度随细胞的发育成熟而增强，成熟巨核细胞多呈强阳性，阳性反应物质呈颗粒状或块状。

(6)其他细胞：浆细胞一般呈阴性，少数呈阳性，巨噬细胞可为阳性，两者阳性反应物质均呈细颗粒状。

【注意事项】

1. 黏多糖、黏蛋白、糖脂等与糖原一样，均有PAS阳性反应，称为PAS阳性物质。但糖原可被唾液淀粉酶水解，其他PAS阳性物质不被唾液淀粉酶水解。因此PAS染色阳性应做唾液淀粉酶水解对照，再次染色为阴性，才能肯定原PAS阳性颗粒是糖原。一般做PAS染色应同时固定两张标本片，一张直接做PAS染色，另一张用唾液淀粉酶水解后做对照试验。

2. 10g/L过碘酸溶液质量要保证，变黄则不能用，氧化时间以20min为宜，过长可使醛基进一步氧化为羧基。涂片经过碘酸氧化并水洗后一定要晾干，否则影响染色效果。

3. 不同品牌的碱性品红染色效果不一，碱性品红的质量是试验成败的关键因素之一。配制Schiff液器具需十分清洁、干燥，否则Schiff液遇水变红失效。配成的Schiff液应避光密封冰箱保存，减少与空气接触，以防氧化后变红。一般1～5℃密封可保存6个月。

4. 偏重亚硫酸钠量要充足，此药易于分解，若刺激性气味不强或消失，意味着药物变性不能使用，此药要密封干燥保存。

5. 固定试剂不同，染色效果不同。目前较常用的有95%乙醇、纯甲醇及甲醛蒸气，其中乙醇固定后糖原颗粒明显，各成熟粒细胞的反应有较明显的颜色差异，易于判断阳性反应的程度，且唾液消化后的对照标本没有假阳性，故通常选用乙醇为固定剂。

6. 染色时间和温度应相对恒定，一般以37℃染色30min最适宜。

7. 染色标本不能久置，1周后将逐渐褪色，故应尽快观察结果。

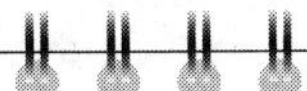

【临床意义】

1. 红血病、红白血病及贫血类型的鉴别　红血病、红白血病、骨髓增生异常综合征中有核红细胞呈阳性(均匀红色或块状)，有时有核红细胞阳性反应强且阳性率高，甚至红细胞也呈阳性。某些红系良性疾病，如严重缺铁性贫血、重型地中海贫血中的有核红细胞也可呈阳性；巨幼细胞贫血、再生障碍性贫血、其他溶血性贫血中的有核红细胞常呈阴性，但有时个别有核红细胞可呈阳性。

2. 白血病类型的鉴别　急性淋巴细胞白血病时原始淋巴细胞及幼稚淋巴细胞多呈块状阳性；急性粒细胞白血病时原始粒细胞呈阴性或弱阳性反应，以弥漫性反应为主；急性单核细胞白血病时原始单核及幼稚单核细胞可呈阳性，其颗粒细小，弥散分布。

七、中性粒细胞碱性磷酸酶染色

【目的】

掌握偶氮偶联法测定中性粒细胞碱性磷酸酶染色的方法、结果分析及临床意义；熟悉卡氏偶氮偶联法测定中性粒细胞碱性磷酸酶染色的原理及注意事项。

【原理】

成熟中性粒细胞碱性磷酸酶在 pH 9.6 左右的碱性环境中，能水解基质液中的磷酸萘酚钠底物，释放出萘酚，萘酚与重氮盐偶联，生成不溶性的有色沉淀，定位于细胞质酶活性所在之处。重氮盐有多种，常用的有坚牢蓝 RR、坚牢蓝 BB、坚牢紫酱等。不同的底物与重氮盐的组合不同，其阳性反应物质的颜色可有不同。

【材料】

1. 器材　新鲜外周血片、显微镜、染色缸、水浴箱等。

2. 试剂

(1)固定液：10% 甲醛甲醇。

(2)丙二醇缓冲液贮备液(0.2mol/L)：

2-氨基-2 甲基-1,3-丙二醇　　10.5g

蒸馏水　　加至 500ml

溶解后 4℃冰箱保存。

(3)丙二醇缓冲液应用液(0.05mol/L,pH 9.75)：4℃冰箱保存，用前温度达室温。

0.2mol/L 贮存液　　25ml

0.1mol/L 盐酸　　5ml

蒸馏水　　加至 100ml

(4)基质孵育液(pH 9.5～9.6)：α-磷酸萘酚钠 20mg 溶于 0.05mol/L 丙二醇缓冲液 20ml，再加坚牢紫酱 GBC 盐(或坚牢蓝 RR)20mg 混合后用滤纸过滤，用前临时配制。

(5)Mayer 苏木素染色液。

【操作】

1. 固定　新鲜干燥的涂片用冷 10% 甲醛甲醇固定液固定 30s，流水轻轻冲洗 30～60s，待干。

2. 显示　把涂片浸入基质孵育液中，在室温下温育 10～15min(冬季放孵育箱温育)。流水冲洗 1～2min。

3. 复染　置苏木素染色液中复染 5～8min，流水冲洗，待干，镜检。

4. 观察 100 个成熟中性粒细胞的染色结果，报告阳性率和积分值。

5. 结果判断　胞质出现紫黑色或棕红色颗粒为阳性。反应强度判断标准如下：

(1)判断标准及分级

0 分(－)：胞质中无阳性颗粒。

1 分(+):胞质中含少量颗粒或呈弥漫浅色。

2 分(++):胞质含中等量颗粒或呈弥漫着色。

3 分(+++):胞质中含较多颗粒或呈弥漫较深色。

4 分(++++):胞质中充满粗大颗粒或呈弥漫深色。

(2)NAP 积分:血涂片经染色后,在油镜下,连续观察 100 个成熟中性粒细胞(包括中性分叶核粒细胞和中性杆状核粒细胞),记录其阳性反应细胞所占百分率即为阳性率;并对所有阳性反应细胞逐个按其反应强度作出(+)~(++++)的分级,将各级所占的百分率乘以级数,然后相加,即为积分值。

具体计算详见如下:

(-)10 个　0×10=0 分

(+)20 个　1×20=20 分

(++)30 个　2×30=60 分

(+++)30 个　3×30=90 分

(++++)10 个　4×10=40 分

NAP 积分为 210 分,阳性率为 90%。

6. 正常血细胞染色反应　NAP 主要存在于中性成熟粒细胞,故中性成熟粒细胞呈阳性反应,其他细胞基本呈阴性。

【参考区间】

偶氮偶联法:阳性率<40%;NAP 的积分值为 30~130 分。因为所用的试剂、试剂盒、实验室条件及观察人员的判断标准等均影响 NAP 的结果,以至各个实验室的 NAP 阳性率及积分参考值差异较大,所以各单位应建立本实验室参考值。

【注意事项】

1. 磷酸萘酚盐和重氮试剂品种繁多,应根据基质选择相适应的重氮盐,见表 1-33。坚牢蓝等重氮盐的质量好坏是本法成败的关键。

表 1-33　NAP 的偶氮偶联染色法常用的基质与重氮盐的组合

基质	重氮盐
α-磷酸萘酚钠	坚牢蓝 RR、坚牢紫酱
磷酸萘酚 AS-MX	坚牢蓝 RR
磷酸萘酚 AS-BI	坚牢紫红、坚牢紫红 CB、坚牢蓝 RR
磷酸萘酚 AS	坚牢蓝 BBN

2. 基质孵育液必须临用前新鲜配制,应先将血膜固定干燥后,才开始配制基质液。

3. 标本必须新鲜,涂片一般应在固定后一周内完成染色。做 NAP 染色时,最好选择其他患者的片子做阳性对照。

4. 若无 2-氨基-2 甲基-1,3-丙二醇,可用巴比妥缓冲液(pH 9.2)或 0.2mol/L Tris 缓冲液(pH 9.2)代替。

【临床意义】

1. 慢性粒细胞白血病与类白血病反应的鉴别　慢性粒细胞白血病(无继发性感染者)时,NAP 积分一般明显下降,甚至为零分;类白血病反应则显著增高。

2. 阵发性睡眠性血红蛋白尿症与再生障碍性贫血的鉴别　阵发性睡眠性血红蛋白尿症 NAP 积分常降低,再生障碍性贫血常增高,后者病情好转,NAP 积分可逐渐下降。

3. 急性白血病类型的鉴别　急性粒细胞白血病 NAP 积分常下降,急性淋巴细胞白血病常增加。

(吴　芹)

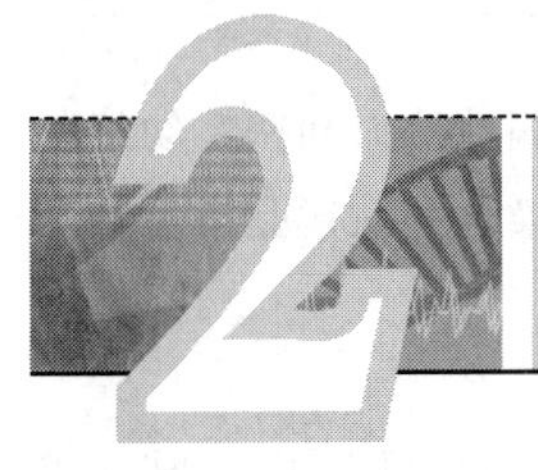

第二章

常见血液病细胞形态学检验

第一节　红细胞疾病检验

一、缺铁性贫血检验

【目的】

掌握缺铁性贫血(iron deficiency anemia,IDA)的血象、骨髓象特征,正确书写 IDA 骨髓检查报告单。

【标本】

制备良好的 IDA 血片和骨髓片。

【观察内容】

按照骨髓细胞形态学检查方法进行细胞形态观察。

1. 血象　小细胞低色素性贫血。红细胞大小不等,以小细胞为主,中心淡染区扩大,严重者可见环形红细胞及幼红细胞,异形红细胞增多,可见少量靶形、椭圆形或形状不规则的红细胞。白细胞无明显增减,各种白细胞比例及形态无明显异常。血小板易见,成堆分布,形态大致正常。

2. 骨髓象　增生性贫血骨髓象。骨髓增生活跃或明显活跃,个别患者增生减低,粒红比值降低。红系增生,以中、晚幼红为主,其形态特征是:“小”,胞体较正常为小;“蓝”,胞质少而着色偏蓝,边缘不规则,呈锯齿状;“密”,胞核小、染色质致密、深染,呈“老核幼质”发育不平衡表现。成熟红细胞大小不等,以小细胞为主,中心淡染区扩大,可见嗜多色性红细胞和嗜碱性红细胞,红系分裂象易见。粒系细胞相对减低,各阶段比例及形态基本正常。淋巴、单核和巨核细胞正常。

3. 鉴别

(1)“老核幼质”的幼红细胞与淋巴细胞鉴别:IDA 患者的中、晚幼红细胞胞体小、胞质量少,嗜碱性,呈“老核幼质”改变,易误认为小淋巴细胞,两者鉴别见表 2-1。

表 2-1　“老核幼质”幼红细胞与小淋巴细胞的鉴别

鉴别点	小淋巴细胞	“老核幼质”的幼红细胞
胞体	6~9μm(类)圆形、蝌蚪形,有时可见胞质毛状突起	比正常中、晚幼红细胞小,与前者相仿或略大,胞体边缘不整齐
胞质量	常很少,位于局部	较少,围绕核周
胞质颜色	淡蓝色	灰蓝色、灰红色
颗粒	一般无颗粒	无
核形	圆形或有小切迹	圆形
染色质	大块状、副染色质不明显	结块、副染色质明显
核仁	消失、有时可有假核仁	无

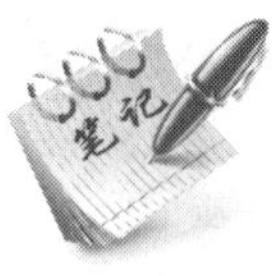

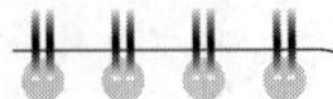

(2)与其他小细胞低色素性贫血鉴别:珠蛋白生成障碍性贫血、慢性病性贫血和铁粒幼细胞性贫血均可表现为小细胞低色素性贫血的血象和骨髓象特征,可通过铁染色和铁代谢指标的测定与IDA相鉴别。

【注意事项】

1. 观察骨髓片时应选择合适的部位。如在片尾,幼红细胞胞体增大,胞质量似正常,甚至出现成熟红细胞淡染区消失。而在较厚的部位,即使正常的幼红细胞也会呈缺铁样改变。

2. 注意观察嗜碱性红细胞、点彩红细胞和嗜多色性红细胞、Howell-Jolly小体及细胞分裂象等增生性贫血的骨髓象特征。

3. 由于骨髓中幼红细胞缺铁样改变并非IDA特有,所以贫血或怀疑为IDA患者均要常规做骨髓铁染色,其结果显示骨髓小粒可染铁消失,铁粒幼红细胞 $<15\%$。

4. 书写骨髓报告单时,应将红系置首位描述,详细描述幼红细胞比例及形态特征和成熟红细胞的形态特征。

【患者资料1】

女性,45岁,因头晕、乏力、气短、面色苍白8个月,加重1周入院。近2年来每次月经期持续7~8天,量多,有血块。查体:贫血貌,皮肤黏膜无出血和黄染,浅表淋巴结无肿大,肝、脾未触及。实验室检查:RBC $3.01\times10^{12}/L$,Hb 74g/L,Ret 2.8%,MCV 73fl,MCH 23pg,MCHC 308g/L,RDW 19.4%;WBC $5.2\times10^{9}/L$,N 60%,L 29%,M 3%,E 8%;PLT $207\times10^{9}/L$;SI 6.6μmol/L,TIBC 83μmol/L。

【患者资料2】

患儿,8个月,面色苍白,米糕喂养,有长期腹泻。实验室检查:RBC $2.3\times10^{12}/L$,Hb 53g/L,血涂片示红细胞大小不等,中心淡染区扩大;骨髓增生活跃,以中、晚幼红居多,各阶段幼红细胞体积偏小;铁染色细胞外铁阴性。

(李红岩)

二、巨幼细胞贫血检验

【目的】

掌握巨幼细胞贫血(megaloblastic anemia,MgA)血象、骨髓象特征,正确书写MgA骨髓检查报告单。

【标本】

制备良好的MgA血片和骨髓片。

【观察内容】

骨髓片、血片用瑞-吉染液染色,低倍镜观察骨髓增生程度,油镜下分类200个有核细胞,观察骨髓各系、各阶段细胞形态,尤其是病态造血细胞,同时计数巨核细胞。

1. 血象 大细胞正色素性贫血。成熟红细胞明显大小不等,大椭圆形红细胞多见,异形红细胞增多,可见巨红细胞、点彩红细胞、有核红细胞及豪周氏小体,卡波环偶见。白细胞正常或减少,中性粒细胞胞体偏大,出现"核右移"为本病的早期表现。严重病例可见巨型中性中、晚幼粒细胞。血小板正常或减低,可见巨大血小板。

2. 骨髓象 骨髓增生活跃或明显活跃,多为明显活跃,以红系、粒系和巨核系三系细胞均出现巨幼样变为特征。

红系增生明显,粒红比值降低或倒置,正常形态的幼红细胞减少或不见,由各阶段巨幼红细胞取代,其比例常大于10%,其中原巨幼红细胞、早巨幼红细胞明显增多。核分裂象和Howell-Jolly小体易见,可见核畸形、核碎裂和多核巨幼红细胞。巨幼红细胞与相应阶段的正常红细胞比,胞体及胞核均增大,核染色质纤细疏松,着色浅,胞浆量丰富,核质发育不平衡,细胞质较细胞核成熟,表现为"核幼质老"。

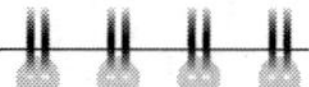

粒系细胞相对降低，可见各阶段巨粒细胞，以巨晚幼粒和巨杆状核粒细胞多见。其特点是胞体增大，胞核肿胀，染色质疏松，呈肾形、马蹄铁形或不规则形，可见部分分叶核细胞分叶过多，常为5～9叶以上，各叶大小差别悬殊，可畸形，称为巨多叶核中性粒细胞，胞质因特异性颗粒减少，着色可呈灰蓝色，可见空泡。

巨核细胞数目大致正常，也可见巨型变，部分巨核细胞呈分叶状，胞质内颗粒减少，血小板生成障碍。淋巴细胞形态一般无变化，单核细胞也可见巨幼样变。

3. 鉴别

(1)与急性红白血病(红血病期)鉴别：红白血病是红系和粒系同时恶性增生性疾病，红系异常有巨幼样变，粒系表现为原、早幼粒细胞不同程度增多，巨核细胞系统有小巨核细胞等出现。红血病期由于DNA合成障碍可导致继发性巨幼细胞贫血，与营养性巨幼细胞贫血的血象和骨髓象有相似之处，不易鉴别。其细胞形态主要鉴别点见表2-2。另外，急性红白血病贫血显著，血中维生素B_{12}、叶酸含量正常或稍增高。

表2-2　巨幼细胞贫血和急性红白血病细胞形态鉴别

鉴别点	巨幼细胞贫血	急性红白血病
细胞大小	大小较一致	大小相差悬殊
细胞形态	典型巨幼红细胞	类巨幼红细胞
核染色质	细致，排列疏松	粗细不均，排列不规则
核质发育	核幼质老	核幼质老或核老质幼
副幼红细胞变	少见	多见
幼稚细胞减少	少见	多见
巨核细胞减少	不明显	明显
PAS染色	阴性	阳性

(2)全血细胞减少性疾病：部分巨幼细胞贫血患者可表现外周血三系减少，骨髓增生减低，需要与其他全血细胞减少性疾病进行鉴别，如合并黄疸者则更易混淆。可以通过骨髓象检查加以区分，另外其他全血细胞减少性疾病叶酸、维生素B_{12}治疗无效。

(3)骨髓增生异常综合征(MDS)：部分MDS患者红系细胞显著增生，并伴有明显的病态造血(如类巨幼样变)，粒系细胞和巨核细胞也有病态造血。骨髓铁染色异常(环形铁粒幼细胞常>15%)。过碘酸-希夫反应幼红细胞可呈阳性，还可通过染色体检查及骨髓活检鉴别。

【注意事项】

1. 单纯粒细胞巨幼变具有重要诊断价值　①粒细胞巨幼变常于红细胞形态出现巨幼变和贫血前出现，为MgA的早期特点；②当患者治疗后，巨幼红细胞形态常在48h后转为正常，而巨幼变的粒细胞常持续1～2周，中性中幼粒细胞及以下阶段细胞巨幼变仍存在，故可根据粒系改变做出明确诊断；③巨幼细胞贫血合并缺铁性贫血时，巨幼红细胞形态特征常被掩盖而不明显，但粒系细胞的巨幼变不被掩盖；④少数患者骨髓象中红系增生不良，幼红细胞少见或不见，巨核细胞也明显减少，所见到的是大量的巨幼变粒系细胞，可根据粒系细胞的形态学改变做出巨幼细胞贫血的诊断。

2. 注意观察嗜碱性红细胞、点彩红细胞和嗜多色性红细胞、Howell-Jolly小体及细胞分裂象等增生性贫血的骨髓象特征。

3. 营养不良或胃大部分切除等原因引起的巨幼细胞贫血常伴有缺铁，这种贫血称为混合性贫血，即血象和骨髓象表现为巨幼细胞贫血与缺铁性贫血并存的细胞形态改变。

4. 书写骨髓报告单时，应将红系置首位描述，详细描述巨幼红细胞的比例、形态特征以及成熟红细胞的形态特征。

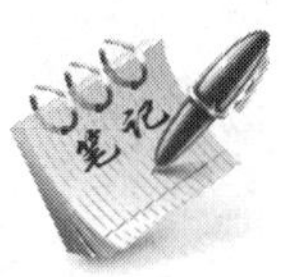

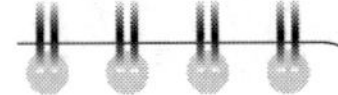

【患者资料】

女性，70岁，面色苍白、无力、气短，素食7年。查体：重度贫血貌，舌乳头萎缩，表面光滑，舌质血红，皮肤黏膜无出血点，无黄染，浅表淋巴结无肿大。实验室检查：RBC $1.5\times10^{12}/L$，Hb 62g/L，Ret 1.3%，MCV 104fl，MCH 36pg，MCHC 350g/L，RDW 19.5%；WBC $4.0\times10^{9}/L$，N 62%，L 30%，M 3%，E 5%；PLT $150\times10^{9}/L$；血清叶酸3.05nmol/L。给予维生素B_{12}肌内注射和叶酸片口服治疗2周后，症状明显好转。

三、再生障碍性贫血检验

【目的】

掌握再生障碍性贫血（aplastic anemia，AA）的血象、骨髓象特征，正确书写AA骨髓检查报告单。

【标本】

制备良好的AA血片和骨髓片。

【观察内容】

骨髓片、血片用瑞-吉染色，低倍镜观察骨髓增生程度，油镜下分类200个有核细胞，观察骨髓各系、各阶段细胞形态，尤其是病态造血细胞，同时计数巨核细胞。

1. 血象　多数呈全血细胞减少。贫血多为正细胞正色素性，红细胞数量明显减少，成熟红细胞形态、大小及染色大致正常，无嗜多色性红细胞及有核红细胞，血红蛋白含量明显降低。白细胞数量明显减少，中性粒细胞显著减少，淋巴细胞相对增多。血小板不仅数量减少，而且体积小和颗粒减少，形态大致正常。

2. 骨髓象　增生减低或极度减低。红系、粒系和巨核系细胞明显减少，各系原始及幼稚细胞减少或不见，尤其巨核细胞明显减少甚至缺如。无明显病态造血。淋巴细胞相对增多，可高达80%以上，浆细胞、网状细胞和肥大细胞等非造血细胞易见。骨髓小粒为空网状结构或纵横交错的纤维网，其中造血细胞极少，非造血细胞和脂肪细胞增多。

3. 鉴别

（1）与再障危象鉴别：再障危象是多种原因引起的骨髓造血功能急性停滞，患者一般存在原发病，血象中的红细胞形态有改变，红细胞形态变化取决于原发病。粒细胞胞质内可见中毒颗粒。骨髓象中可以见到巨大原始红细胞和巨大早幼粒细胞。而AA无明显病态造血和原始、幼稚细胞。

（2）与MDS鉴别：AA与MDS中的难治性贫血（RA）鉴别较困难。MDS患者以病态造血为主要特征，如外周血常显示红细胞大小不均，巨大红细胞、有核红细胞、幼稚粒细胞和畸形血小板多见。骨髓象中粒、红、巨核三系均可出现形态异常，巨核细胞不少，淋巴样小巨核多见。

（3）与骨髓纤维化鉴别：外周血可见幼稚粒细胞和有核红细胞，骨髓穿刺多次干抽，骨髓活检显示胶原纤维和（或）网状纤维明显增生。

【注意事项】

1. AA骨髓穿刺液涂片后可见油滴明显增多、骨髓液稀薄。

2. 观察骨髓片时要选择合适的部位。由于再生障碍性贫血有核细胞减少，如果观察部位选择不当，常常导致误诊或漏诊。

3. 急性AA的骨髓象一般比较典型，慢性AA的骨髓仍然存在散在增生灶，穿刺在增生灶时，骨髓可以出现有核细胞增生活跃（但巨核细胞明显减少或缺如），故需要多部位穿刺方可诊断。

4. AA患者骨髓穿刺时易出现“干抽”，有条件可行骨髓活检。

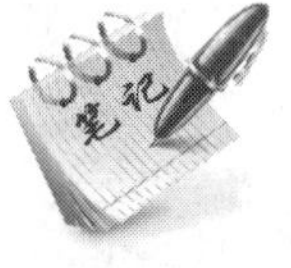

【患者资料】

男性，25岁，以“头晕、乏力伴口腔溃疡”为主诉入院。查体：体温正常，结膜苍白，全身皮肤苍白，贫血貌，全身散在出血点，浅表淋巴结无肿大，肝、脾未触及。患者在皮鞋厂工作5年。实验室检查：RBC：$2.04\times10^{12}/L$，Hb 64g/L，Ret 0.5%，MCV 80fl，MCH 31pg，MCHC 325g/L，RDW 12.4%；WBC $1.2\times10^{9}/L$，N 40%，L 52%，E 2%，M 6%；PLT $15\times10^{9}/L$。

（邓珊珊）

四、纯红细胞再生障碍性贫血检验

【目的】

掌握纯红细胞再生障碍性贫血（pure red cell aplasia，PRCA）的血象和骨髓象特征，正确书写PRCA骨髓检查报告单。

【标本】

制备良好的PRCA血片和骨髓片。

【观察内容】

按照骨髓细胞学检查方法进行细胞形态学观察。

1. 血象 正细胞正色素性贫血。网织红细胞减少或缺如，白细胞和血小板一般正常或依原发病而变化。

2. 骨髓象 骨髓增生活跃或明显活跃，粒红比值明显增加。红系各阶段细胞均严重减少或缺如，粒系、巨核系细胞各阶段比例基本正常。三系细胞形态正常，无病态造血。

3. 鉴别

（1）与MDS鉴别：MDS以病态造血为主要特征，而PRCA无病态造血。

（2）与再障危象鉴别：再障危象患者血象、骨髓象中可以出现细胞形态异常，当只有红系造血停滞时，骨髓中可见巨大原始红细胞；当伴有粒系造血停滞时，可见巨大早幼粒细胞。有的患者可出现粒、红、巨核三系细胞造血停滞。PRCA无病态造血，而且只有红系细胞数量改变。

【注意事项】

1. PRCA主要是单纯红细胞系减少，网织红细胞显著减少，粒系和巨核细胞系正常，注意与再生障碍性贫血相鉴别。无病态造血和髓外造血，注意与MDS相鉴别。

2. 有关溶血性贫血的实验室检查均为阴性，因此可做溶血检查以除外溶血性贫血。

3. 注意患者临床情况，如发病年龄、有无畸形以除外先天性PRCA。注意有无原发病或诱因，以确定是否为继发性。

【患者资料】

患儿，女，6岁，因面色苍白、疲乏无力2个月入院。查体：重度贫血貌，皮肤黏膜无黄染及出血，浅表淋巴结无肿大。胸骨无压痛，心、肺无明显异常，肝、脾未触及。实验室检查：RBC $1.7\times10^{12}/L$，Hb 52g/L，Ret 0.12%，MCV 82fl，MCH 30.5pg，MCHC 320g/L，RDW 12.9%；WBC $6.3\times10^{9}/L$，N 59%，L 35%，M 3%，E 3%；PLT $130\times10^{9}/L$。

（李海燕）

第二节 白细胞疾病检验

一、急性淋巴细胞白血病检验

【目的】

掌握急性淋巴细胞白血病（ALL）的血象和骨髓象特点，熟悉ALL的诊断要点，正确填写骨髓检查报告单。

【标本】

制备良好的ALL（L_1、L_2、L_3）三个亚型的骨髓涂片和血涂片。

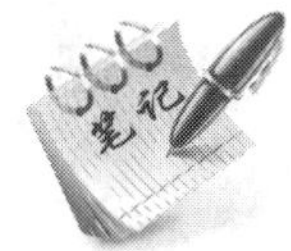

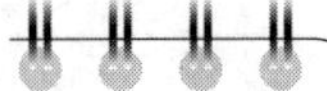

【观察内容】

按照骨髓细胞形态学检查程序和方法进行观察,先低倍镜后油镜。

1. 血象　白细胞多增高,少数可正常或减少。分类可见原始和幼稚淋巴细胞增多,占60%以上,甚至达90%以上,篮状细胞易见,中性粒细胞减少或缺如,可见少量幼稚红细胞,成熟红细胞为正细胞正色素性,血小板减少。

2. 骨髓象　多数增生极度活跃或明显活跃,少数增生活跃或减低。粒红比值正常。淋巴细胞系统增生,以原始和幼稚淋巴细胞增生为主,原始淋巴+幼稚淋巴≥25%,常伴有形态异常,成熟淋巴细胞少见,篮状细胞多见。粒系和红系增生受抑,比例明显减低。全片巨核细胞减少。

ALL-L_1:原始和幼稚淋巴细胞以小细胞为主,大小较一致,细胞核较规则,偶有凹陷、切迹或折叠,染色质较粗,结构较一致,核仁少而不清楚,胞浆量少,嗜碱性强,空泡少见。

ALL-L_2:原始和幼稚淋巴细胞以大细胞为主,大小不均匀,细胞核不规则,常有凹陷、切迹或折叠,染色质较疏松,结构不一致,核仁清楚,一个或多个,胞浆量多少不一,常较多,嗜碱性不定,有些深染,空泡不定。

ALL-L_3:原始和幼稚淋巴细胞以大细胞为主,大小比较均匀,细胞核较规则,染色质较细致疏松,呈细点状、均匀一致,核仁清楚,一个或多个,胞浆量较多,嗜碱性强,呈深蓝色,空泡明显,呈蜂窝状。

3. 细胞化学染色　原始和幼稚淋巴细胞 POX 染色呈阴性、PAS 染色呈粗颗粒状或斑块状阳性;NAP 染色积分增高。

【注意事项】

1. 骨髓涂片中有核细胞较多,形态变化较大,难以辨认时,应结合血片分析。

2. 增生极度活跃时可出现干抽或骨髓被稀释而呈现增生减低的假象,应注意与再障鉴别。再障淋巴细胞比例相对增高,均为成熟阶段;急淋淋巴细胞比例绝对增高,为原始和幼稚阶段,成熟阶段较少。

3. 一般通过显微镜形态学观察可确诊急性白血病,但判断细胞类型时由于白血病细胞形态的变化较大,需要结合细胞化学染色结果进行分析。

4. 骨髓涂片观察中,部位的选择很重要,应选择细胞分布均匀、染色效果好、细胞内部结构清晰的部位进行观察。

5. 涂抹细胞在 ALL 中易见,但也可见于其他疾病或人为因素造成。

6. L_1、L_2、L_3 是 FAB 根据细胞大小、核质比、核仁清楚与否以及胞质嗜碱性进行 ALL 的形态学分型,WHO 分类认为 L_1、L_2 亚型与免疫表型、遗传学异常以及临床特点无明显相关性,没必要再继续保留该分类。现临床对 L_1、L_2 亚型有时不进行区分。如需区分 T 和 B,应进行免疫表型检测。

【患者资料】

患儿,5 岁,男性,因发热、关节疼痛 1 周入院。查体:轻度贫血貌,肝肋下 1.5cm,脾肋下 2cm,颈部、锁骨上、腋下可触及数个肿大的淋巴结,为绿豆大小。实验室检查:RBC 3.4×10^{12}/L,Hb 92g/L,WBC 54×10^{9}/L,PLT 74×10^{12}/L。分类可见原始细胞,淋巴细胞比例增高占 68%,中性粒细胞占 30%,单核细胞占 2%。细胞化学染色:POX 染色原始细胞为阴性;PAS 染色呈阳性粗颗粒状或斑块状;NAP 染色积分增高。

二、急性髓细胞白血病检验

(一) 急性髓细胞白血病未成熟型

【目的】

掌握急性髓细胞白血病未成熟型(AML-M_1)的血象、骨髓象特征,熟悉原始细胞化学染色特点,正确书写骨髓报告单。

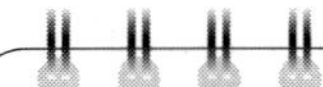

【标本】

制备良好的 AML-M_1 血片和骨髓片。

【观察内容】

按照骨髓细胞学检查程序进行观察和分析。

1. 血象　白细胞增高,少数减少,分类以原始粒细胞为主,多少不一,有的甚至可达 90%,也可见少许幼稚粒细胞、幼稚红细胞。成熟红细胞形态大致正常,血小板少见。

2. 骨髓象　增生极度活跃,少数增生活跃或减低。粒红比值增高。粒系增生显著,以原始粒细胞增生为主,原粒(Ⅰ型+Ⅱ型)≥90%(NEC),早幼粒及早幼粒以下各阶段细胞少见,≤10%。原始粒细胞中等大小,形态规则,胞质量中等,无或有少许嗜天青颗粒,胞核圆形或不规则,染色质细致,核仁清楚,2~5 个。Ⅰ型原粒胞质中无颗粒,Ⅱ型原粒胞质中有少许嗜天青颗粒。有时可见小原粒细胞,胞体似淋巴细胞,核圆形,染色质较正常原粒细胞密集呈细颗粒状,核仁1~2 个,浆量少,可有伪足,应注意与淋巴细胞鉴别。红系增生受抑,比例减低。巨核细胞明显减少,淋巴细胞也减少。

3. 细胞化学染色　POX 及 SBB 染色:阳性率>3%,Ⅰ型原粒细胞为阴性,Ⅱ型原粒细胞为阳性;α-NAE 染色:原粒细胞为阴性或弱阳性,阳性不被氟化钠抑制;NAP 积分:减低;PAS 染色:原粒细胞呈阴性或弥散状阳性。

【注意事项】

1. 在白血病中,原始细胞形态多变,如形态典型,可通过骨髓象观察基本可确认细胞类型;如形态不典型,应结合细胞化学染色进行分析,并可根据伴随细胞进行辨认,POX 对其鉴别价值最大。

2. 原始粒细胞包括Ⅰ型和Ⅱ型,Ⅱ型原粒应注意与早幼粒细胞区分,根据颗粒多少、细胞大小、染色质粗细及核仁的明显程度进行鉴别;在诊断为急性白血病后要进行分型时应计算原粒(Ⅰ型+Ⅱ型)占非红系细胞(NEC)的比例。

3. AML-M_1 中有的原始粒细胞中可见 Auer 小体,是急性髓细胞白血病的特征性标志,对急性髓细胞白血病的诊断有很大帮助。急性淋巴细胞白血病中一般不出现。

【患者资料】

男性,30 岁。因发热、疲乏无力 3 周来院就诊。体格检查:体温 39℃,贫血貌,肝脾肋下未及,胸骨压痛(+)。实验室检查:RBC 2.1×10^{12}/L,Hb 60g/L,WBC 40×10^{9}/L,PLT 60×10^{9}/L,分类可见原始细胞增多,占 85%,成熟中性粒细胞占 10%,淋巴细胞占 5%。成熟红细胞正细胞正色素性。细胞化学染色:原始细胞 POX 阳性,NAP 阴性;PAS 呈细小颗粒状。

(二) 急性髓细胞白血病部分成熟型

【目的】

掌握急性髓细胞白血病部分成熟型(AML-M_2)的血象、骨髓象特征,熟悉原始细胞化学染色特点,正确书写骨髓报告单。

【标本】

制备良好的 AML-M_{2a}、AML-M_{2b} 血片和骨髓片。

【观察内容】

按照骨髓细胞学检查程序进行观察和分析。

1. AML-M_{2a}

(1)血象:白细胞增高,少数减少,分类以原始粒细胞和早幼粒细胞为主,可见少量中、晚幼粒细胞、幼稚红细胞。成熟红细胞显著减少,形态大致正常,血小板少见。

(2)骨髓象:有核细胞增生极度活跃或明显活跃,粒红比值增高。粒系增生显著,以原始粒细胞增生为主,原粒(Ⅰ型+Ⅱ型)占 30%~89%(NEC),早幼粒及早幼粒以下各阶段细胞可见,>10%。原始粒细胞形态多变,核质发育不平衡,表现为细胞大小不等,胞体畸形或有瘤状突

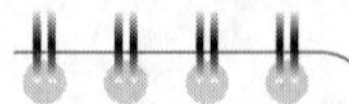

起，胞核圆形或不规则，可有凹陷、折叠、扭曲、分叶、肾形等，也可表现为核发育迟缓，分裂象多见。胞质中出现少许嗜天青颗粒，有时可见 Auer 小体。细胞退行性变多见，胞质和胞核可出现空泡变性。单核细胞 <20%。红系增生受抑，比例减低。巨核细胞明显减少。

（3）细胞化学染色：POX 阳性率 >3%；α-NAE 染色：原粒细胞为阴性或阳性，且阳性不被氟化钠抑制；NAP 积分明显减低；PAS 染色：原粒细胞呈阴性或弥散状阳性。

2. AML-M_{2b}

（1）血象：白细胞正常或减少，分类以异常中性中幼粒细胞为主，也有其他阶段的幼稚粒细胞，嗜酸性粒细胞和嗜碱性粒细胞可增多。成熟红细胞显著减少，形态大致正常。血小板明显减少，形态多异常。

（2）骨髓象：增生明显活跃或活跃，粒红比值增高。粒系增生显著，以异常中性中幼粒细胞增生为主，≥30%（NEC），原始粒细胞和早幼粒细胞也增多。中性中幼粒细胞核质发育不平衡，表现为核染色质细致疏松，核仁大而明显，胞质丰富，含有较多细小均匀的中性颗粒，呈弥散分布，常见空泡，有时可见双层胞浆，内浆量多，染粉红色，有细小的中性颗粒，外浆量少，染浅蓝色，无颗粒，常有伪足突起。Auer 小体常见。红系增生受抑，比例减低。巨核细胞明显减少。

（3）细胞化学染色：POX 及 SBB 染色阳性率 >3%，α-NAE 染色阳性且不被氟化钠抑制，NAP 积分明显减低，PAS 染色呈弥散状阳性。

【注意事项】

1. M_{2a}原始粒细胞形态多变，核畸形明显，需要与单核细胞鉴别，空泡变性应注意与急淋鉴别，结合细胞化学染色进行分析，POX 及 α-NAE 染色价值较大，并可根据伴随细胞进行辨认，有条件时做免疫学检测。

2. M_{2b}以异常中性中幼粒细胞增生为主，有明显的核浆发育不平衡，原始细胞和早幼粒细胞也增多，但比例达不到 30%（NEC）。

3. M_{2b}血象可出现全血细胞减少，需要与再障鉴别。增生程度及分类有明显不同：

M_{2b}：骨髓增生明显活跃或活跃，粒系增生，以异常的中性中幼粒细胞增生为主，有明显的核质发育不平衡，红系和巨核系减少，淋巴细胞比例也可减低。

4. 再障　骨髓增生减低或严重减低，粒系、红系、巨核系均减少，粒系停留在较成熟的阶段，形态无明显异常。淋巴细胞比例相对增高，其他非造血细胞如浆细胞、组织嗜碱细胞也增多。

【患者资料】

男性，32 岁。因头晕、发热、疲乏无力 1 周来院就诊。体格检查：体温 39℃，贫血貌，肝、脾肋下未及，淋巴结无肿大，胸骨压痛（+）。实验室检查：Hb 85g/L，WBC 45×10^9/L，PLT 40×10^9/L，分类可见原始细胞及幼稚阶段的粒细胞增多，成熟中性粒细胞比例减低。成熟红细胞正细胞正色素性。细胞化学染色：POX 为阳性，NAP 阴性，α-NAE 部分原始细胞为阳性，且不被氟化钠抑制。

（三）急性早幼粒细胞白血病

【目的】

掌握急性早幼粒细胞白血病（APL 或 AML-M_3）的血象、骨髓象特征，熟悉早幼粒细胞的形态及柴捆细胞的形态特点，正确书写骨髓检查报告单。

【标本】

制备良好的 M_3 血片和骨髓片。

【观察内容】

按照骨髓细胞学检查程序进行观察和分析。

1. 血象　白细胞大多数正常或减少，也可明显增高。减少者可表现为全血细胞减少。分类以异常早幼粒细胞为主，可高达 90%，可见少数原粒及其他阶段的粒细胞，Auer 小体易见。血红蛋白和红细胞呈轻至中度减少，部分为重度减少，成熟红细胞形态大致正常，血小板中至重度减少。

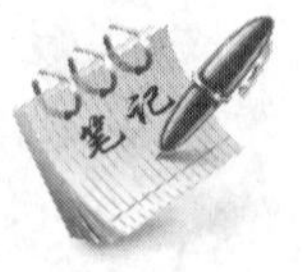

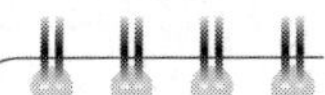

2. 骨髓象　多数骨髓增生极度活跃，个别增生低下。粒红比值增高。粒系增生，以颗粒增多的早幼粒细胞为主，占30%~90%（NEC），可见一定数量的原粒和中幼粒细胞。早幼粒细胞大小不一，常呈椭圆形或不规则；胞核略小，常偏于一侧，形态不规则，易见肾形，扭曲、折叠或分叶，染色质疏松，核仁明显，1~3个，有的被颗粒遮盖而不清楚；胞质丰富，染蓝色或灰色，含多量大小不等的嗜苯胺蓝颗粒，紫红色而密集，多分布于胞质的一端、核周围或遮盖胞核；有的胞质可分为内外两层，内浆染色偏浅，充满颗粒，外浆呈蓝色，颗粒稀少或无颗粒，伪足状突出。Auer小体易见，可呈柴捆样分布，称"柴捆细胞"。各阶段幼红细胞和巨核细胞均明显受抑减少。M_3 又分为三个亚型：

（1）粗颗粒型 M_{3a}：胞质嗜苯胺蓝颗粒粗大、深染、密集或融合，或含较多的Auer小体，胞核常被颗粒遮盖而轮廓不清。

（2）细颗粒型（M_{3b}）：胞质中的嗜苯胺蓝颗粒密集而细小。

（3）变异型（M_{3v}）：胞质蓝染，颗粒稀少，胞核扭曲、折叠或分叶明显，易误诊为单核细胞。

3. 细胞化学染色　POX染色呈强阳性反应；AS-D-NCE染色呈阳性或强阳性反应；α-NAE阴性或阳性，阳性不被氟化钠抑制，依此可与急单鉴别；NAP积分明显降低。

【注意事项】

1. M_3 中异常的早幼粒细胞颗粒密集，可覆盖到细胞核，故辨认要仔细。

2. 本型中Auer小体很多见，并可数根同时出现并交错排列形成"柴捆细胞"，在骨髓象观察中注意辨别。

3. M_3 中的早幼粒细胞POX染色为（+++）~（++++）是其主要特征。

4. 由于早幼粒细胞颗粒及细胞核的多形性，亦被误认为单核细胞，应结合细胞化学染色POX和α-NAE进行鉴别。

5. 部位选择很重要，涂片较厚的部位细胞较小，结构不清，很容易判断错误。故应选择细胞分布均匀、细胞结构清楚的部位进行分析。

【患者资料】

男性，20岁。因鼻出血、发热、面色苍白1月余来院就诊。体格检查：体温39℃，贫血貌，全身皮肤有散在的瘀点和瘀斑，肝脾肋下未及，胸骨压痛（+）。实验室检查：RBC $2.1\times10^{12}/L$，Hb 60g/L，WBC $40\times10^9/L$，PLT $30\times10^9/L$。分类中可见早期幼稚细胞。POX为（+++），NAP（-），AS-D-NAE呈阳性且不被氟化钠抑制。

（四）急性粒单细胞白血病

【目的】

掌握急性粒单细胞白血病（AMML或AML-M_4）的血象、骨髓象特征，熟悉 M_4 各亚型的诊断标准和形态特点，正确书写骨髓检查报告单。

【标本】

制备良好的AML-M_4 血片和骨髓片，包括 M_{4a}、M_{4b}、M_{4c}、M_{4Eo}。

【观察内容】

按照骨髓细胞学检查程序进行观察和分析。

1. 血象　白细胞增高、正常或减少，可见一定数量的原始细胞、幼稚单核和幼稚粒细胞，成熟单核细胞和粒系早幼粒细胞以下各阶段均易见。血红蛋白和红细胞中、重度减少，成熟红细胞大致正常。血小板呈中、重度减少。

2. 骨髓象　增生极度活跃或明显活跃。粒、单核两系同时增生，红系、巨核系受抑制。部分病例中可见到Auer小体，浆细胞常增多。各亚型分类结果如下：

M_{4a}：以原粒和早幼粒细胞增生为主，原粒≥30%（NEC），原单+幼单≥20%（NEC）。

M_{4b}：以原、幼及单核细胞为主，原单+幼单≥30%（NEC），原粒+早幼粒≥20%（NEC）。

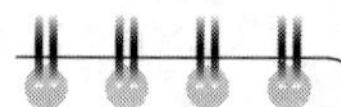

M_{4c}:具有粒、单二系标记的原始细胞≥30%(NEC),这种细胞核呈圆形,易见凹陷、扭曲、折叠及分叶,核染色质细网状,核仁较明显,胞质丰富,呈浅蓝色或蓝灰色,有的可见大小不一的嗜苯胺蓝颗粒,部分可见特异性中性颗粒,成熟粒单细胞在形态上类似正常成熟单核细胞,但胞质内可见中性颗粒。

M_{4Eo}:在以上三型基础上,异常嗜酸性粒细胞≥5%,嗜酸性颗粒圆而粗大,着色较深,夹杂深染的嗜碱颗粒。

3. 细胞化学染色　POX染色:原单和幼单细胞呈阴性或弱阳性反应,而原粒和幼稚粒细胞呈阳性反应;α-NAE染色:原始和幼稚细胞呈阳性反应,其中原粒细胞阳性不被氟化钠(NaF)抑制,原单细胞阳性可被NaF抑制;酯酶双染色:分别呈现醋酸萘酚酯酶阳性细胞、氯醋酸酯酶阳性细胞或双酯酶阳性细胞。

【注意事项】

1. 急性粒单细胞白血病细胞在形态上存在着同质性和异质性,但辨认起来有一定的难度,细胞化学染色(α-NAE染色和酯酶双染色)对其诊断有很大的价值。

2. 本病具有粒、单两系的异常增生,原粒和原单均可存在形态改变,要准确分出原始细胞是粒系还是单核系存在一定的难度,应结合细胞化学染色分析,并建议在急粒白血病和急单白血病诊断后再进行M_4的分析。

【患者资料】

男性,25岁。因发热、疲乏无力2周来院就诊。体格检查:体温38℃,贫血貌,牙龈肿胀,有溃疡,全身皮肤上有结节,双侧腋下淋巴结肿大,约绿豆大小,肝肋下1cm,脾肋下1.5cm,胸骨压痛(+)。实验室检查:Hb 65g/L,WBC 49×10^9/L,PLT 63×10^9/L,血涂片中可见原始细胞、幼稚粒细胞和单核细胞增多。细胞化学染色:POX染色,原始细胞部分为阳性,部分为阴性或弱阳性;α-NAE染色,部分阳性细胞可被氟化钠抑制,部分阳性细胞不被氟化钠抑制。

(五) 急性单核细胞白血病

【目的】

掌握急性单核细胞白血病(AMoL或AML-M_5)的血象、骨髓象特征,熟悉M_5各亚型的诊断标准和形态特点,正确书写骨髓检查报告单。

【标本】

制备良好的AML-M_5血片和骨髓片,包括M_{5a}、M_{5b}。

【观察内容】

按照骨髓细胞学检查程序进行观察和分析。

1. 血象　大多数患者白细胞偏低,分类可见原单和幼单核细胞增多。血红蛋白和红细胞呈中至重度减少。成熟红细胞形态大致正常。血小板重度减少。

2. 骨髓象　骨髓增生极度活跃或明显活跃,粒红比值正常。单核系增生,以原单和幼单核细胞为主。原单+幼单≥30%(NEC)。原单及幼单细胞体积较大,形态变化较多;胞核较小,常偏一侧,呈笔架形、马蹄形、S形、肾形或不规则形,常见扭曲、折叠;核染色质疏松,细致,排列似蜂窝状,着色较淡,核仁1~4个,大而清楚;胞质量相对较多,可出现内外双层胞质,内层胞质呈灰蓝色并略带紫色,半透明,似有毛玻璃样感,颗粒细小,弥散分布,外层胞质呈淡蓝色,常透明,无颗粒或颗粒甚少,有明显伪足突出,边缘清晰;胞质内常有空泡和被吞噬的细胞,有时可见到1~2条细而长的Auer小体。粒系、红系、巨核系均受到抑制而减少。根据单核细胞的分化程度又分为2个亚型:

M_{5a}:以原单细胞为主,≥80%(NEC),幼单细胞较少。

M_{5b}:原单、幼单及单核细胞均可见,原单+幼单≥30%(NEC),原单细胞<80%(NEC)。

3. 细胞化学染色　POX染色:原单核细胞呈阴性或弱阳性反应,幼单细胞多数为弱阳性反应;PAS染色:原单细胞约半数呈阴性反应,半数呈细粒状或粉红色弱阳性反应,而幼单细胞多数为阳性反应;非特异性酯酶染色阳性,可被NaF抑制。

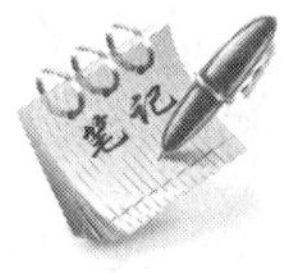

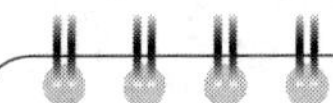

【注意事项】

1. 单核细胞的幼稚阶段与成熟阶段难以区分，应注意鉴别。

2. 单核系中出现的 Auer 小体与粒系中不同，因单核细胞中的颗粒细小，故为细长的，粒系中出现的 Auer 小体是粗短的，观察过程中应仔细辨认。

3. 原始单核细胞核可呈圆形或不规则形，圆形应注意与原粒鉴别。

4. 折叠、扭曲、不规则的细胞核除可在单核系出现外，还可在其他白血病如：M_3、M_2 中的原粒和早幼粒中出现，应结合细胞化学染色注意鉴别。

【患者资料】

男性，18 岁。因发热、疲乏无力、嗅觉减退 1 周来院就诊。体格检查：体温 38℃，皮肤苍白，浅表淋巴结无肿大，皮肤上有丘疹，肝未触及，脾肋下 1cm，胸骨压痛（+）。实验室检查：Hb 58g/L，WBC 38×10^9/L，PLT 60×10^9/L，分类单核细胞比例增高，可见原始和幼稚阶段。细胞化学染色：POX 染色原始细胞阴性或弱阳性；PAS 染色部分细胞阳性，颗粒细小；α-NAE 或 α-NBE 染色阳性，但被氟化钠抑制。

（六）红白血病

【目的】

掌握红白血病（EL 或 AML-M_6）的血象、骨髓象特征，熟悉 M_6 红系的形态特点和细胞化学染色特点，正确书写骨髓报告单。

【标本】

制备良好的 AML-M_6 血片和骨髓片。

【观察内容】

按照骨髓细胞学检查程序进行观察和分析。M_6 可分为红血病期（也称纯红系白血病）和红白血病期。

1. 血象

（1）红血病：贫血轻重不一，随疾病的进展而加重。可见各阶段的幼红细胞，以原红和早幼红细胞为主，幼红细胞的形态奇特并有巨幼样变。网织红细胞轻度增高，少数正常或偏低。白细胞多低于正常。血小板常减低。

（2）红白血病：贫血中度至重度。血片中可见嗜碱性点彩、靶形及异形红细胞，并可见到各阶段的幼红细胞，以中、晚幼红细胞为主，且形态异常。白细胞多偏低，少数正常或升高，可见到原始白细胞。血小板明显减少，可见畸形血小板。

2. 骨髓象

（1）红血病：此型很少见。骨髓增生极度活跃或明显活跃。以红系增生为主，骨髓红系前体细胞≥80%，以原红及早幼红多见，有明显不成熟和病态造血，形态奇特并有巨幼样变。粒红比例倒置，原粒细胞基本缺如或极少。

（2）红白血病：骨髓增生极度活跃或明显活跃。红系和白系细胞同时恶性增生。红系≥50%，多数以中、晚幼红细胞为主，少数以原红和早幼红细胞为主，幼红细胞常有明显的形态异常，如巨幼样变、核碎裂、核分叶、多核、核质发育不平衡等。白细胞系统明显增生，原始细胞（多为原粒，也可是原单+幼单）≥30%（NEC），部分原始和幼稚细胞中可见 Auer 小体。粒系细胞也有巨幼样变和形态异常的改变。若异形红细胞超过 10%，而骨髓中红系细胞占 30% 即有诊断意义。

3. 细胞化学染色 PAS 染色：幼红细胞常呈强阳性反应，多呈粗大颗粒、块状、环状或弥漫状分布，积分明显增高；而成熟中性粒细胞反应比正常人明显减低，淋巴细胞 PAS 反应增强；POX 染色：原粒细胞阳性，原、幼单核细胞呈阴性和弱阳性反应。

【注意事项】

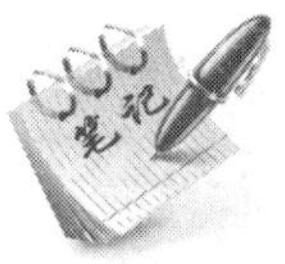

1. M_6 根据 FAB 可分为红血病期和红白血病期，不同阶段红系发育阻滞不同，但均有形态

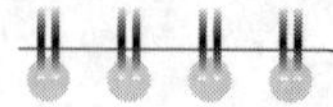

异常，所占比例也不同，应注意鉴别。

2. 红白血病是红系和白系同时恶性增生的疾病，除红系比例及形态异常外，白细胞可能是粒系或单核系异常。原始细胞的系列应根据形态及细胞化学染色进行区分。

3. 应注意与骨髓增生异常综合征（MDS）、巨幼细胞贫血（MgA）鉴别：三者均可出现红系巨幼样变，PAS 染色前两种阳性，MgA 红系为阴性；MDS 有三系的病态造血，原始细胞也可增多，但达不到 30%；M_6 和 MDS 中红系出现多核、核畸形等副幼红细胞改变明显，MgA 少见。

4. 诊断 M_6 时，如红系 <50%，但 >30%，异形红细胞≥10% 也可诊断。

【患者资料】

男性，20 岁，因乏力 1 周就诊。体格检查：体温：38.5℃，贫血貌，浅表淋巴结无肿大，肝肋下未及，脾肋下 2cm，全身皮肤无明显出血点，胸骨压痛阳性。实验室检查：Hb 50g/L，WBC 8.0×10^9/L，PLT 50×10^9/L。分类可见原始和幼稚粒细胞增多，并可见各阶段的幼稚红细胞，以中幼红和晚幼红多见。细胞化学染色：PAS 染色，幼稚红细胞为阳性；POX 染色，原始细胞为阳性。

（七）急性巨核细胞白血病

【目的】

掌握急性巨核细胞白血病（AMKL 或 AML-M_7）的血象、骨髓象特征，熟悉巨核细胞的形态特点，尤其是对小巨核细胞的辨认，正确书写骨髓检查报告单。

【标本】

制备良好的 AML-M_7 血片和骨髓片。

【观察内容】

按照骨髓细胞学检查程序进行观察和分析。

1. 常见全血细胞减少，白细胞减低，少数正常或增高。红细胞和血红蛋白减低，成熟红细胞形态大致正常。血小板减少，少数正常。血片中可见类似淋巴细胞的小巨核细胞，易见畸形和巨型血小板，亦可见到有核红细胞。

2. 骨髓象　骨髓增生明显活跃或增生活跃。粒红比值可正常。巨核细胞系异常增生，以原始及幼稚巨核细胞为主，其中原始巨核细胞≥30%，可见巨型原始巨核细胞及小原始巨核细胞。小原始巨核细胞体积小，多数直径 10～18μm，胞体圆形，边缘不整齐，呈云雾状或毛刺状，胞质蓝色不透明，周围可有伪足样突起，核染色质较粗，可见核仁。幼稚巨核细胞也增多，体积较原始巨核细胞略大，胞质易脱落成大小不一的碎片。巨核细胞分裂象多见。成熟巨核细胞少见。粒系及红系细胞增生均减低。

3. 细胞化学染色　ACP 和 PAS 染色阳性，后者呈大小、粗细不等的阳性颗粒；酯酶染色 α-NAE 阳性，不被 NaF 抑制；POX 染色阴性。

【注意事项】

1. 发病率较低，诊断需慎重。

2. 细胞形态变异，尤其是小巨核细胞与淋巴细胞相似，在辨认中有一定的困难，可借助于细胞化学染色或免疫学检测巨核细胞的特异性抗原标志，以帮助诊断。

3. 必要时可用电镜检查，血小板髓过氧化物酶（PPO）阳性可支持诊断。

4. 原始巨核细胞比例是指占有核细胞比例，而不是 NEC 的比例。

【患者资料】

男性，38 岁，因发热、头晕、乏力 1 周而就诊。体格检查：体温：38.5℃，贫血貌，浅表淋巴结无肿大，肝脾肋下未及，全身皮肤无明显出血点，胸骨压痛阳性。实验室检查：Hb 65g/L，WBC 8.0×10^9/L，PLT 80×10^9/L。血涂片中可见原始和幼稚巨核细胞，血小板形态异常。细胞化学染色：PAS 染色阳性，颗粒大小不等；POX 染色原始细胞为阴性；α-NAE 染色阳性，不被 NaF 抑制。

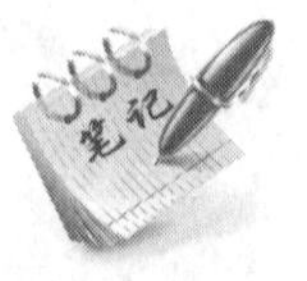

（任吉莲）

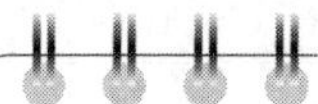

三、慢性粒细胞白血病检验

【目的】

掌握慢性粒细胞白血病(chronic myelocytic leukemia,CML)的血象、骨髓象特点,正确书写CML骨髓检查报告单。

【标本】

制备良好的CML血片和骨髓片。

【观察内容】

1. 血象　白细胞常显著增加,一般为$(100\sim600)\times10^9/L$,最高可达$1000\times10^9/L$。可见各阶段粒细胞,慢性期以中性中、晚幼粒细胞增多为主,杆状核及分叶核粒细胞也增多,原粒细胞常<10%,常伴有嗜酸性粒细胞和嗜碱性粒细胞增多,可高达10%~20%,单核细胞也可增多。随病情进展,原粒细胞增多,加速期≥10%,急变期≥20%。红细胞和血红蛋白早期正常,随病情进展呈轻、中度降低,急变期重度降低。可见有核红细胞、点彩和嗜多色性红细胞。血小板初诊常明显增多,高者可达$800\times10^9/L$以上,加速期和急变期可进行性下降。血小板形态可发生异常,可见巨大血小板和畸形血小板。

2. 骨髓象　增生明显活跃或极度活跃,粒红比值明显增高,可达(10~50):1。增生的粒细胞中,慢性期以中性中、晚幼粒和杆状核粒细胞居多,原粒细胞和早幼粒细胞易见,原粒细胞≤10%,原粒+早幼粒<15%,嗜碱性粒细胞和(或)嗜酸性粒细胞明显增多。异常增生的粒细胞常有形态异常,细胞大小不一,核质发育不平衡,有些细胞核染色质疏松,胞质内有空泡或细胞破裂现象,偶见Auer小体,晚期可见Pelger-Huet样畸形及异常分裂细胞,细胞分裂象增多,可见异常分裂细胞。加速期和急变期,原始细胞逐渐增多。CML的急粒变多见,急淋变次之(急变期红系和巨核系均增生受抑)。还可见到的急变细胞有原始单核细胞,原始红细胞、原始巨核细胞等。

红系细胞早期增生活跃,晚期受抑制,各阶段幼红细胞减少。巨核细胞、血小板早期增多或者正常,晚期减少,巨核细胞多的患者全片巨核细胞数百个,甚至上千个。有时可见小巨核细胞、单圆核巨核细胞、双圆核巨核细胞、多圆核巨核细胞等病态巨核细胞。血小板早期易见,呈大堆分布。骨髓中可出现戈谢细胞和海蓝细胞相似的吞噬细胞,骨髓活检可见轻度纤维化。

3. 细胞化学染色　慢性期NAP染色阳性率和积分明显减低,甚至为零,若合并感染、妊娠或者急变,NAP染色积分可升高。

【注意事项】

1. 观察涂片时注意选择涂片薄厚适宜、细胞结构清楚的部位进行观察。

2. CML(慢性期)主要表现为粒细胞改变,要注意粒系各阶段细胞形态及数量的变化,并注意观察原始细胞的数量、嗜酸性粒细胞和嗜碱性粒细胞及病态巨核细胞形态等改变。书写骨髓检查报告单,应将粒系置各系之首位,重点描述粒细胞的比例及形态特点。

3. 90%~95% CML患者Ph染色体阳性,分子生物学检查可测到bcr/abl融合基因,免疫学检查可有较高的CD13、CD33、CD15表达阳性。

4. CML可向各系列细胞急变,以急性粒细胞白血病最常见,其次是急性淋巴细胞白血病,还可以变为急性单核细胞白血病、急性巨核细胞白血病、急性红白血病、急性早幼粒细胞白血病、嗜碱性粒细胞白血病等。CML急变期细胞形态特点参照相应的急性白血病。

5. CML患者骨髓常可发生轻度纤维化,形态学上应与原发性骨髓纤维化相鉴别,此外,类白血病患者血象中可见中、晚幼粒细胞,CML还应与类白血病反应的细胞形态相鉴别。

【患者资料】

男性,46岁,腹胀2个月。查体:一般状态可,皮肤黏膜无出血及黄染,全身浅表淋巴结不大,胸骨压痛(+),肝肋下未及,脾肋下8cm且压痛。实验室检查:WBC $163\times10^9/L$,N 12%,E

8%，B 6%，L 6%，M 3%，晚幼粒细胞 45%，中幼粒细胞 15%，早幼粒细胞 4%，原粒细胞 1%，RBC 3.2×10^{12}/L、Hb92g/L；PLT 415×10^{9}/L。

四、慢性淋巴细胞白血病检验

【目的】

掌握慢性淋巴细胞白血病（chronic lymphocytic leukemia，CLL）的血象、骨髓象特点，正确书写 CLL 骨髓检查报告单。

【标本】

制备良好的 CLL 血片和骨髓片。

【观察内容】

1. 血象　白细胞增高，常为（30 ~ 100）$\times 10^{9}$/L，分类淋巴细胞≥50%，以成熟淋巴细胞为主，形态似正常小淋巴细胞，体积小，胞质少，核染色质致密，无核仁。偶见大淋巴细胞，形态无明显异常。有时可见到少量原始、幼稚淋巴细胞，幼稚淋巴细胞染色质疏松、核仁明显。蓝细胞易见，CLL 晚期淋巴细胞可达 90%~98%，淋巴细胞绝对值大于或等于 5×10^{9}/L（持续 4 周以上），红细胞和血小板早期多正常，晚期常减少。

2. 骨髓象　骨髓增生明显活跃或极度活跃。白血病性淋巴细胞显著增多，占 40% 以上，甚至高达 90% 以上，原始和幼稚细胞少见，通常小于 5%。疾病早期，骨髓中各类造血细胞均可见到，晚期几乎全为淋巴细胞。易见蓝细胞。白血病性淋巴细胞形态特点：形态异常不明显，胞体略大，核可有深切迹或裂隙，核染色质不规则聚集，核仁无或不明显，多数细胞胞质量较多，嗜碱、无颗粒，可见空泡，少数细胞胞质量少，仅在核裂隙或切迹处见到。粒系、红系、巨核系增生受抑制，数量减少。当伴发自身免疫性溶血时红系可明显增生，嗜多色性红细胞易见。成熟红细胞形态大致正常。

【注意事项】

1. CLL 的白血病性淋巴细胞在形态上颇似正常的小淋巴细胞，在形态上难以区分，应结合细胞化学染色和细胞免疫学检查进行鉴别。

2. 有些淋巴瘤白血病，其淋巴瘤细胞也是以成熟淋巴细胞为主，此时依靠骨髓细胞形态检查很难将二者区分开来。

3. 书写骨髓检查报告单时，应将淋巴细胞系置各系之首，详细描述白血病性淋巴细胞的增生程度、比例、形态特点，并说明蓝细胞是否可见。

4. CLL 应与传染性单核细胞增多症、百日咳等感染性疾病相鉴别，传单和百日咳病人可出现淋巴细胞增多，但绝对值小于 15×10^{9}/L，淋巴细胞为多克隆性的，细胞形态学变异性大，而 CLL 的淋巴细胞为单克隆性的，形态较为一致，可应用单克隆抗体免疫标记进行检测。

【患者资料】

男，69 岁，乏力，体重减轻、腹胀厌食 1 年余。查体：皮肤黏膜无出血及黄染，全身浅表淋巴结肿大，质软互不粘连，活动度好，无触痛，脾肋下 2cm。实验室检查：WBC 42.8×10^{9}/L，N 6%，L 91%，原始淋巴细胞 1%，幼稚淋巴细胞 2%，RBC 3.2×10^{12}/L，Hb 102g/L，PLT 98×10^{9}/L。

五、多发性骨髓瘤检验

【目的】

掌握多发性骨髓瘤（multiple myeloma，MM）的血象、骨髓象特点；熟悉 MM 细胞形态特点，正确书写 MM 骨髓检查报告单。

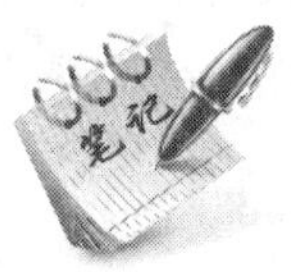

【标本】

制备良好的 MM 血片和骨髓片。

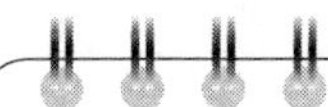

【观察内容】

1. 血象　红细胞和血红蛋白呈不同程度的减低，为正细胞、正色素性贫血。贫血随病情进展进行性加重。红细胞大小、染色基本正常，呈“缗钱状”（成串）排列。白细胞正常或偏低，淋巴细胞相对增多。偶见骨髓瘤细胞（如果瘤细胞绝对值 >2.0×10^9/L，应诊断为浆细胞白血病）。血小板正常或稍低。晚期可出现全血细胞减少。

2. 骨髓象　骨髓增生活跃或明显活跃，粒系、红系及巨核系早期正常，晚期增生受抑，其受抑程度与骨髓瘤细胞增生程度呈正相关。骨髓瘤细胞明显增生，可占有核细胞的10%以上，瘤细胞在骨髓内可呈弥漫性分布，亦可呈局灶性或斑片状分布。典型骨髓瘤细胞的形态特点为：成堆分布，胞体大小不一，一般较大，呈圆形、椭圆形或不规则形，可有伪足；胞核为长圆形，偏位，有时易见多核、巨大核、畸形核，核染色质疏松，排列紊乱，可有1~2个大而清楚的核仁；胞质较丰富，呈深蓝色、灰蓝色或火焰状不透明，常含少量嗜天青（嗜苯胺蓝）颗粒和空泡。观察骨髓片有时还可见下列细胞和内容物：①火焰细胞：因瘤细胞分泌黏蛋白（多为IgA），胞质边缘或整个胞质呈红色而得名；②葡萄状细胞：胞质中含有大量排列似葡萄状浅蓝色空泡；③桑葚状细胞：胞质中有大量空泡，呈桑葚状排列；④Russel小体：为粗大红色、圆形的嗜酸性棒状包涵体。成熟红细胞常呈“缗钱状”排列。

根据骨髓瘤细胞的分化程度，将瘤细胞分为四型：

Ⅰ型：小浆细胞型，瘤细胞分化较好，细胞较成熟，形态与正常成熟浆细胞相似，染色质致密，核常偏位，胞浆丰富。

Ⅱ型：幼稚浆细胞型，瘤细胞较规则，核质比约1∶1，核染色质较疏松，核偏位。

Ⅲ型：原始浆细胞型，瘤细胞胞体规则，核质比较大，核染色质疏松呈网状，核大居中，有核仁。

Ⅳ型：网状细胞型，瘤细胞形态多样，核仁大且多，细胞分化较差，恶性程度高。

【注意事项】

1. 多发性骨髓瘤初期表现为局灶性浆细胞异常增生，其后才发生整个骨髓病变。故初诊时，要注意多部位穿刺，尤其是疼痛部位穿刺，并注意观察骨髓涂片尾部及边缘的细胞，以免误诊。

2. 分类骨髓瘤细胞时应按原始、幼稚及成熟阶段来划分。对以成熟细胞为主，且比例增加不明显者或骨髓瘤细胞数量少但有形态异常者诊断要慎重。对分化良好的瘤细胞与正常浆细胞难以区分时，可进行浆细胞标记指数测定和特殊化学染色加以鉴别。

3. 观察MM骨髓涂片和血涂片时，应注意红细胞的排列方式。要选择厚薄适宜的部位，不宜在太厚的部位或尾部观察。因为厚的部位红细胞几乎都呈“缗钱状”排列，而在尾部红细胞比较稀疏，即使是MM，红细胞也不容易形成“缗钱状”排列。

4. 书写骨髓检查报告单时，应重点描述骨髓瘤细胞（包括骨髓增生程度、细胞比例、胞体、胞核、胞质等特点），还应描述红细胞是否呈“缗钱状”排列。

5. WHO（2008）将多发性骨髓瘤分为症状性骨髓瘤和无症状性骨髓瘤。

【患者资料】

男性，64岁，因腰骶部隐痛，活动受限，伴颜面皮肤苍白1个月前来就诊。查体：中度贫血貌，结膜苍白，巩膜无黄染，浅表淋巴结无肿大，心、肺正常，腰骶部压痛明显。腰椎CT提示下胸椎与腰椎广泛骨质疏松伴多发低密度灶，L_{3-5}椎体压缩变形；实验室检查：RBC 2.8×10^{12}/L，Hb 80g/L，PLT 104×10^9/L，WBC 5.6×10^9/L，分类大致正常；ESR 55mm/h；TP 103g/L，A/G 33g/76g，血清钙3.6mmol/L（正常2.25~2.65mmol/L），β_2 微球蛋白6.6mg/L（参考值 <2.4mg/L）；本-周蛋白κ轻链（+）。

（王晓桃）

六、骨髓增生异常综合征检验

【目的】

掌握骨髓增生异常综合征（MDS）的血象和骨髓象的主要特点；熟悉MDS的细胞形态特征。

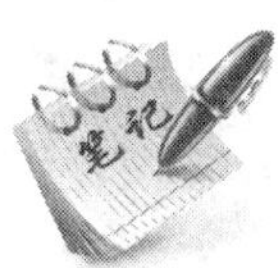

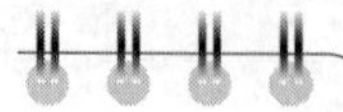

【标本】

制备良好的 MDS 血片和骨髓片。

【观察内容】

1. 血象

(1)白细胞减少、正常或增多。血小板减少多见,少数增多。网织红细胞正常、减少或增高。有少量幼稚粒细胞,中性粒细胞胞质内颗粒缺如或稀少,核分叶过多或过少(Pelger-huët)。单核细胞增多,可见内含空泡的不典型单核细胞。血小板多减少,少数增多。有大而畸形的火焰状或巨大血小板,偶见淋巴样小巨核细胞、单圆核小巨核细胞。

(2)多为不同程度的正色素性或低色素性贫血,成熟红细胞大小不均,形态不一,可见巨大红细胞、异形红细胞、嗜多色性、嗜碱性点彩红细胞及有核红细胞。可见幼稚粒细胞/伴有形态异常,易见巨大或畸形血小板。

2. 骨髓象

(1)增生程度:增生活跃或明显活跃,少数增生减低,红系增生尤为明显。伴有明显的病态造血。

(2)细胞形态与分类:①红细胞系:幼红细胞有巨幼变或畸形,可出现双核或多核红细胞,核质发育不平衡,部分病例铁粒幼红细胞增多,且可见环形铁粒幼红细胞。粒细胞颗粒粗大或缺乏,核分叶过少(Pelger-Huët 异常)或过多;②粒细胞系:原粒和早幼粒细胞增高,伴成熟障碍,有的早幼粒细胞颗粒粗大,核仁明显,有的类似单核细胞,核折叠或凹陷,双核或畸形核,亦可见巨晚幼粒、巨杆状核及分叶过多或过少的中性粒细胞,颗粒稀少或缺如;③巨核细胞系:易见小巨核细胞,也可见大单个核巨核细胞,多核巨核细胞等。

(3)细胞化学染色:铁染色显示外铁丰富,铁粒幼红细胞增多,环形铁粒幼红细胞可见,幼红细胞 PAS(+)。

【注意事项】

1. 病态造血是诊断本病的主要依据,但并非 MDS 所特有。溶血性贫血相混,其巨幼样改变易和巨幼贫血相混,全血细胞减少又易和再障相混。

2. 必要时骨髓活检和铁染色有诊断价值。骨髓活检查到典型前体细胞位置异常对诊断有特殊意义。

【患者资料】

男,65 岁,头晕、全身乏力两年,因病情加重而入院。查体:典型贫血貌,无浅表淋巴结肿大、胸骨无压痛,肝脾未扪及。实验室检查:RBC 2.5×10^{12}/L,Hb 70g/L,PLT 120×10^{9}/L。WBC 6.0×10^{9}/L,血片可见成熟红细胞大小不等,可见嗜多色性及巨大红细胞,拟诊为巨幼细胞贫血,给予抗贫血治疗近 1 年,未见疗效。复查血象:RBC 2.2×10^{12}/L,Hb 65g/L,PLT 90×10^{9}/L。WBC 3.8×10^{9}/L,血片可见红细胞大小不等,可见嗜多色性红细胞及巨大红细胞、有核红细胞等,亦见晚幼粒细胞及巨大血小板。骨髓铁染色显示:细胞外铁(++++),铁粒幼红细胞超过 50%,环形铁粒幼 >10%;PAS 染色幼红细胞阳性,POX 阳性,NAP 活性减低。

七、类白血病反应检验

【目的】

掌握类白血病反应的血象和骨髓象特点;熟悉类白血病反应的血细胞的形态特征。

【标本】

制备良好的类白血病反应血片和骨髓片。

【观察内容】

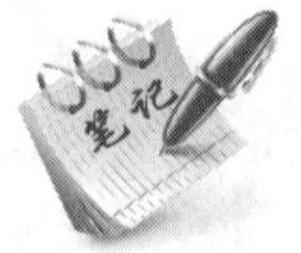

1. 血象

(1)白细胞为(50~100)$\times10^{9}$/L 或更高,偶有正常或减少者。红细胞和血红蛋白多无明显

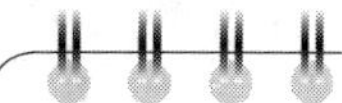

变化，血小板多正常。

(2)分类时除中性分叶核粒细胞明显增多外，还有核左移，中毒颗粒和空泡变性，甚至呈类似慢性粒细胞白血病血象。

2. 骨髓象

(1)增生活跃或明显活跃。

(2)粒系明显增生，常有核左移，并伴有毒性变化。红细胞系和巨核细胞系多无明显改变，骨髓纤维化者常呈“干抽”。

(3)细胞化学染色：NAP 活性与积分均增高。

【注意事项】

1. 类白的血象改变明显，骨髓象基本正常。

2. 类白应注意与白血病鉴别，骨髓象检查基本可排除白血病的可能。

【患者资料】

男，15 岁，因发热、咳嗽入院。查体：腋下体温 40℃，浅表淋巴结未见肿大，胸骨无压痛。肝脾未扪及、双肺闻及粗重的呼吸音。实验室检查：外周血：RBC $4.2 \times 10^{12}/L$，Hb 120g/L，PLT $300 \times 10^9/L$。WBC $30.0 \times 10^9/L$，中性分叶核占 70%，杆状 8%，晚幼 7%，中幼粒 6%，淋巴细胞 10%。可见异型淋巴细胞占 20%，中性粒细胞占 25%，单核细胞 4%，嗜酸性粒细胞 1%；NAP 积分及活性增高。

八、传染性单核细胞增多症检验

【目的】

掌握传染性单核细胞增多症的血象与骨髓象特点；熟悉异型淋巴细胞的形态特征。

【标本】

制作良好的传染性单核细胞增多症血片和骨髓片。

【观察内容】

1. 血象

(1)白细胞正常或轻度增加，多在 $20 \times 10^9/L$ 以下，部分可高达 $(30 \sim 60) \times 10^9/L$，少数白细胞减低，白细胞增多可持续数周或数月。红细胞、血红蛋白和血小板多正常。

(2)IM 早期中性分叶核粒细胞增多，随后淋巴细胞增多(占 60%~97%)并伴有异型淋巴细胞(>10%)。Downey 根据异型淋巴细胞的形态，将其分为三型：

Ⅰ型(泡沫型或浆细胞型)：细胞中等大小，胞体较淋巴细胞稍大，多为圆形或椭圆形，部分为不规则形或阿米巴型。核偏位，椭圆、肾形或不规则形，染色质呈粗网状或成堆排列。胞质少，但嗜碱性强，呈深蓝色，核周染色较淡，含大小不等的空泡或呈泡沫状，无颗粒或有少量嗜苯胺蓝颗粒。

Ⅱ型(不规则形或单核细胞样型)：胞体较Ⅰ型大，形态不规则，胞核圆形、椭圆形或不规则形，核染色质较Ⅰ型细致，亦成网状，胞质丰富，呈淡蓝色，无空泡，可有少数嗜天青颗粒。

Ⅲ型(幼稚型或幼淋巴样型)：胞体较大，直径 15 ~ 18μm；核圆形或卵圆形，染色质细致均匀、呈纤细网状排列，无浓集现象，有 1 ~ 2 个核仁，胞质量多，呈蓝色或深蓝色，一般无颗粒，可有分布较均匀的小空泡。

2. 骨髓象 多数无特异性改变，淋巴细胞增多或正常，可见异型淋巴细胞，但形态改变不及血象明显，原始淋巴细胞亦不增多，但组织细胞可增多。

【注意事项】

1. 血象中异型淋巴细胞形态多变，应与其他细胞相区分。

2. 与白血病鉴别时，需同时检查血象与骨髓象。

3. 异型淋巴细胞亦可见于其他病毒感染或某些细菌感染，应注意区分与鉴别。

【患者资料】

女,18 岁,因咽痛、发热入院。查体:颈部可触及 3 个肿大的淋巴结,有轻度压痛,但活动度尚好,淋巴结直径约为 0. 3cm。咽喉部明显充血、扁桃体Ⅱ度肿大,肝可扪及,肋下 1cm,脾脏肋下 2cm。实验室检查:WBC 12. 0 $\times 10^9$/L,淋巴细胞 70%,可见异型淋巴细胞,占 20%,中性粒细胞占 25%,单核细胞 4%,嗜酸性粒细胞 1%;RBC 4. 2 $\times 10^{12}$/L,Hb 120g/L,WBC 14. 0 $\times 10^9$/L,PLT 150 $\times 10^9$/L。

第三节　巨核细胞疾病检验

特发性血小板减少性紫癜检验

【目的】

掌握特发性血小板减少性紫癜(idiopathic thrombocytopenic purpura,ITP)的血象与骨髓象特点;熟悉特发性血小板减少性紫癜时巨核细胞的形态特点。

【标本】

制备良好的 ITP 血片与骨髓片。

【观察内容】

1. 血象　血小板显著减少,急性型多 $<20 \times 10^9$/L,慢性型常为(30 ~ 80) $\times 10^9$/L,MPV 偏高,易见大血小板。红细胞及血红蛋白偏低,其程度因病情而异,可见不同程度的贫血,贫血程度与失血量成比例,少数可见溶血证据(Evans 综合征)。白细胞多正常,急性型可见嗜酸性粒细胞和淋巴细胞增多。

2. 骨髓象

(1)增生程度:增生活跃或明显活跃。

(2)急性型巨核细胞正常或轻度增加,慢性型则显著增多。巨核细胞成熟障碍,急性型尤甚,以原始及幼稚型巨核细胞居多,巨核细胞体积变小,胞质内颗粒减少,幼稚巨核细胞增加,幼稚巨核可见单个核,胞浆少,颗粒少。有血小板形成的巨核细胞显著减少。产板巨核细胞显著减少(常 <30%),其他系正常。

慢性型常可见巨核细胞明显增多或正常,以颗粒型巨核细胞为主,胞质常呈退行性变,核质发育不平衡。成熟型巨核细胞增多,但嗜碱性较强,胞浆中颗粒较少。产生血小板的巨核细胞明显减少或缺乏,胞质中出现空泡。出血严重,可见红系增生,粒细胞系左移。

【注意事项】

1. 注意对巨核细胞的阶段和形态的区分与观察。

2. 骨髓中巨核细胞数量及形态改变的特异性不高,不能依据骨髓象确诊,但可用于 ITP 的支持性诊断。

3. 在排除继发性血小板减少性紫癜时,骨髓涂片检查有较大诊断价值。

【患者资料】

女性,32 岁,有反复发作的皮肤瘀点、瘀斑及牙龈出血多年的病史,且月经量明显增多,并为此焦虑不安。实验室检查:血象:外周血红细胞 3. 0 $\times 10^{12}$/L,血小板 60 $\times 10^9$/L。骨髓象:巨核细胞明显增多,颗粒巨核细胞比例增多,产板巨核细胞明显减少,血小板少见。

(旷兴林)

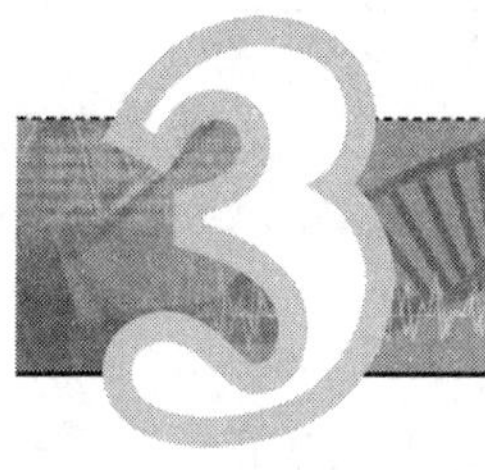

第三章

红细胞检验的基本方法

第一节　小细胞低色素性贫血检验

一、血清铁测定

【目的】

掌握联吡啶比色法测定血清铁的基本原理、方法、注意事项和临床意义。

【原理】

血清铁以 Fe^{3+} 形式与转铁蛋白(transferrin,Tf)结合而存在,若降低介质的 pH 或加入还原剂(如抗坏血酸、羟胺盐酸盐等)能将 Fe^{3+} 还原为 Fe^{2+},使转铁蛋白对铁离子的亲和力降低而解离,解离出的 Fe^{2+} 与显色剂(如亚铁嗪、三吡啶基三嗪等)反应生成有色络合物,同时做标准对照,计算血清铁的含量。

【材料】

1. 器材　分光光度计、微量加样器和水浴锅等。

2. 试剂

(1)pH 2.8 甘氨酸/盐酸缓冲液:0.4mol/L 甘氨酸溶液 58ml,0.4mol/L 盐酸溶液 42ml,Triton X-100 3ml 混合,再加入无水亚硫酸钠 800mg,使溶解。

(2)亚铁嗪显色剂:亚铁嗪 0.6g 溶于 100ml 去离子水。

(3)1.791mmol/L 铁标准贮存液(100mg/L):精确称取优级纯硫酸高铁铵 0.8635g,溶于约 50ml 去离子水中,逐滴加入浓硫酸 5ml,再转移至 1L 的容量瓶中,以去离子水稀释至 1000ml,混匀,置棕色瓶中可长期保存。

(4)35.8μmol/L 铁标准应用液(2mg/L):吸取铁标准贮存液 2ml 加入 100ml 容量瓶内,加适量去离子水后,再加入浓硫酸 0.5ml,以去离子水稀释至刻度。

【操作】

1. 按表 3-1 操作。

表 3-1　血清铁测定操作步骤

加入物(ml)	测定管	标准管	空白管
血清	0.45	—	—
铁标准应用液	—	0.45	—
去离子水	—	—	0.45
甘氨酸/盐酸缓冲液	1.2	1.2	1.2
混匀,波长 562nm,比色杯光径 5mm,空白管调零,读取测定管吸光度(血清空白)			
亚铁嗪显色剂	0.05	0.05	0.05
充分混匀,室温放置 15min 或 37℃ 10min,再次读取各管吸光度			

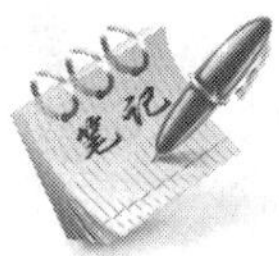

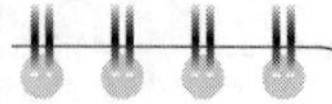

2. 计算

$$血清铁(\mu mol/L)=\frac{测定管吸光度-(血清空白管吸光度\times 0.97)}{标准管吸光度}\times 35.8$$

$$血清铁(\mu g/dl)=血清铁(\mu mol/L)\div 0.179$$

由于两次测定吸光度时溶液体积不同,故应将血清空白吸光度乘以0.97作为校正。

【参考区间】

成年男性11~30μmol/L或60~170μg/dl。

成年女性9~27μmol/L或50~150μg/dl。

【注意事项】

1. 实验用水必须经过去离子处理。玻璃器材须用10%(V/V)盐酸浸泡24h,取出后再用去离子水冲洗干净方可使用。试剂用去离子水配制,以确保无铁污染。

2. 可用肝素抗凝血,但要避免溶血,因Hb铁影响测定结果。

3. 三管同时煮沸,时间要准确。煮沸离心后若上清液混浊,可加三氯甲烷1ml振荡片刻,离心,再取上清液比色。

【临床意义】

降低见于IDA、慢性炎症或感染。增高见于肝坏死、HA、AA、MA、铁粒幼细胞贫血、反复输血等。

二、血清铁蛋白测定

【目的】

掌握酶联免疫吸附法、化学发光法和放射免疫法测定血清铁蛋白的原理、方法、注意事项及临床意义。

(一)酶联免疫吸附法

【原理】

吸附在固相载体的抗铁蛋白抗体与血清中的铁蛋白(SF)结合,形成铁蛋白-抗铁蛋白抗体复合物,再与酶标记的抗铁蛋白抗体作用,复合物中的辣根过氧化物酶催化H_2O_2产生新生态氧,后者作用于邻苯二胺(OPD)底物,产生有色物质,与标准铁蛋白比较,可求得血清中铁蛋白的含量。

【材料】

1. 器材 酶标仪、塑料试管、半对数坐标纸和微量加样器。

2. 试剂

(1)9.0g/L氯化钠溶液。

(2)洗涤液:0.05mol/L的pH 7.2 PBS,内含0.05%聚山梨酯(吐温-20)。

(3)稀释液:含5g/L牛血清白蛋白的洗涤液。

(4)铁蛋白标准液(商品供应):用稀释液配成5μg/L、15μg/L、25μg/L、35μg/L、45μg/L,4℃保存。

(5)抗铁蛋白血清(商品供应)。

(6)酶标记抗体:辣根过氧化物酶(HRP)与抗铁蛋白抗体的结合物(商品供应)。

(7)底物溶液:0.1mol/L Na_2HPO_4 5.14ml,加0.05mol/L枸橼酸钠4.86ml和邻苯二胺4mg混匀溶解,临用前加3% H_2O_2 0.05ml。

【操作】

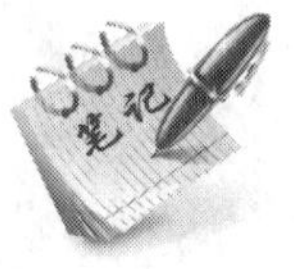

取聚苯乙烯微孔反应板,按以下程序操作:

1. 测定、标准和空白各孔均加100μl抗铁蛋白血清,放置4℃冰箱过夜包被抗体,用洗涤液

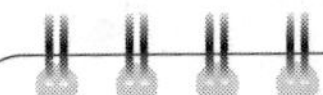

洗3次，每次放室温3min。

2. 标准和测定孔内分别加100μl系列铁蛋白标准液和样品(用稀释液稀释10倍)，置37℃水浴50min。各孔用9g/L氯化钠洗3次，洗法同上。

3. 各孔均加100μl的酶标记抗体，置37℃水浴50min，再用9g/L氯化钠洗3次。

4. 每孔加100μl底物溶液，置37℃水浴30min，显色。

5. 每孔加2mol/L硫酸50μl，终止反应。

6. 用酶标仪在492nm波长比色，读取各孔吸光度。

7. 计算　用系列铁蛋白标准孔吸光度和相应浓度制备标准曲线。根据样品吸光度，自标准曲线上求得相应铁蛋白含量，再乘以样品稀释倍数，即得样品中铁蛋白含量。

【参考区间】

成年男性15~200μg/L，成年女性12~150μg/L。

【注意事项】

1. 3% H_2O_2 应新鲜配制。
2. 不同的包被抗体要求的浓度各不相同。
3. 洗涤过程中避免用力过猛，以免将吸附于聚苯乙烯上的结合物冲掉。
4. 除加OPD显色步骤外，每次反应板洗涤后必须甩干。

(二) 化学发光免疫分析法

【原理】

化学发光酶免疫分析法(chemiluminescence enzyme immunoassay，CLEIA)检测血清铁蛋白(SF)，以双抗体夹心法为原理。在包被抗铁蛋白单克隆抗体的固相载体上，依次加入待测标本和酶(ALP)标记的抗铁蛋白单克隆抗体，形成固相抗体-铁蛋白-ALP标记单克隆抗体复合物，洗去未结合的游离物质，加入发光底物金刚烷衍生物(AMPPD)，通过检测酶促发光强度，结合标准曲线对待测标本中的铁蛋白进行定量。

【材料】

1. 器材　微孔板化学发光自动测量仪、玻璃试管、微量加样器。

2. 试剂

(1) 聚苯乙烯微量细胞培养板(48孔或96孔，平板)。

(2) 包被稀释液：0.05mol/L pH 9.6的 Na_2CO_3-$NaHCO_3$ 缓冲液。

(3) 封闭液：0.02mol/L pH 7.4磷酸盐缓冲液(PBS)，0.5% NaN_3，1% BSA。

(4) 洗涤液：0.02mol/L pH 7.4 Tris-HCl-Tween20。

(5) 抗体：抗铁蛋白单克隆抗体、酶(ALP)标记的抗铁蛋白单克隆抗体。

(6) 铁蛋白标准品：现用现配。

(7) 化学发光底物：AMPPD。

【操作】

1. 包被抗体　先用0.05mol/L pH 9.6 Na_2CO_3-$NaHCO_3$ 缓冲液稀释抗铁蛋白单克隆抗体，然后加入微孔板，每孔100μl，4℃过夜。

2. 洗涤　弃去孔中液体，用洗涤液洗板3次，每次1min。将微孔板倒扣于吸水纸上吸干。

3. 封闭　各孔加封闭液300μl，室温下封闭2h。

4. 洗涤　方法同上。密封，冷冻干燥，于4℃保存备用。

5. 加样　将铁蛋白标准品、待测标本各50μl分别加入微孔板，每孔加ALP标记抗体50μl，振荡混匀，于37℃温育1h。

6. 洗涤　弃去孔中液体，各孔加洗涤液300μl洗涤5次，于吸水纸上充分拍干。

7. 加发光底物　每孔加AMPPD 100μl，室温避光反应30min。

8. 测定 在微孔板化学发光自动测量仪上测量相对发光强度单位(relative light units, RLU)。

9. 计算结果 用双对数坐标纸,分别以标准品 RLU 对铁蛋白标准品浓度作图,通过标准曲线查出待测血清中铁蛋白的含量。

【参考区间】

成年男性(30~400)μg/L,成年女性(13~150)μg/L。

【注意事项】

1. 标准品、待测标本均应进行复孔检测,测定结果取平均值。
2. 加入发光底物后应在 30~90min 内检测 RLU。

(三)固相放射免疫分析法

【原理】

将待测血清铁蛋白(待测抗原)和^{125}I 标记的铁蛋白(标记抗原)与限量的抗铁蛋白抗体共同温育,使待测抗原和标记抗原竞争结合抗体,除去过量未结合的^{125}I 标记抗原,利用第二抗体和聚乙二醇(PEG)分离以上抗原抗体复合物,测定所剩抗原的放射性,血清铁蛋白含量与放射脉冲数呈负相关,同时用系列浓度的铁蛋白标准液作竞争抑制曲线,即可查出待测血清铁蛋白浓度。

【材料】

1. 器材 放射免疫测量仪、塑料试管、微量加样器。半对数坐标纸。
2. 试剂

(1)0.1mol/L pH 7.4 磷酸盐缓冲液(PBS)。

(2)兔抗人铁蛋白血清(一抗):按试剂说明稀释备用。

(3)铁蛋白标准液:将人肝铁蛋白标准品用 PBS 稀释成 0μg/L、5μg/L、10μg/L、20μg/L、40μg/L、80μg/L、160μg/L、320μg/L 8 个浓度,4℃保存。

(4)^{125}I 标记的铁蛋白液:使用时加 PBS 10ml,使放射脉冲数在 50 000~60 000cpm,4℃保存。

(5)羊抗兔 IgG 抗体(二抗)。

(6)14% PEG 6000:用 PBS 配制。

【操作】

1. 取试管 12 支,编号:NSB 管 2 支,标准管 8 支,测定管 2 支,按表 3-2 操作。

表 3-2 血清铁蛋白测定操作步骤

加入物(μl)	空白管(NSB)	标准管(8 个浓度)	测定管
PBS	400	200	200
铁蛋白标准液	—	100	—
待测血清	—	—	100
一抗血清	—	100	100
^{125}I-铁蛋白液	100	100	100
		充分混匀,37℃ 3h,中间摇动 2 次	
二抗	100	100	100
		充分混匀,室温 30min	
PEG	100	100	100

2. 将上述各管充分混匀,4000r/min 离心 15min,弃去上清液,在放射免疫测量仪上测定沉淀

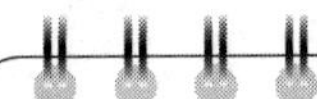

的放射脉冲数(cpm)。

3. 计算结果

(1)计算不同浓度标准管和测定管的结合率 $B/B_0\%$。

$$结合率(\%)=\frac{B-NSB}{B_0-NSB}\times100\%$$

B 为测定管 cpm 值(取 2 管的均值)

B_0 为铁蛋白 0μg/L 标准管 cpm 值

NSB 管 cpm 值也用 2 管的均值计算

(2)以各浓度标准管的 $B/B_0\%$ 为纵坐标,标准品浓度为横坐标,绘制剂量反应曲线。依据测定管的 $B/B_0\%$,查剂量反应曲线,可得出待测血清铁蛋白浓度。

【参考区间】

成年男性(15～200)μg/L,成年女性(12～150)μg/L。

【注意事项】

1. 标准管、测定管、空白管最好都做平行管。
2. ^{125}I 标记的铁蛋白液禁忌冰冻保存。
3. 加样量要准确,最好用同一微量加样器加样。

【临床意义】 血清铁蛋白(SF)含量能准确反映体内储铁情况,与骨髓铁染色结果有良好的相关性。SF 的减少是诊断早期缺铁性贫血的敏感指标,也可作为孕妇和儿童铁营养状况的流行病学调查指标。降低常见于缺铁性贫血早期、失血、慢性贫血等。增高常见于肝病、血色病、铁粒幼细胞贫血、过量输血、急性感染、恶性肿瘤等。

三、血清总铁结合力及转铁蛋白饱和度测定

【目的】

掌握血清总铁结合力及转铁蛋白饱和度测定的原理、操作、注意事项及临床意义。

【原理】

血清铁与转铁蛋白(transferrin,Tf)结合进行转运,健康人血浆中的转铁蛋白仅约 1/3 与铁结合。总铁结合力是指血清(浆)中转铁蛋白全部与铁结合后铁的总量,实际上是反映血浆转铁蛋白的水平。先在标本中加入过量的铁,使血清(浆)中 Tf 完全被铁饱和,然后加入碳酸镁吸附未结合的铁,再以测定血清铁的方法测定结合铁的总量,即总铁结合力(total iron binding capacity,TIBC)。血清铁占总铁结合力的百分比为转铁蛋白饱和度(transferrin saturation,TS)。

【材料】

1. 器材　同血清铁测定。

2. 试剂

(1)碳酸镁 $[MgCO_3]_4Mg(OH)_2\cdot5H_2O$。

(2)179.1μmol/L 铁标准液:取铁标准贮存液(1.791mmol/L)10ml 于 100ml 容量瓶中,加适量去离子水后,再加入浓硫酸 0.5ml,以去离子水稀释至刻度。

(3)其他试剂同血清铁测定。

【操作】

1. 取患者血清 0.45ml,加铁标准液 0.25ml,去离子水 0.2ml,置于一有塞子的试管,混匀,室温放置 10min 后,加入碳酸镁粉剂 20mg,混匀,放置 30min,每隔 10min 用力混匀一次。

2. 2500r/min 离心 10min,吸取上清液 0.45ml,按测血清铁方法测定铁含量。

3. 计算

$$TIBC(\mu mol/L)=\frac{测定管吸光度-(血清空白管吸光度\times0.97)}{标准管吸光度}\times71.6$$

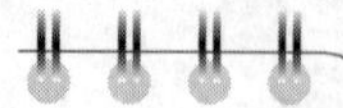

$$TS(\%) = (血清铁/总铁结合力) \times 100$$

【参考区间】

TIBC:男性 50 ~ 77μmol/L 或 280 ~ 430μg/dl;女性 54 ~ 77μmol/L 或 300 ~ 430μg/dl。TS:20%~55%。

【注意事项】

1. 所用容器要洁净,无铁剂污染。所用之水必须去离子水处理。

2. 不同厂家生产的碳酸镁吸附力可能有差异,用前要测定其吸附力,方法是以标准液代替血清进行测定,完全吸附为合格。

【临床意义】

1. TIBC　①增高:见于转铁蛋白合成增加,如 IDA,铁摄入不足或需要增加;肝细胞坏死等贮存铁蛋白从单核吞噬系统释放入血。②降低:见于转铁蛋白合成不足,如遗传性转铁蛋白缺乏症;贮存铁蛋白缺乏,如肝硬化、血色病;转铁蛋白丢失,如肾病综合征、尿毒症。

2. TS　①增高:见于铁利用障碍,如 SA、AA;铁负荷过重,如血色病。②降低:见于缺铁或 IDA,慢性感染性贫血。

四、红细胞内游离原卟啉测定

【目的】

掌握红细胞内游离原卟啉测定的原理、方法、注意事项及临床意义。

【原理】

血红蛋白的辅基血红素由二价铁与原卟啉构成,当铁缺乏或不能利用时,血红素合成受到影响,红细胞内原卟啉则增加。用加酸的醋酸乙酯或无水乙醇破坏红细胞并提取原卟啉,在 400~410nm 光波激发下发射红橙色荧光,用荧光光度计测定其所发荧光峰值,与标准品比较,计算出红细胞内游离原卟啉(free erythrocyte protoporphyrin,FEP)含量。

【材料】

1. 器材　荧光分光光度计、离心机等。

2. 试剂

(1)酸化无水乙醇:无水乙醇 94ml,加入 2.5mmol/L HCl 至 100ml。

(2)原卟啉标准液:①贮存液(50mg/L):准确称取原卟啉粉剂 0.5mg,加酸化无水乙醇至 10ml,置棕色瓶中,外用黑纸包裹,4℃冰箱保存;②工作液(50μg/L):上述贮存液用酸化无水乙醇稀释 1000 倍,临用前新鲜配制。

【操作】

1. 按表 3-3 进行操作。

表 3-3　红细胞内游离原卟啉测定操作步骤

加入物(ml)	空白管	标准管	测定管
肝素抗凝全血	—	—	0.05
原卟啉工作液	—	0.05	—
生理盐水	0.05	—	—
酸化无水乙醇	3.5	3.5	3.5
充分混匀,3000r/min 离心 6min			

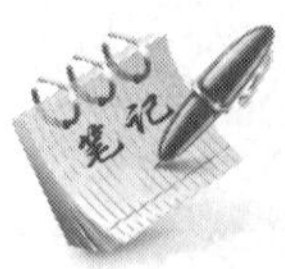

2. 分别吸取上清液于荧光比色杯,于荧光光度计上进行荧光度测定(激发滤片 400nm,发射滤片 600nm)。空白管调零,标准管校荧光强度并调至 100,读取测定管的荧光强度(Fu)。

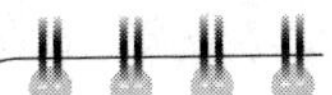

3. 另用肝素抗凝全血测定红细胞比积(PCV)。

4. 计算　$FEP(\mu g/L\ RBC)=35\times\frac{Fu}{PCV}$

【参考区间】

正常成人(398.4±131.7)μg/L RBC。

【注意事项】

1. 原卟啉在强光下易破坏,标本采集后应保存在暗处或冰箱中,整个操作过程应在避光条件下进行(可用弱人工光源)。

2. 荧光强度随时间的延长而逐渐衰退,但在2h内基本稳定。因此,整个操作过程应尽快完成。

3. 取得标本后尽快测定,在冰箱中避光保存不得超过24h。

【临床意义】

增高见于IDA、SA、铅中毒、海洋性贫血和严重溶血性贫血等。降低见于恶性贫血,营养性巨幼细胞贫血、红白血病等。

五、血清转铁蛋白测定

【目的】

掌握免疫散射比浊法测定血清转铁蛋白的原理、操作、注意事项及临床意义。

【原理】

转铁蛋白(transferrin,Tf)是血浆β_2球蛋白与铁结合的一种复合物,根据免疫散射比浊原理,血清转铁蛋白与兔抗人转铁蛋白抗体可发生抗原抗体反应,形成颗粒状抗原抗体复合物,其光吸收和散射浊度增加,利用比浊法可测定血清转铁蛋白含量。光吸收的强度与血清转铁蛋白浓度相关,通过与转铁蛋白标准品比较,可计算血清转铁蛋白浓度。

【材料】

1. 器材　分光光度计、离心机、塑料试管、微量加样器。

2. 试剂

(1)兔抗人转铁蛋白抗体。

(2)转铁蛋白参考血清:将稀释成不同浓度,浓度范围为5~200μmol/L。

(3)4%聚乙二醇生理盐水溶液。

【操作】

1. 制备抗体工作液　用4%聚乙二醇生理盐水溶液将兔抗人转铁蛋白抗体1∶10稀释,置于4℃ 2h,3000r/min离心20min,去除沉淀物。

2. 稀释待测血清　用生理盐水将待测血清稀释50倍。

3. 取4支试管按表3-4操作。

表3-4　血清转铁蛋白测定操作步骤

加入物(ml)	测定管	标准管	抗体对照管	空白管
抗体工作液	2	2	2	—
转铁蛋白标准液	—	0.04	—	—
待测稀释血清	0.04	—	—	—
4%聚乙二醇	—	—	—	2
生理盐水	—	—	0.04	0.04
充分混匀,室温放置10min,空白管调零,于340nm测定各管OD值				

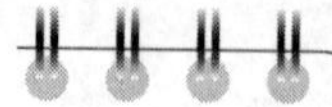

4. 计算

$$转铁蛋白(\mu mol/L)=\frac{测定管\ OD\ 值-抗体对照管\ OD\ 值}{标准管\ OD\ 值-抗体对照管\ OD\ 值}\times 标准液浓度\times 50$$

【参考区间】

28.6～51.9μmol/L。

【注意事项】

1. 厂家提供的抗血清效价有时并非最佳应用效价，实际工作中最好先做预实验，以确定最佳应用效价。

2. 可将标准液稀释成不同浓度，绘制标准曲线，以提高检测准确性。

【临床意义】

增高见于铁缺乏和IDA、妊娠、慢性失血等。降低见于溶血性贫血、肝硬化、遗传性转铁蛋白缺乏症、肾病综合征、慢性感染等。

六、血清转铁蛋白受体测定

【目的】

掌握酶联免疫法测定血清转铁蛋白受体的原理、方法、注意事项及临床意义。

【原理】

采用酶联免疫双抗体夹心法。把对转铁蛋白受体(transferrin receptor，TfR)特异的多克隆抗体包被在聚苯乙烯反应板上，用标准品和待测样品与转铁蛋白受体的多克隆抗体进行反应，形成抗原-抗体复合物，然后加入酶标记的多克隆抗体，使之与抗原-抗体复合物进行反应，通过洗板去掉未与酶标记的多克隆抗体结合部分，再加入底物使之与酶联复合物发生颜色反应。颜色的深浅与转铁蛋白受体的含量成正比。

【材料】

1. 器材　经转铁蛋白受体的多克隆抗体包被的聚苯乙烯反应板、酶标仪。

2. 试剂

(1)转铁蛋白受体多克隆抗体的辣根过氧化物酶。

(2)不同浓度的转铁蛋白受体标准品。

(3)洗板液(pH 7.4 磷酸盐缓冲液，含1%牛血清白蛋白)。

(4)底物1(四甲基苯烯丁)。

(5)底物2(3%过氧化氢)。

(6)终止液(0.5mol/L 硫酸)。

【操作】

1. 在经转铁蛋白受体的多克隆抗体包被的聚苯乙烯反应板上，每孔分别加入不同浓度的转铁蛋白标准品、待测血清(或血浆)100μl，经密封后37℃水浴2h。

2. 倾倒上清液，并在吸水纸上拍干。

3. 每孔加入100μl转铁蛋白多克隆抗体的辣根过氧化物酶，密封后37℃水浴2h。

4. 用洗板液清洗96孔板3次，每次均要倒去上清液，并在吸水纸上拍干。最后一次洗板后，要在吸水纸上尽可能地拍干。

5. 每孔加入100μl底物混合液(底物1＋底物2等量混合)，室温孵育30min。

6. 每孔加入100μl终止液，在630nm波长的酶标仪上比色。

7. 计算　以不同浓度标准品的吸光度值在普通坐标纸上绘制点到点的标准曲线，或用四参数logistic的标准修正曲线。以吸光度为Y轴，通过标准曲线查出未知标本的转铁蛋白受体含量。

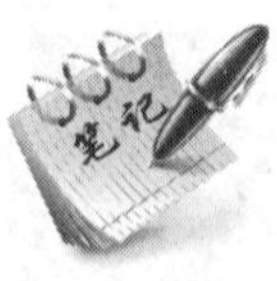

【参考区间】

以不同浓度标准品的吸光度值绘制标准曲线，通过标准曲线查出未知标本的TfR水平。各

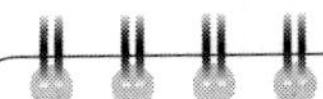

实验室应根据试剂说明书上的参考值进行判断。

【注意事项】

标本采集后迅速分离血清或血浆，置 -20℃保存，避免反复冻融。所有标本在测定前均应进行不少于1∶100的稀释。底物1与底物2混合后在30min内使用。

【临床意义】

升高常见于IDA及HA，一般采用血清TfR浓度>8mg/L作为缺铁性红细胞生成指标。对IDA和慢性炎症的小细胞性贫血有鉴别价值。减低常见于AA、慢性病贫血及肾功能衰竭患者。还用于观察某些情况下的骨髓增生状况和治疗反应，如肿瘤化疗后骨髓受抑制的程度和恢复情况、骨髓移植后的骨髓重建情况，以及用EPO治疗各类贫血过程中，用血清转铁蛋白受体观察EPO的治疗效果和调整EPO的剂量。在骨髓纤维化患者不可能用骨髓检查观察造血变化时，血清转铁蛋白受体水平的测定可提示骨髓红系的造血状况。

（李红岩）

第二节　巨幼细胞贫血检验

一、血清和红细胞叶酸测定

【目的】

掌握血清和红细胞叶酸测定的原理、方法、注意事项及临床意义。

【原理】

叶酸测定可应用微生物法和发射竞争性蛋白结合法，本试验采用发射竞争性蛋白结合法。叶酸盐(folate)对蛋白质有着高度亲和力，蛋白可特异性地结合这些分子，通过使用一定量的结合蛋白和放射标记的叶酸，加受检者血清，检测其放射活性，与已知标准对照，计算叶酸含量。

【材料】

1. 器材　液体闪烁计数器、离心机、漩涡振荡器、冰箱。

2. 试剂

(1)0.77mg/ml牛奶叶酸结合剂。

(2)0.05mol/L硼酸盐-Ringer缓冲液(pH 8.0，B-R缓冲液，)。

(3)N-5甲基四氢叶酸(MTHFA)：每0.1ml工作液中含1000pg MTHFA。

(4)^{3}H标记的蝶酰谷氨酸(PGA)，特异活性应大于740G Bq/mmol。

(5)维生素C 2.52mmol/L。

(6)葡萄糖包被的活性炭(DCC)。

【操作】

1. 取标准管6支，依次按1~6编号，标准为每0.1ml含维生素C的B-R缓冲液中含MTHFA 1000pg、500pg、250pg、125pg、62.5pg、0pg，患者血清及质控血清均做双份。

2. 准备一个非特异结合管。

3. 按表3-5加入各组分，完成6个标准的测定，样品体积从10~50μl。

表3-5　血清叶酸测定操作步骤

加入物(μl)	空白管(NSB)	标准管	待测管	质控管
B-R缓冲液	600	400	450	450
含维生素C的B-R缓冲液	200	200	200	200

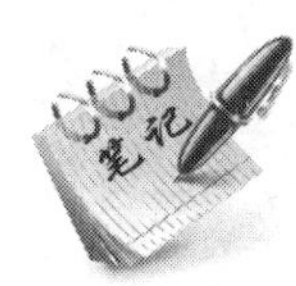

续表

加入物(μl)	空白管(NSB)	标准管	待测管	质控管
MTHFA 标准	0	100	—	—
患者血清	—	—	50	—
质控血清	—	—	—	50
牛奶结合剂	—	100	100	100

4. 各管漩涡混匀,25℃孵育 30min,然后于 4℃再孵育 60min。

5. 每支管中加入 100μl ^{3}H-PGA 示踪物,漩涡混匀后 4℃孵育 30min。

6. 每支管中加入 400μl DCC,漩涡混匀,4℃孵育 30min。

7. 将上清液转入闪烁瓶内,加入 10ml 闪烁液。

8. 用专用的淬灭校正的 β-粒子闪烁计数器,测定每支管中的计数量。

9. 计算　从所有其他各管的计数中减去 NSB 中的放射性计数(cpm),计算标准与待测样品的 B/Bo% 值,公式为:B/Bo% =(样品的计数 - NSB/标准管的计数 - NSB)×100

10. 以标准的 B/Bo% 计算结果对浓度作图,根据所得的标准曲线,用插入值法计算受检者血清的浓度。

11. 关于红细胞叶酸盐(RCF)测定　①将全血收集于用无离子水稀释(1∶10)的 EDTA 溶液中,放置 30min,然后冻融 2 次;②取 50μl 溶血液测定后,计算溶血液的浓度,乘以 10,即得到全血中的叶酸盐(WBF)含量,再用以下公式计算出 RCF。

$$RCF = WBF - SF(PCV/100)/(PCV/100)$$

SF 为血清叶酸盐,PCV 为血细胞比容。

【参考区间】

血清叶酸:成年男性(8.61~23.8)nmol/L;女性(7.93~20.4)nmol/L。

红细胞叶酸:成人(340~1020)nmol/L 红细胞。

【注意事项】

1. 血液叶酸盐水平随食物的摄入而改变,应空腹采血,服用抗生素、避孕药等影响结果,应停药一周后再行检测。

2. 全血中 95% 的叶酸在红细胞内,血液可用肝素抗凝,所用容器应洁净,避免溶血。

3. 标准化操作,要求实验材料中不含各种叶酸盐衍生物,以免影响结果的准确性。

【临床意义】

血清叶酸水平和叶酸摄入量相关,血清叶酸降低,仅提示检测前数天叶酸摄入减少,再次摄入叶酸,血清叶酸水平迅速增高。红细胞内叶酸不受叶酸摄入量影响,能准确反映机体叶酸的总体水平及组织叶酸水平,可反映检测前 2~3 个月叶酸的代谢水平。降低见于:巨幼细胞贫血,溶血性贫血;叶酸拮抗剂的使用,如甲氨蝶呤治疗白血病;维生素 B_{12} 缺乏;红细胞过度增生,叶酸利用率增加,如骨髓增生性疾病。

二、血清维生素 B_{12} 测定

【目的】

掌握放射免疫法测定血清维生素 B_{12} 的原理、方法、注意事项及临床意义。

【原理】

根据竞争结合的原理,用已知量有放射活性的维生素 B_{12},加受检者无放射活性的维生素 B_{12} 血清,与结合蛋白竞争结合,检测其放射活性,其量与受检者血清维生素 B_{12} 含量成反比,与标

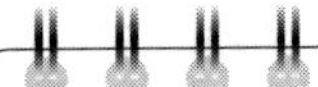

准管作对照，计算出血清维生素 B_{12} 含量。

【材料】

同血清叶酸测定。

【操作】

同血清叶酸测定。

【参考区间】

100～1000ng/L。

【注意事项】

1. 空腹采血，进食可影响血中维生素 B_{12} 水平。

2. 测定维生素 B_{12} 时也可用血浆，不宜用肝素抗凝，因肝素可结合维生素 B_{12}。

3. 高浓度氰化物和维生素 C 可破坏维生素 B_{12}，因此操作中血样中存在大量氰化物和维生素 C，会导致维生素 B_{12} 血浓度降低。

4. 维生素 B_{12} 对光不稳定，操作全程应避免过度光照。

【临床意义】

降低常见于巨幼细胞贫血、恶性贫血、脊髓侧束变性、髓鞘障碍症，尤其对巨幼细胞贫血诊断有重要意义。白血病患者血清维生素 B_{12} 含量明显增高，真性红细胞增多症、某些恶性肿瘤和肝细胞损伤时也可增加。

三、血清维生素 B_{12} 吸收试验

【目的】

掌握维生素 B_{12} 吸收试验的原理、方法、注意事项及临床意义。

【原理】

给受检者口服同位素 ^{57}Co 标记的维生素 B_{12} 0.5μg，2h 后肌内注射未标记的维生素 B_{12} 1mg，置换体内结合的维生素 B_{12}，收集 24h 尿，测定放射性同位素 ^{57}Co 排出量，以了解机体对维生素 B_{12} 的吸收情况。

【材料】

1. 器材　液体闪烁计数器、注射器、尿液容器等。

2. 试剂

(1) ^{57}Co 标记的维生素 B_{12}。

(2) 注射用维生素 B_{12}。

【操作】

1. 受检者空腹口服同位素 ^{57}Co 标记的维生素 B_{12} 0.5μg（溶于 100ml 水中口服），记录时间为零点，即开始收集 24h 尿液。

2. 服药后 2h，肌内注射未标记的维生素 B_{12} 1mg，置换体内结合的维生素 B_{12}，使标记的维生素 B_{12} 随尿排出。

3. 受检者进食，收集 24h 尿液测定其放射性，计算出 24h 内排 ^{57}Co 的百分率。

【参考区间】

正常人 24h 尿液排出 ^{57}Co 标记维生素 B_{12} 排出量为口服量的 7% 以上。

【注意事项】

1. 尿液收集必须准确，以免影响结果的可靠性。

2. 本试验受胃肠吸收功能等诸多因素影响，如放射性维生素 B_{12} 排泄低下时，5 天后重复试验，且同时口服内因子 60mg。如果由内因子缺乏引起，则第二次排泄转为正常，有助于恶性贫血

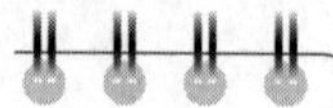

的诊断。如果结果仍低，应考虑口服维生素 B_{12} 吸收不良的其他原因。

3. 本试验用于维生素 B_{12} 缺乏的病因诊断，并不能诊断是否存在维生素 B_{12} 缺乏。

【临床意义】

巨幼细胞贫血患者 <7%，恶性贫血患者 <5%。

（邓珊珊）

第三节　显示溶血的检验

一、血浆游离血红蛋白测定

【目的】

掌握血浆游离血红蛋白测定原理、操作方法、注意事项及结果分析；理解本试验的临床意义。

【原理】

血管内溶血时，血浆游离血红蛋白浓度增高；血红蛋白中亚铁血红素具有类过氧化物酶活性，可催化 H_2O_2，释放新生态的氧，使邻甲联苯胺氧化发生颜色变化，由无色变为蓝紫色。根据显色深浅，以已知浓度的标准血红蛋白溶液作标准进行比较，计算血浆游离血红蛋白的含量。

【材料】

1. 器材　分光光度计、离心机等。

2. 试剂

（1）2g/L 邻甲联苯胺溶液：以 60ml 的冰醋酸溶解 0.2g 邻甲联苯胺，用蒸馏水加至 100ml，低温避光保存，可用数周。

（2）1% 过氧化氢溶液：用 30g/L 过氧化氢新鲜配制。

（3）10% 醋酸溶液：10ml 冰醋酸加蒸馏水至 100ml。

（4）100mg/L 标准血红蛋白溶液：取抗凝静脉血，离心取红细胞，用生理盐水洗涤 3 次。以血细胞比容为准，用等体积的蒸馏水与洗涤过的红细胞混合，再加红细胞体积一半的四氯化碳或三氯甲烷，剧烈振摇 5～10min，高速离心，取上层血红蛋白液，以 HiCN 方法测定血红蛋白液的血红蛋白浓度，再用生理盐水调节至 100g/L 的浓度，作为储存标准液，低温保存。临用时用生理盐水稀释储存液，配成 100mg/L 浓度的标准应用液。

【操作】

1. 抽取静脉血，分离血浆。

2. 取 3 支试管分别作为标准管、测定管和空白管，按表 3-6 操作。

表 3-6　血浆游离血红蛋白测定操作步骤

加入物(ml)	测定管	标准管	空白管
邻甲联苯胺液	1.0	1.0	1.0
血红蛋白标准液	—	0.02	—
受检血浆	0.02	—	—
1% 过氧化氢	1.0	1.0	1.0
混匀后室温放置 10min			
10% 醋酸溶液	10.0	10.0	10.0

3. 用分光光度计，波长为 435nm，空白管调零，测定标准管和测定管的吸光度。

4. 计算

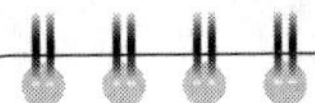

$$血浆游离血红蛋白(mg/L)=\frac{测定管吸光度}{标准管吸光度}\times 100(mg/L)$$

【参考区间】

<40mg/L。

【注意事项】

1. 整个试验过程均要避免器皿被血红蛋白污染,且所用试管、吸管等玻璃制品使用前应用盐酸浸泡24h,并用蒸馏水冲洗干净,以避免假阳性。

2. 采集标本及分离血浆时应严格防止体外溶血,如测定管吸光度超过0.6,应将标本稀释后重新测定。

3. 由于机体对血浆游离Hb有多种处理机制,故应于溶血后及时取样测定。

【临床意义】

1. 正常情况,血浆中血红蛋白大部分与结合珠蛋白结合,仅有微量游离血红蛋白。测定血浆游离血红蛋白可判断红细胞的破坏程度。

2. 游离血红蛋白明显增高可判断血管内溶血。蚕豆病、PNH、阵发性冷性血红蛋白尿、冷凝集素综合征、溶血性输血反应等游离血红蛋白明显增高。

3. 自身免疫性溶血性贫血、珠蛋白生成障碍性贫血可轻至中度增高。

4. 血管内溶血时血浆游离Hb可达60~650mg/L,PNH可达200~2500mg/L,血型不合输血可高达150~5000mg/L。

二、血清结合珠蛋白检测

【目的】

掌握血清结合珠蛋白测定的原理、操作方法、注意事项及结果分析;理解本试验的临床意义。

【原理】

血清结合珠蛋白(haptoglobin,Hp)可与血清中的血红蛋白结合成Hp-Hb复合物。在血清中加入足量已知含量的血红蛋白液,经温育使之与血清中的Hp结合成Hp-Hb复合物,再通过电泳将Hp-Hb复合物与未结合的Hb分成两条区带,经盐水洗脱后,用比色法测定Hp-Hb复合物的量,从而计算血清中结合珠蛋白的含量。

【材料】

1. 器材　电泳仪、分光光度计。

2. 试剂

(1)30g/L血红蛋白液:按血浆游离血红蛋白检测实验中标准血红蛋白储存液的制备,用氰化高铁血红蛋白法测定血红蛋白浓度,并精确配成30g/L的Hb液。

(2)pH 8.6的TEB缓冲液:三羟甲基氨基甲烷(Tris)55g,乙二氨四乙酸(EDTA)17g,硼酸12g,用蒸馏水配成1000ml的储存液。用前稀释3倍作电泳缓冲液,浸膜缓冲液用前稀释6倍。

(3)丽春红染液:丽春红0.5g,溶于5%的三氯乙酸100ml中,作膜染色时,先浸染3min,取出后在3%乙酸溶液中漂洗三次,洗脱多余的染液。

(4)联苯胺染液:取联苯胺0.2克,溶于200ml乙醇中,取此液5ml、3%的乙醇液10ml、10g/L亚硝基铁氰化钾1ml、3%过氧化氢1ml混合。染色5min后用蒸馏水(内加数滴乙酸)洗脱。

【操作】

1. 取待检血清0.18ml与0.02ml的30g/L血红蛋白液混合,置于37℃,20min。

2. 取上清液20μl,在浸透TEB缓冲液的醋酸纤维膜上距阴极1cm处点样,置于电泳槽上,在180V电压下,电泳1h左右,见清晰出现2条带为止。

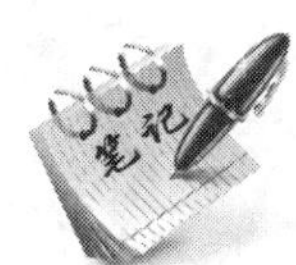

3. 取下醋纤膜,剪下前面的Hp-Hb带(相当于α_2球蛋白处)和后面的Hb带(相当于β球

蛋白处)。分别用3ml等渗盐水洗脱,并不时振荡,20min后,用分光光度计在415nm波长下测定吸光度。

4. 计算　按以下公式计算血清结合珠蛋白的含量:

$$Hp(gHb/L)=\frac{(Hp-Hb)\text{吸光度}}{(Hp-Hb)\text{吸光度}+(\text{未结合 }Hb)\text{吸光度}}\times 3$$

【参考区间】

(0.5~1.5)gHb/L。

【注意事项】

1. 采血和离心过程严防溶血,否则结果偏低。

2. 采血前避免使用类固醇、性激素和口服避孕药等药物。

3. 30g/L血红蛋白液浓度要准确。

4. 电泳后如只见1条带,应将电泳膜纵剖为两半,分别用丽春红S和联苯胺染色,在Hp减少时,Hp-Hb的带细小,颜色浅,丽春红染色才能看到。而用联苯胺染色可确定是否含血红蛋白。

【临床意义】

1. 降低　常见于各种溶血,尤其是血管内溶血,严重血管内溶血时,Hp可降为0,此时,在其位置前只出现一条高铁血红素白蛋白带,而血管外溶血则无此带。严重肝病、先天性无珠蛋白血症,传染性单核细胞增多症等血清Hp明显减低,故诊断溶血性贫血时应排除上述疾病的影响。

2. 增高　见于感染、创伤、SLE、恶性肿瘤、类固醇激素治疗、妊娠、胆道阻塞等(作为急性时相反应蛋白)。如果Hp正常,不能排除合并溶血的可能。

3. 肝细胞性病变,血清Hp可减少,而阻塞性黄疸时Hp正常或增高,据此有助于鉴别两种黄疸。

三、尿含铁血黄素试验

【目的】

掌握尿含铁血黄素试验的原理、操作方法、注意事项及结果分析,理解本试验的临床意义。

【原理】

当游离血红蛋白在血液中增加时,可通过肾脏滤过产生血红蛋白尿。在此过程中,血红蛋白被肾小管上皮细胞部分或全部吸收,部分铁离子以含铁血黄素(hemosiderin)的形式沉积于上皮细胞,并随尿液排出。尿中含铁血黄素是不稳定的铁蛋白聚合体,其中高铁离子(Fe^{3+})与亚铁氰化钾作用,在酸性环境下产生普鲁士蓝色的亚铁氰化铁沉淀。尿沉渣细胞内外可见直径1~3μm的蓝色颗粒。此反应称为普鲁士蓝反应。本试验又称罗斯(Rous)法。

$$4Fe^{3+}+3[Fe(CN)_6]^{4-}\longrightarrow 4Fe[Fe(CN)_6]_3$$

【材料】

1. 器材　显微镜、离心机等。

2. 试剂

(1)20g/L亚铁氰化钾溶液:取亚铁氰化钾0.2g,溶于10ml水中,加热助溶,每次使用时新鲜配制。

(2)3%盐酸溶液。

【操作】

1. 取新鲜尿液5~10ml,2000r/min离心5min后弃去上清液。

2. 沉渣中加入20g/L亚铁氰化钾溶液和3%盐酸各2ml,混匀后室温静置10min,离心后弃去上清液。

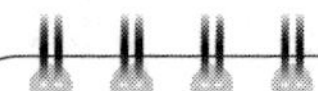

3. 取沉渣于显微镜高倍镜下观察，可加盖片，必要时用油镜观察，查找上皮细胞内有无分散或成堆的蓝色闪光颗粒（1～3μm）。

【参考区间】

健康人为阴性。

【注意事项】

1. 所有操作过程应避免铁污染，所用试管、玻片和试剂（如蒸馏水等）要去铁处理。

2. 亚铁氰化钾溶液要新鲜配制。

3. 应同时作阴性对照，以免出现假阳性结果，如亚铁氰化钾与盐酸混合后即显深蓝色，表示试剂（盐酸）已污染铁离子，不宜再用。阳性含铁血黄素颗粒在镜下观察，应为细胞内具有立体感闪光的蓝色颗粒。

【临床意义】

本试验阳性提示慢性血管内溶血，尿中有铁排出，如PNH等。在溶血初期，虽有血红蛋白尿，但血红蛋白尚未被上皮细胞所摄取，因而未形成含铁血黄素，此时本试验可呈阴性。

四、高铁血红素白蛋白检测

【目的】

掌握高铁血红素白蛋白检测原理、操作方法、注意事项及结果分析；理解本试验的临床意义。

【原理】

血液中白蛋白和特异性的血红素结合蛋白（hemopexin，Hx）均能结合血红素。但血红素与Hx的亲和力远高于与白蛋白的亲和力。所以当Hp耗尽后，血红素与Hx结合成复合物运送到肝脏降解。血浆中游离的血红蛋白可被氧化为高铁血红蛋白，再分解为珠蛋白和高铁血红素，后者先与血中的血红蛋白结合，血红蛋白消耗完后，高铁血红素与白蛋白结合形成高铁血红素白蛋白（methemalbumin），后者与硫化铵形成一个易识别的铵血色原（ammonium hemochromogen），用分光光度计或光谱仪观察结果，在558nm处出现强吸收峰，表示存在高铁血红素白蛋白。

【材料】

1. 器材　离心机、分光光度计等。

2. 试剂

（1）饱和硫化胺

（2）乙醚

（3）氨水

【操作】

1. 将新鲜血高速离心，分离得血浆。

2. 取血浆或生理盐水稀释标本，以生理盐水作空白，用分光光度计从波长500～700nm描记吸收光谱曲线，如在620～630nm出现吸收峰，说明可能有高铁血红素白蛋白存在。

3. 取3ml血浆（确保无残留红细胞）于试管内，盖上一层乙醚，然后加入饱和硫化胺、氨水，振摇混匀，分层后取下层液用分光光度计再从波长500～700nm描记吸收光谱曲线，如在620～630nm吸收峰消失，558nm出现强吸收峰，证明血浆中存在高铁血红素白蛋白。

【参考区间】

健康人呈阴性。

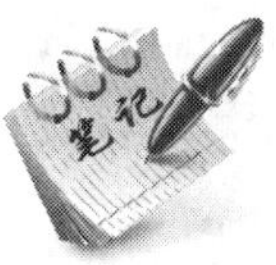

【注意事项】

1. 血标本要新鲜，并应同时作阴性对照。严重溶血时，应用生理盐水稀释血浆。

2. 为保证血浆无残留红细胞,应对血浆进行第二次离心。

3. 高铁血红素白蛋白在 620 ~ 630nm 处有一吸收光谱,应与高铁血红蛋白区别。在加入过氧化氢后,高铁血红素白蛋白吸收光带不消失,加入硫化胺后该谱带消失,而在 558nm 出现一新的谱带。

【临床意义】

高铁血红素白蛋白阳性,提示严重血管内溶血。

第四节　红细胞膜缺陷检验

一、红细胞渗透脆性试验

【目的】

掌握红细胞渗透脆性试验的测定原理、操作方法、注意事项及结果分析;理解本试验的临床意义。

【原理】

渗透脆性试验(osmotic fragility test)是检测红细胞对低渗溶液抵抗能力的试验。红细胞在低渗盐溶液中,水分通过红细胞膜进入细胞内,当水渗透至红细胞内部达一定程度时,红细胞将发生膨胀破裂。根据不同浓度的低渗盐溶液中红细胞溶血的情况,以确定红细胞对低渗盐溶液的抵抗性。红细胞的渗透脆性与红细胞表面积与容积的比值有关,比值小,说明血细胞比容已胀大,对低渗抵抗力小,渗透脆性增加;反之抵抗力增大,渗透脆性降低。

【材料】

1. 器材　注射器、6 号针头、华氏管等。

2. 试剂　10g/L NaCl 溶液(171. 1mmol/L NaCl 溶液):精确称取 120℃ 恒重的分析纯 NaCl 1. 000g,加少量蒸馏水溶解,于 100ml 容量瓶中用蒸馏水定容。

【操作】

1. 取 12 支试管编号,按表 3-7 加入 10g/L NaCl 溶液和蒸馏水,得到不同浓度的 NaCl 溶液。

表 3-7　红细胞渗透脆性试验不同浓度盐溶液的配制

试管号	1	2	3	4	5	6	7	8	9	10	11	12
10g/L NaCl(ml)	0. 6	0. 7	0. 8	0. 9	1. 0	1. 1	1. 2	1. 3	1. 4	1. 5	1. 6	1. 7
蒸馏水(ml)	1. 9	1. 8	1. 7	1. 6	1. 5	1. 4	1. 3	1. 2	1. 1	1. 0	0. 9	0. 8
NaCl 浓度(mmol/L)	41. 0	47. 9	54. 7	61. 6	68. 4	75. 2	82. 1	88. 9	95. 8	102. 6	109. 4	116. 3
NaCl 浓度(g/L)	2. 4	2. 8	3. 2	3. 6	4. 0	4. 4	4. 8	5. 2	5. 6	6. 0	6. 4	6. 8

2. 抽取待检者新鲜血液 1ml(不加抗凝剂),针头斜面向上,通过 6 号针头向各管中加入 1 滴血(中度以上贫血的标本加 2 滴),轻轻摇匀,在室温静置 2h 后,观察结果。

3. 同时按以上方法取 12 支试管,用正常人的血作对照。

4. 结果判断　从高浓度管开始观察,不溶血:上清液无红色;开始溶血:上清液呈浅红色,管底尚有多量未溶的红细胞;完全溶血:全管皆呈深红色,管底已无红细胞或仅有少量红细胞残骸。

【参考区间】

开始溶血 NaCl 浓度:3. 8 ~ 4. 6g/L,完全溶血 NaCl 浓度:2. 8 ~ 3. 2g/L

【注意事项】

1. NaCl 必须干燥后准确称量,用前新鲜配制。

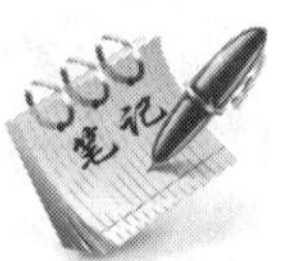

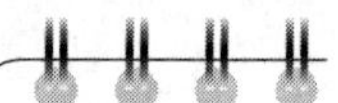

2. 每次试验应做正常对照，其结果应在正常范围内。被检者与正常对照开始溶血管 NaCl 浓度相差 0.4g/L 即有诊断价值。

3. 所有器具应洁净、干燥，血液标本应直接滴入管中液体内，轻轻颠倒混匀，避免人为溶血。

4. 在白色背景下观察结果，判断完全溶血管时，可低速离心 1min 后观察。

5. 黄疸及重度贫血患者，开始溶血管不易观察，可取肝素抗凝血，离心弃血浆，用生理盐水洗涤，并配成 50% 的红细胞悬液再检测。

6. 血液标本应避免使用枸橼酸盐、草酸盐和 EDTA 盐抗凝，以防止增加离子强度。

【临床意义】

脆性增加主要见于遗传性球形红细胞增多症、椭圆形红细胞增多症和部分自身免疫性溶血性贫血伴球形红细胞增多症。脆性减低主要见于珠蛋白生成障碍性贫血、血红蛋白病，低色素性贫血、肝脏疾病等。

二、红细胞孵育渗透脆性试验

【目的】

掌握红细胞孵育渗透脆性试验的测定原理、操作方法、注意事项及结果分析；理解本试验的临床意义。

【原理】

红细胞置于 37℃孵育 24h 后，细胞内的能量和 ATP 消耗，ATP 酶的作用减弱，红细胞膜对阳离子主动转运受阻，钠离子在红细胞内聚集，导致细胞肿胀，渗透脆性增加，再与不同浓度的氯化钠磷酸盐溶液混合一定时间，观察各管的溶血率并绘制标准曲线，求出中间脆性（50% 的溶血率）盐水的浓度。此法又称为 Dacie 法。

【材料】

1. 器材　水温箱、离心机、分光光度计等。

2. 试剂

pH 7.4 氯化钠磷酸盐缓冲溶液（PBS）：用前将以上溶液稀释 10 倍。

NaCl	9.000g
Na_2HPO_4	1.365g
$NaH_2PO_4 \cdot 2H_2O$	0.243g
加蒸馏水	至 100ml

【操作】

1. 取 2ml 肝素抗凝血于无菌管中，分为两份，其中一份立即做试验（见步骤 2），另一份加塞于 37℃孵育 24h。

2. 取 13 支试管，按表 3-8 配制不同浓度的 NaCl 溶液。

表 3-8　不同浓度 NaCl 溶液的配制

试管号	1	2	3	4	5	6	7	8	9	10	11	12	13
PBS	4.25	3.75	3.50	3.25	3.00	2.75	2.50	2.25	2.00	1.75	1.50	1.00	0.50
蒸馏水	0.75	1.25	1.50	1.75	2.00	2.25	2.50	2.75	3.00	3.25	3.50	4.00	4.50
NaCl 浓度（mmol/L）	145.3	128.3	119.7	111.1	102.6	94.1	85.5	76.9	68.4	59.8	51.3	34.2	17.1
NaCl 浓度（g/L）	8.5	7.5	7.0	6.5	6.0	5.5	5.0	4.5	4.0	3.5	3.0	2.0	1.0

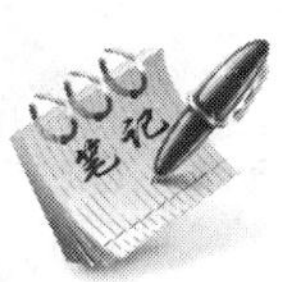

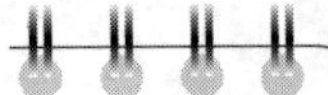

3. 将孵育后的肝素抗凝血轻轻混匀后，各取0.05ml加入以上各管中，轻轻颠倒混匀，室温放置20min，再轻轻混匀，以2000r/min离心10min，取上清液比色，波长540nm，以氯化钠磷酸缓冲液作空白管，以第13号管为100%溶血管，计算各管的溶血率。

$$溶血率(\%)\frac{测定管吸光度}{完全溶血管吸光度}\times 100$$

4. 以NaCl浓度为横坐标，相应溶血率为纵坐标绘制曲线（图3-1），从曲线中找出50%溶血率的NaCl浓度，为红细胞中间脆性（median corpuscular fragility，MCF）。

5. 同时以相同方法测定正常人标本作为正常对照。

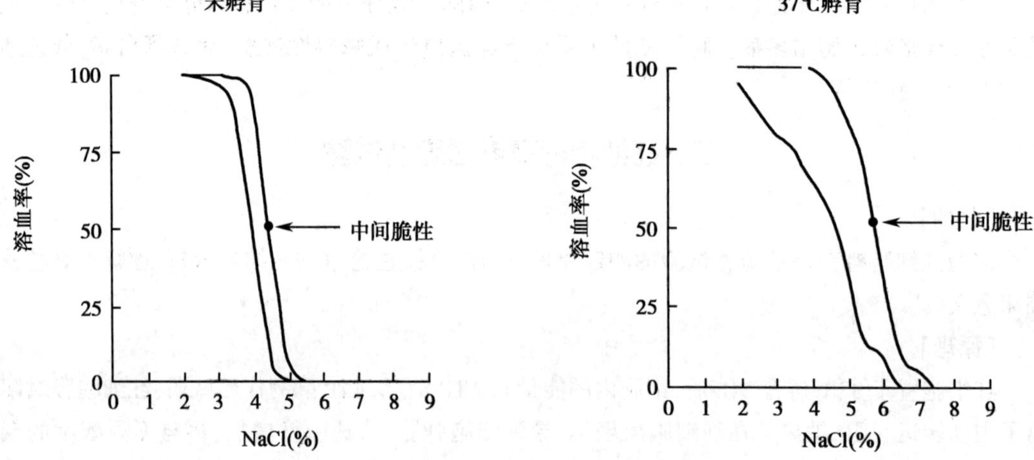

图3-1　红细胞孵育渗透脆性试验测定曲线

【参考区间】

见表3-9。

表3-9　红细胞孵育渗透脆性试验参考值

NaCl浓度(mmol/L)	(g/L)	未孵育溶血率(%)	孵育后溶血率(%)
51.3	3.0	97～100	80～100
59.8	3.5	90～99	75～100
68.4	4.0	50～95	65～100
76.9	4.5	5.0～45	55～95
85.5	5.0	0～6.0	40～85
94.1	5.5	0	15～70
102.6	6.0	0	10～40
111.1	6.5	0	0～10
119.7	7.0	0	0～5
128.3	7.5	0	0
MCF(mmol/L)		68.4～76.1	79.5～100.9

【注意事项】

1. 同红细胞渗透脆性试验。

2. 配制PBS缓冲液时，注意根据磷酸盐结晶水的含量，正确调整用量。

3. 试剂pH和温度必须恒定，pH改变0.1和温度升高5℃均可改变试验结果。

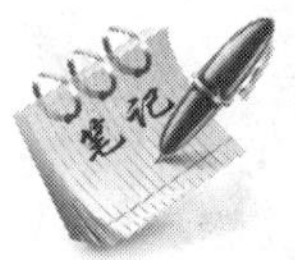

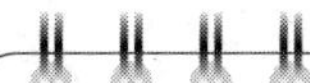

4. 试剂宜新鲜配制，蒸馏水用前应煮沸除去 CO_2。

【临床意义】

本试验多用于轻型遗传性球形红细胞增多症(HS)、遗传性非球型红细胞溶血性贫血的诊断和鉴别诊断。脆性增加：HS、遗传性椭圆形红细胞增多症和遗传性非球形红细胞溶血性贫血。脆性减低：珠蛋白生成障碍性贫血、IDA、镰状细胞贫血、阻塞性黄疸和脾切除。

三、红细胞自身溶血试验及其纠正试验

【目的】

掌握红细胞自身溶血试验及其纠正试验的测定原理、操作方法、注意事项及结果分析；理解本试验的临床意义。

【原理】

红细胞在37℃孵育48h后，观察其溶血情况，称为自身溶血试验(autohemolysis test)。红细胞在孵育时溶血增加的原因：膜异常引起钠内流倾向明显增加，致钠泵功能增强，使ATP消耗过多；或糖酵解途径酶缺乏引起ATP生成不足。这些原因都可导致钠泵作用减弱，红细胞内钠离子和水积聚过多，溶血增加。在孵育时，加入葡萄糖或ATP作为纠正物，可使溶血得到一定的纠正，称为红细胞自身溶血试验的纠正试验(autohemolysis correcting test)。

【材料】

1. 器材　分光光度计、试管等。

2. 试剂

(1)无菌生理盐水。

(2)100g/L葡萄糖溶液(无菌)：100g葡萄糖溶于1000ml蒸馏水中，于112℃灭菌15min。

(3)0.4mol/L ATP液：用无菌生理盐水配制三磷酸腺苷，ATP2.5g溶于10ml无菌生理盐水中，用无菌30g/L Tris溶液或14g/L $NaHCO_3$ 溶液调pH至6.8。

(4)氰化高铁血红蛋白转化液(HiCN转化液)。

【操作】

1. 抽取肝素抗凝血6ml。

2. 用无菌带塞试管按表3-10操作。

表3-10　自身溶血试验操作步骤

加入物(ml)	1	2	3	空白对照	溶血对照
待测抗凝血	1.0	1.0	1.0	1.0	1.0
生理盐水	—	—	0.05	—	—
ATP液	—	0.05	—	—	—
葡萄糖液	0.05	—	—	—	—
1、2、3管于37℃加塞孵育48h，测定各管的红细胞比积				4℃加塞贮存48h	
孵育后离心					
分离血浆	0.2	0.2	0.2	0.2	全血0.1
HiCN转化液	4.8	4.8	4.8	4.8	9.9

3. 用分光光度计在540nm处比色，以空白对照管调零，测定各管的吸光度值(A)。

4. 按下式计算出3个测定管的溶血率：

$$测定管溶血率(\%)=\frac{测定管吸光度\times(1-红细胞比积)}{全溶血对照管吸光度\times 4}\times 100$$

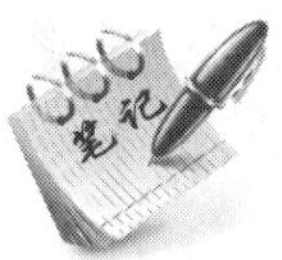

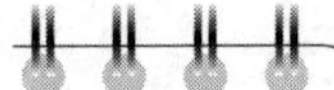

式中分子是将测定管吸光度值乘以血浆比容(1ml 全血减去红细胞比积除以 1ml 全血)，已换算为全血量时的吸光度，分母中的 4 是溶血对照管的稀释倍数[(0.1 + 9.9)/0.1 = 100]除以测定管的稀释倍数[(0.2 + 4.8)/0.2 = 25]之系数。

5. 同时取正常人血标本按以上步骤作正常对照。

【参考区间】

健康人血液在无菌条件下孵育 48h 后，溶血率很低，一般 <4.0%；加葡萄糖或 ATP 后溶血率一般 <0.6%。

【注意事项】

1. 所有试管、试剂均应灭菌。
2. 操作过程应严格无菌操作规程。
3. 空白对照管溶血程度应在正常参考区间内。
4. 若溶血明显，吸光度过大，可增加稀释倍数。

【临床意义】

本试验不够敏感和特异，仅对遗传性球形红细胞增多症有较大诊断价值，其他多仅作为筛选试验。遗传性球形红细胞增多症溶血率增加，加入葡萄糖或 ATP 可以明显纠正。G-6-PD 缺乏症等磷酸戊糖旁路代谢酶缺陷者溶血率增加，能被葡萄糖或 ATP 纠正。丙酮酸激酶缺乏症时，溶血率明显增加，加葡萄糖不能纠正，加 ATP 可以纠正。

四、酸化甘油溶血试验

【目的】

掌握酸化甘油溶血试验(acidified glycerol lysis test，AGLT)的测定原理、操作方法、注意事项及结果分析；理解本试验的临床意义。

【原理】

红细胞存在于甘油低渗缓冲液中，甘油可阻止水快速进入红细胞内，使溶血过程缓慢。但遗传性球形红细胞增多症的红细胞膜脂质减少，表面积/体积的比值降低、细胞球形化，膜蛋白及膜脂质有缺陷，甘油可溶解其脂肪，使红细胞膜脂质减少，红细胞发生溶血。通过吸光度的变化测定溶血率达 50% 的时间($AGLT_{50}$)，反映红细胞的膜蛋白是否有缺陷。

【材料】

1. 器材　分光光度计等。
2. 试剂

(1) pH 6.85 的磷酸盐缓冲液(PB)：取 0.1mol/L 磷酸氢二钠溶液 490ml，0.1mol/L 磷酸二氢钾溶液 510ml 混合，调节 pH 后，分装保存于 -20℃。

(2) 等渗磷酸盐缓冲液(PBS)：取上述 PB 溶液 10ml 加 0.9% 氯化钠溶液(154mmol/L)90ml 混合，4℃可保存 1 周。

(3) 0.3mol/L 甘油液：2.2ml 纯甘油加上述 PBS 液 32ml，再加蒸馏水至 100ml。4℃保存 4 周。

【操作】

1. 取离体 4～8h 肝素或 EDTA 抗凝血的红细胞层 20μl，加 5ml PBS 缓冲液，配成红细胞悬液。
2. 开启分光光度计，预热 20min 后，以 1ml PBS 液加 2ml 甘油液调零，625nm，光径 1.0cm。
3. 另取 1cm 光径的比色杯，加入红细胞悬液 1ml，推入光路，快速加入 2ml 甘油液，快速颠倒混匀 2 次，同时开动秒表计时，记录开始的吸光度为起始吸光度(100%)，每隔 20s 读取吸光度并记录，直至 290s 才停止。以时间为横轴，吸光度为纵轴，绘制曲线。

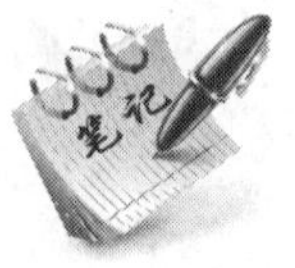

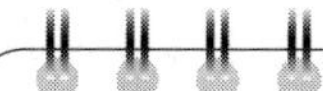

4. 从曲线上求得吸光度下降到起始吸光度一半时的时间，作为溶血率50%的时间($AGLT_{50}$)。

【参考区间】

溶血率达50%的时间($AGLT_{50}$)大于290s。

【注意事项】

1. 应同时作正常对照。
2. 试验温度应控制在(25±2)℃，所用试剂要先预温。
3. 低温、低渗和受氧化甘油作用均可引起假阳性。
4. 制备红细胞悬液应用液时应除去乳糜状血浆，浓度控制在吸光度为起始吸光度的0.4～0.6倍之间最适。
5. 血标本应于25℃±2℃静置4～8h，以消耗红细胞能量，提高灵敏度。

【临床意义】

遗传性球形红细胞增多症$AGLT_{50}$明显缩短(多为25～150s)。自身免疫性溶血性贫血、肾功能衰竭、妊娠等$AGLT_{50}$也可缩短。

五、酸化血清溶血试验

【目的】

掌握酸化血清溶血试验(acidified-serum hemolysis test)的测定原理、操作方法、注意事项及结果分析；理解本试验的临床意义。

【原理】

阵发性睡眠性血红蛋白尿症(paroxysmal nocturnal hemoglobinuria，PNH)患者体内存在对补体敏感的红细胞，将其红细胞置于酸性(pH6.4～6.5)的正常血清中孵育，在正常血清补体的作用下，PNH患者红细胞易被破坏，产生溶血，而正常红细胞不被溶解，无溶血现象出现。酸化血清溶血试验也称微量Ham试验。

【材料】

1. 器材 37℃水温箱、离心机、试管等。
2. 试剂

(1)0.167mol/L HCl。

(2)生理盐水。

【操作】

1. 分别取健康人(与待检标本相同血型，作正常对照)和病人静脉血3ml于三角烧瓶内，用棉签或玻璃珠搅动以脱去纤维蛋白，不断轻轻地振荡，直到纤维蛋白出现并附着在玻璃珠时为止(通常需摇动10～15min，注意不能造成溶血)。
2. 将以上去纤维蛋白血液倒入试管内，加入3倍生理盐水洗涤，1200r/min离心5min，弃上清液。共洗涤3次，最后一次离心10min，弃上清液，用生理盐水配制成50%的红细胞悬液。
3. 血清的准备 抽取"AB"型或与待检标本血型相同的健康人静脉血，离心取血清，用于试验。
4. 按表3-11加入试剂。

表3-11 酸化血清溶血试验操作步骤

	血清(ml)	0.167mol/L HCL(ml)	50% RBC悬液(ml)
试验管	0.5	0.05	病人0.025
对照管	0.5	0.05	健康人0.025

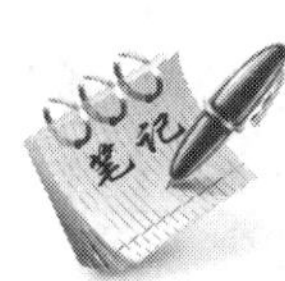

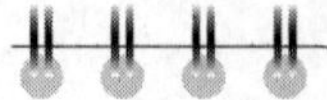

5. 两管均加塞，置37℃水温箱中放置1h后直接观察或低速（800r/min离心5min）离心后观察有无溶血现象，试验管上清液出现溶血为阳性，否则为阴性。

【参考区间】

健康人阴性。

【注意事项】

1. 血清酸化后，如不将试管塞紧，则CO_2逸出，使血清酸度降低，溶血能力将成比例减低。

2. 此患者血中的溶血因素是凝血系统中的一种蛋白，所有抗凝剂均可阻碍凝血机制，因而阻碍溶血，故不可用抗凝血。

3. 血清需新鲜，以免补体失活，造成假阴性。

4. 用具要干燥，红细胞悬液要垂直滴入液体，勿沿管壁流下，以免溶血造成假阳性。

5. 球形红细胞在酸化血清内可呈假阳性。

6. 如将血清加热（56℃，30min）后，其中补体被破坏，溶血作用亦随之失活。

【临床意义】

阳性主要见于PNH，某些自身免疫性溶血性贫血严重发作时可呈阳性。但多次输血，其血中所含补体敏感红细胞相对减少，可呈弱阳性或阴性。

六、蔗糖溶血试验

【目的】

掌握蔗糖溶血试验（sucrose hemolysis test）的测定原理、操作方法、注意事项及结果分析；理解本试验的临床意义。

【原理】

用于检测PNH患者的红细胞缺陷。患者红细胞在低离子强度的蔗糖溶液中对补体敏感性增强，经温育后，补体与红细胞膜结合加强，使补体敏感红细胞的膜造成缺损，导致蔗糖溶液进入红细胞内，引起渗透性溶血。正常人红细胞不发生溶血。

【材料】

1. 器材　37℃水温箱、离心机、分光光度计、试管。

2. 试剂

（1）正常新鲜血清：取与患者相同血型或AB型健康人新鲜血清。

（2）生理盐水。

（3）10%蔗糖溶液：取蔗糖100g，加蒸馏水1000ml，放入冰箱中保存。

（4）0.01mol/L氢氧化铵溶液。

【操作】

（一）定性法

1. 取患者枸橼酸钠抗凝血，按表3-12加入试剂。

表3-12　蔗糖溶血试验定性法操作步骤

试剂或标本	试验管	对照管1	对照管2
患者全血（ml）	0.5	0.5	0.5
10%蔗糖溶液（ml）	4.5	-	-
生理盐水（ml）	-	4.5	-
蒸馏水（ml）	-	-	4.5

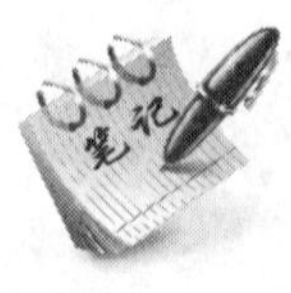

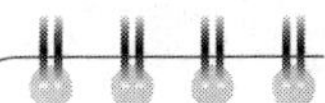

2. 将以上各管混匀后，置于37℃水浴孵育30min。

3. 低速离心后观察上清液有无溶血现象。对照管1应不溶血或轻度溶血(PNH患者)，对照管2应完全溶血。

(二) 定量法

1. 取患者抗凝血，用生理盐水洗涤三次，并配制成50%红细胞悬液。

2. 按表3-13加入标本和试剂。

表3-13 蔗糖溶血试验定量法操作步骤

试剂或标本	试管1	试管2	试管3	试管4
红细胞悬液(ml)	0.05	0.05	-	0.05
10%蔗糖溶液(ml)	0.9	0.95	0.95	-
正常血清(ml)	0.05	-	0.05	-
氢氧化铵溶液(ml)	-	-	-	0.95

3. 以上各管置于室温1h，先肉眼观察有无溶血现象，然后每管加生理盐水4ml，离心取上清液，以蒸馏水为空白管，于540nm波长进行比色。

4. 按公式计算结果：

$$溶血\% = \frac{管1吸光度 - (管2吸光度 + 管3吸光度)}{管4吸光度 - 管2吸光度} \times 100\%$$

【参考区间】

定性试验：健康人为阴性；定量试验：正常溶血率<5%。

【注意事项】

1. 采血应顺利，避免溶血。

2. 所用器具必须清洁干燥，以免溶血造成假阳性。

3. 每次试验应同时作正常对照。

4. 血清不新鲜而致补体含量太少可出现假阴性。

【临床意义】

阳性见于PNH。轻度阳性或溶血度在1%~5%见于MA、AA、AIHA和HS。可作为PNH过筛试验，阴性可排除PNH，阳性应再做酸化溶血试验证实。

(杨晓斌)

第五节 红细胞酶缺陷检验

一、高铁血红蛋白还原试验

【目的】

掌握血浆高铁血红蛋白还原试验的操作、参考区间及注意事项，熟悉原理和临床意义。

【原理】

向血液中加入亚硝酸盐，使红细胞内的亚铁(Fe^{2+})血红蛋白氧化成高铁(Fe^{3+})血红蛋白，正常红细胞的葡萄糖-6-磷酸脱氢酶(G-6-PD)可催化戊糖旁路，使NADP(辅酶Ⅱ氧化型)变成NADPH(辅酶Ⅱ还原型)，在递氢体亚甲蓝的作用，高铁血红蛋白被还原成亚铁血红蛋白。比色测定高铁血红蛋白的还原量及速度，可间接反映G-6-PD的活性。当G-6-PD含量不足或缺乏，则高铁血红蛋白还原率下降，甚至不还原。

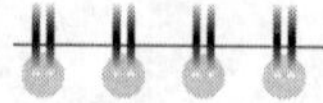

【材料】

1. 器材　水浴箱、离心机、分光光度计等。

2. 试剂

(1)0.18mol/L 亚硝酸钠-葡萄糖溶液：亚硝酸钠 1.25g，葡萄糖 5.0g，蒸馏水溶解并加至 100ml，储存于棕色瓶，放 4℃冰箱可保存 1 个月。

(2)0.4mmol/L 亚甲蓝溶液：取 0.15g 亚甲蓝(含 3 个结晶水)加少量蒸馏水研磨，用蒸馏水溶至 100ml，混匀过滤可保存 3 个月。

(3)0.02mol/L 磷酸盐缓冲液(pH 7.4)：取磷酸氢二钠 229.5mg，磷酸二氢钾 52.2mg，加蒸馏水溶至 100ml。

(4)反应液：0.18mol/L 亚硝酸钠-葡萄糖溶液与 0.4mmol/L 亚甲蓝溶液等量混合。

【操作】

1. 取枸橼酸钠抗凝血 2ml，加入 20mg 葡萄糖，混匀后以 1500r/min 离心 5min。弃去部分血浆，调整血细胞与血浆比例为 1∶1 后再混匀。

2. 取处理后的血标本 1ml，加反应液 0.1ml，颠倒混合 15 次，与空气中氧充分接触。

3. 加塞后置于 37℃水浴 3h，同时将以上未加反应液的血标本同样放 37℃水浴 3h。

4. 取孵育后混匀的标本 0.1ml，加入 pH 7.4 的磷酸盐缓冲液 10ml，混匀放置 2min，用分光光度计在 635nm 波长处测定吸光度，以磷酸盐缓冲液调零。标本吸光度为 SA。

5. 取未加反应液的孵育标本 0.1ml，重复操作 4，测吸光度为 B。再加 0.18mol/L 亚硝酸钠-葡萄糖溶液 1 滴，混匀放置 5min，测其吸光度为 ST，此为高铁血红蛋白的对照。

6. 计算

$$\text{高铁血红蛋白还原率}(\%) = \left(1 - \frac{SA - B}{ST - B}\right) \times 100\%$$

SA-B、ST-B 分别为还原后、还原前高铁血红蛋白的吸光度。

【参考区间】

健康人外周血高铁血红蛋白还原率≥75%；脐带血≥77%。

【注意事项】

1. 分光光度计的波长应准确，一般 ST 的吸光度应大于 B 的 8 倍以上。

2. 贫血标本血细胞比容应调整在 0.35～0.40，血细胞比容过低高铁血红蛋白还原率显著降低，出现假阳性。

3. 细菌污染可产生亚硝酸盐造成假阳性，应保证试管等器材无菌。

4. 试验的特异性和敏感性不够理想，不稳定血红蛋白、HbH、高脂血症等均可出现假阳性。标本加入缓冲液后混浊影响比色，离心取上清液比色，可保证结果准确可靠。

5. 血液孵育后应充分混匀，吸取标本加缓冲液比色，以免出现 >100% 的实验结果。

6. 抗凝剂应选用枸橼酸钠或 ACD 液，标本约保存 1 周。应注意抗凝剂的比例，如 ACD 量太多，pH 降低可使高铁血红蛋白还原速度减慢，出现假阳性。

【临床意义】

高铁血红蛋白还原率明显下降，见于蚕豆病和伯氨喹啉型药物溶血性贫血等，G-6-PD 中间缺乏值(杂合子)还原率为 31%～74%，脐血为 41%～76%；G-6-PD 严重缺乏值(纯合子)还原率在 30% 以下，脐血 <40%。

二、抗坏血酸-氰化物试验

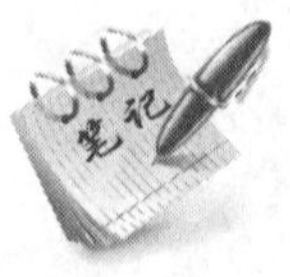

【目的】

掌握抗坏血酸-氰化物试验操作、参考区间及注意事项，熟悉原理和临床意义。

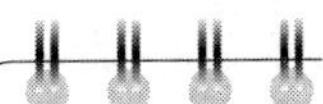

【原理】

抗坏血酸与氧合血红蛋白(HbO_2)结合后生成 H_2O_2,加入氰化钠可抑制过氧化氢酶活性,阻止 H_2O_2 分解。H_2O_2 可氧化 HbO_2 生成高铁 Hb(Hi)使血液呈棕色。正常人因红细胞内含有谷胱甘肽过氧化酶,能使 H_2O_2 还原成 H_2O,并使谷胱甘肽(GSH)氧化为二硫化谷胱甘肽(GSSG)。后者通过谷胱甘肽还原酶和 G-6-PD 的作用产生 NADPH,进而还原组氨酸为血红蛋白而呈红色。此反应需要 GSH 作为质子受体。G-6-PD 缺乏的患者,红细胞内 G-6-PD 和 GSH 减低,使测定液仍呈棕色。

【试剂】

1. 抗坏血酸葡萄糖粉管　取大试管若干支,每管准确加入抗坏血酸钠 10mg、葡萄糖 5mg,塞紧,置干燥低温可长期保存。

2. 氰化钠液　取氰化钠 500mg,加蒸馏水 50ml 和 0.067mol/L pH 7.4 的磷酸盐缓冲液 20ml,再加 3mol/L 盐酸约 3.3ml 中和,最后加水至 100ml。此液于 20℃左右可长期贮存,但应注意有剧毒性。

【操作】

1. 取肝素或 EDTA 抗凝血约 3ml(不可用草酸盐抗凝),加于一大试管或小烧瓶内,在空气中不断转动,使 Hb 与氧充分接触,氧合成鲜红色的 HbO_2。

2. 取上述氧合血 2ml,加入抗坏血酸葡萄糖粉管中,再加入氰化钠液 2 滴,混匀后试管不加塞,置于 37℃水浴不断搅动,至 2h 时再充分混匀 1 次。

3. 再放置 3~4h,中间不时轻轻转动试管,仔细观察血液颜色的变化。

【参考区间】

正常人血液呈鲜红色,4h 后可变成棕色。

【注意事项】

1. 本法应每次设正常和阳性对照。反应中颜色变化不很显著,可将反应物吸至玻片上在白色背景下观察效果更好。

2. 重度贫血者,应将血细胞比容调整至 30%~40% 测定,否则可出现假阳性。

3. 氰化钠有剧毒,应注意防护。

【临床意义】

G-6-PD 缺陷的半合子或纯合子女性,在 1~2h 即变为棕色(阳性),杂合子女性在 2~3h 内变为棕色。谷胱甘肽、谷胱甘肽还原酶、谷胱甘肽过氧化酶缺乏也可出现假阳性。新生儿由于相对缺乏谷胱甘肽过氧化酶,也可出现假阳性。

三、变性珠蛋白小体生成试验

【目的】

掌握变性珠蛋白小体(Heinz 小体)生成试验的操作、参考区间及注意事项,熟悉原理和临床意义。

【原理】

变性珠蛋白小体又称血红蛋白包涵体,是一种附着于红细胞膜上变性的血红蛋白颗粒,该试验可用于 G-6-PD 缺乏的筛查。向 G-6-PD 缺乏症患者的血样中加入乙酰苯肼,37℃孵育 2~4h,使血红蛋白氧化为高铁血红蛋白,后者解离成高铁血红素和变性珠蛋白,聚合的变性珠蛋白小体,附着于红细胞膜上,用煌焦油蓝染色可观察红细胞内含蓝色的变性珠蛋白小体。

【材料】

1. 器材　显微镜、水浴箱等。

2. 试剂

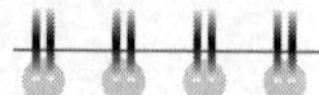

(1)1g/L乙酰苯肼溶液:乙酰苯肼2ml加pH 7.4 PBS缓冲液2ml。

(2)10g/L煌焦油蓝溶液:取0.4g煌焦油蓝,溶于109mmol/L的枸橼酸钠溶液20ml,加生理盐水至100ml,过滤后储于棕色瓶内。

【操作】

1. 取0.1ml肝素抗凝血,加入2ml乙酰苯肼溶液,混匀置37℃水浴中4h。

2. 取孵育后的红细胞悬液0.5ml,加煌焦油蓝溶液0.5ml,混匀,染色10min。

3. 取以上标本涂片,油镜下观察红细胞。若红细胞内出现多个紫蓝色、大小不均、形状不规则的颗粒即为变性珠蛋白小体。

4. 计数1000个红细胞,计算含5个以上变性珠蛋白小体红细胞的百分率。

5. 取健康人血液作正常对照,按以上方法检测。

【参考区间】

健康人含5个及以上珠蛋白小体的红细胞应<30%,阳性细胞>30%有临床意义。

【注意事项】

1. 阳性细胞指含5个及以上变性珠蛋白小体的红细胞,应仔细识别。

2. 不稳定血红蛋白病也可出现变性珠蛋白小体,但形态呈单一的圆形或椭圆形,颗粒粗大,附着于红细胞膜或突出在红细胞膜外。

3. 乙酰苯肼液应于4℃保存。

【临床意义】

G-6-PD缺乏症患者阳性细胞>45%,可作为G-6-PD缺乏症的筛查试验,随溶血病情好转,阳性细胞减少,甚至消失。含不稳定血红蛋白的阳性细胞>30%,还原型谷胱甘肽缺乏症阳性细胞也增多。接触苯肼、苯胺、硝基苯等化学物质阳性细胞也增加。

四、葡萄糖-6-磷酸脱氢酶荧光斑点试验

【目的】

掌握葡萄糖-6-磷酸脱氢酶(G-6-PD)荧光斑点试验的操作、参考区间及注意事项,熟悉原理及临床意义。

【原理】

G-6-PD可催化葡萄糖-6-磷酸(G-6-P)和$NADP^+$形成6-磷酸葡萄糖酸和NADPH,后者在紫外线(260~365nm)照射下发出荧光,荧光越强,G-6-PD活性越强。

G-6-PD

催化↓

G-6-P + NADP ⟶ 6-磷酸葡萄糖酸 + NADPH(可发生荧光)

【材料】

1. 器材　水浴箱、紫外线灯。

2. 试剂

(1)0.01mol/L葡萄糖-6-磷酸液:3.05mg葡萄糖-6-磷酸钠盐溶于1ml蒸馏水中。

(2)7.5mmol/L NADP液:取NADP 6mg溶于1ml蒸馏水中。

(3)0.25mol/L磷酸盐缓冲液(pH 7.4):取0.25mol/L K_2HPO_4 80ml和0.25mol/L KH_2PO_4 20ml混合,调节pH为7.4。

(4)1%皂素。

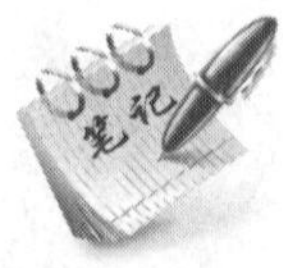

(5)反应液:葡萄糖-6-磷酸液1份、NADP液1份、皂素2份、磷酸盐缓冲液3份和蒸馏水3份混匀,于-20℃可保存2年,-4℃可保存数月。

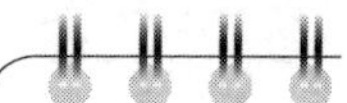

【操作】

1. 取全血10μl或15%红细胞悬液加入100μl的反应液,充分混匀,取一小滴混合液滴于滤纸上(第1斑点)。

2. 将上述液体置于37℃水浴10min,再取一小滴滴于滤纸上(第2斑点)。

3. 晾干后,在长波紫外线灯下(365nm)观察结果。

【参考区间】

10min时,正常人第2斑点出现强荧光。

【注意事项】

1. 第1斑点作为试验对照,应无荧光或出现弱荧光。

2. 每次或每批试验应用正常标本(已知G-6-PD正常)作阴性对照。如有可能,可选用已知G-6-PD缺乏者的标本作阳性对照。

3. 重度贫血者应加大取血量,或用红细胞悬液进行试验。

4. 为提高试验的敏感性,可在反应液中加入1份8.0mmol/L GSSG(氧化型谷胱甘肽)。因在杂合子病例的标本中残余有G-6-PD,反应后可产生少量NADPH,GSSG存在时可将其再氧化为NADP。

【临床意义】

G-6-PD缺乏的杂合子出现弱荧光(第2斑点与第1斑点比较无明显变化),G-6-PD严重缺乏者无荧光。

五、葡萄糖-6-磷酸脱氢酶活性检测

【目的】

掌握G-6-PD活性检测的操作、参考区间及注意事项,熟悉原理和临床意义。

【原理】

红细胞中的G-6-PD可催化葡萄糖-6-磷酸(G-6-P)转化成6-磷酸葡萄糖酸,并产生NADPH,后者在340nm处有一吸收峰,检测其吸光度可反映NADPH的量。通过测定$NADP^+$在单位时间内还原成NADPH的量,即换算出红细胞内G-6-PD的活性。

(一) Zinkhan法(改良的WHO推荐法)

【材料】

1. 器材　分光光度计、水浴箱等。

2. 试剂

(1)生理盐水。

(2)溶血素:毛地黄皂苷16mg溶于80ml蒸馏水中,过滤后加入1mg NADP。

(3)3.8mmol/L NADP:NADP-$Na_2$0.29g,加蒸馏水100ml。

(4)0.5mol/L Tris缓冲液(pH 7.5):取Tris 6.05g溶于70ml蒸馏水中,以HCl调节pH至7.5,加蒸馏水至100ml。

(5)0.63mol/L氯化镁溶液:取氯化镁1.28g,溶于100ml蒸馏水中。

(6)33mmol/L G-6-P液:取G-6-P钠931mg,溶于100ml蒸馏水中。

【操作】

1. 制备红细胞悬液　取抗凝血2ml,用生理盐水洗涤红细胞3次(1500r/min离心10min),吸弃上清液和乳白层(主要为白细胞和血小板),加等体积的生理盐水制成红细胞悬液。

2. 制备溶血液　取上述红细胞悬液0.05ml,加溶血素0.5ml混合,放置10min,完全溶血作为溶血液,测定其血红蛋白浓度。

3. 按表3-14操作。

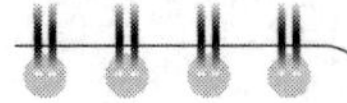

表 3-14　G-6-PD 活性测定操作步骤(Zinkhan 法)

试管	对照管(ml)	测定管(ml)
NADP 液	0.1	0.1
Tris 液	0.1	0.1
氯化镁液	0.1	0.1
蒸馏水	0.68	0.58
G-6-P 液	—	0.1
	37℃预热 10min	
溶血液	0.02	0.02

4. 立即于 340nm 处,用 1cm 光径石英比色杯测定吸光度,以对照管调零,37℃恒温,每分钟观察 1 次,记录吸光度的变化。一般测定不超过 15min。

5. 计算:

$$\text{G-6-PD 活性(U/gHb)} = \triangle A/\min \times \frac{1000}{6.22} \times \frac{1020}{20} \times \frac{1}{Hb(g/L)}$$

△A/min:每分钟吸光度的平均变化值;1000/6.22:为微摩尔消光系数

1020/20:总容量与溶血液的量之比;Hb:溶血液所测的 Hb 浓度

【参考区间】

(12.1 ± 2.09)U/gHb。

【注意事项】

1. 溶血液制备后应立即测定,因 G-6-PD 活性在室温会下降。也可储存于 0～4℃,但不能超过 6h。

2. 所用试剂至少为分析纯,且配制好的试剂应冷藏保存,一般可保存 2 周。

3. 肝素抗凝血的标本应在 12h 内完成测定,ACD 抗凝血标本可冷藏保存 3～5 天。

【临床意义】

G-6-PD 酶活性减低见于 G-6-PD 缺乏或减少者。药物(伯氨喹、磺胺类药等)反应、蚕豆病、感染性疾病等 G-6-PD 酶活性也减低,新生儿的红细胞和网织红细胞内酶活性较高。

(二) 快速分光光度法

【材料】

1. 器材　分光光度计、水浴箱等。

2. 试剂

(1)1mol/L Tris-盐酸缓冲液(pH 7.8)。

(2)12mmol/L G-6-P 溶液:称取 G-6-P-$Na_2$20mg 溶于 4ml 蒸馏水中,低温保存。

(3)NADP 缓冲液:取 6mmol/L NADP 15ml,1mol/L Tris-盐酸缓冲液 30ml,0.3mol/L 氯化镁溶液 10ml,加蒸馏水至 100ml。

(4)7mol/L 尿素:取分析纯尿素 210g,用蒸馏水溶解至 500ml,于室温保存。

(5)改良 Drabkin 溶液:巯基乙醇 0.5ml 加入 0.27mol/L EDTA 溶液(中性)10ml,用 1mol/L 氢氧化钠溶液调至中性,加入 2mmol/L NADP 溶液 5ml,加蒸馏水至 1000ml,4℃保存。

(6)铁氰化钾 0.1g,氰化钾 0.025g,无水磷酸二氢钾 0.07g,加蒸馏水至 1000ml,4℃保存。

【操作】

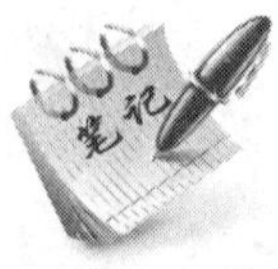

1. 制备 Hb 液　取抗凝血 0.5ml,用生理盐水洗涤 3 次,最后以 3000r/min 离心 10min,弃去上清液,取红细胞 50μl,加入 1.5ml 溶血液中,混匀后置 0℃ 20min,取出后以 3000r/min 离心

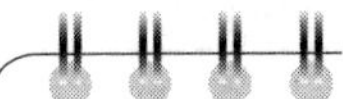

15min,取上清液备用,并用改良 Drabkin 溶液测定溶血液的 Hb 浓度。

2. 加样　按表 3-15 进行操作。

3. 用分光光度计在 340nm 波长处,以对照管为空白,测定测定管的吸光度 A。

4. 按下式计算 G-6-PD 的活性

$$\text{G-6-PD 活性(U/gHb)} = \frac{A}{Hb} \times 115.8$$

式中 A 为测定管吸光度,Hb 为溶血液血红蛋白的浓度,115.8 是根据 NADPH 的吸光系数和溶血液的量及反应总体积的换算系数。

表 3-15　快速分光光度法测定 G-6-PD 活性操作步骤

试剂	对照管(ml)	测定管(ml)
NADP 缓冲液	0.5	0.5
溶血液	0.05	0.05
12mmol/LG-6-P 液	0.05	0.05
25℃准确温育	5min	15min
7mol/L 尿素液	3.0	3.0

【参考区间】

正常成人:男性(5.0±1.3)U/gHb;女性(4.6±1.0)U/gHb

新生儿:男性(7.0±0.55)U/gHb;女性(6.9±0.76)U/gHb

【注意事项】

1. 溶血液制备后应立即测定 G-6-PD 活性,0~4℃储存也不能超过 6h。

2. NADP 缓冲液在冰冻状态下可保存 2 个月,避免反复冻融,应少量分装。

3. 为准确掌握加试剂的时间,在对照管和测定管加各类试剂之间应间隔 15s。

【临床意义】

同 Zinkhan 法。

六、丙酮酸激酶荧光斑点试验

【目的】

掌握丙酮酸激酶(pyruvate kinase,PK)荧光斑点试验的操作、参考区间及注意事项,熟悉原理和临床意义。

【原理】

PK 在二磷酸腺苷(ADP)存在的条件下,催化磷酸烯醇式丙酮酸(PEP)转化成丙酮酸,后者在 LDH 作用下转化为乳酸,同时 NADH(有荧光)氧化为 NAD(无荧光)。在紫外线照射下检测荧光消失的时间可反映 PK 的活性。

【材料】

1. 器材　紫外线灯、水浴箱等。

2. 试剂

(1)0.15mol/L PEP 液:取 144.3mg PEP 溶于 2ml 蒸馏水中,用 0.2mol/L 的 NaOH 液调节 pH 为 7~8,冷藏备用。

(2)0.015mol/L NADH 液:取 NADH 10.5mg 溶于 1ml 蒸馏水中,用 0.2mol/L 的 NaOH 溶液调 pH 为 7~8,冷藏备用。

(3)0.08mol/L 硫酸镁溶液:取 $MgSO_4 \cdot 7H_2O$ 98mg 溶于 5ml 蒸馏水中。

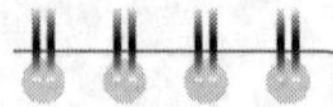

(4)0.25mol/L 磷酸盐缓冲液(pH 7.4):取 0.25mol/L $K_2HPO_4$80ml 和 0.25mol/L KH_2PO_4 20ml 混合,调 pH 为7.4。

(5)0.03mol/L ADP 液:取 ADP 二钠盐 150mg,溶于 5ml 蒸馏水中,用 0.2mol/L 的 NaOH 溶液调节 pH 为 7～8,冷藏备用。

(6)反应液(临用新配):0.15mol/L PEP 30μl、0.015mol/L NADH 溶液 0.1ml、0.08mol/L $MgSO_4$ 溶液 0.1ml、0.25mol/L 磷酸盐缓冲液 0.05ml、0.03mol/L ADP 液 0.1ml、蒸馏水 0.62ml,混匀待用。

【操作】

1. 取肝素抗凝血 2ml,经 1000r/min 离心 5min,弃去血浆和乳白色层,用生理盐水洗涤红细胞 3 次,取 1 体积比容红细胞,加 4 体积生理盐水配成 20% 的红细胞悬液。
2. 配制好的红细胞悬液放于 -20℃以下冷冻,再于室温中复融,红细胞溶解。
3. 取反应液 200μl 置于小试管中,加上述溶血液 20μl,充分混匀后于 37℃温育。
4. 在温育开始和温育后 25min、35min、45min 和 60min 分别取一小滴混合液点于滤纸上,晾干后观察结果。
5. 在紫外线灯下观察荧光斑点。

【参考区间】

健康人明亮的荧光斑点在 25min 内消失,第一点可见明亮的荧光,第二点荧光消失。

【注意事项】

1. 应采用已知 PK 正常的标本作正常对照,利于观察结果。
2. 白细胞和血小板中含有与红细胞类型不同的 PK 同工酶,本法用冷冻复融和低渗反应液使红细胞破坏,不用皂素溶血,使残余白细胞中释放的酶量较少,提高试验的可靠性。
3. NADH 液配制后不稳定,用前应以 340nm 的光吸收进行校正,取配制好的 NADH 液,经 1∶1000稀释,其吸光度约为 0.093。

【临床意义】

荧光斑点不消失或 25min 后消失说明丙酮酸激酶缺乏,中度缺乏(杂合子)荧光在 25～60min 消失,严重缺乏(纯合子)荧光 60min 不消失。本法用于丙酮酸激酶缺乏的筛查,异常者应进一步测定丙酮酸激酶活性。

七、丙酮酸激酶活性检测

【目的】

掌握 PK 活性检测的操作、参考区间及注意事项,熟悉原理及临床意义。

【原理】

PK 活性检测的原理与荧光斑点法相同,通过检测 NADH 转变为 NAD 的变化,反映 PK 的活性。NADH 在 340nm 波长下有一特定吸收峰,而 NAD 没有,检测 NADH 减少的速率可推算 PK 活性。

【材料】

1. 器材　分光光度计、水浴箱等。
2. 试剂

(1)1mol/L Tris-盐酸缓冲液(含 5mmol/L EDTA)pH 为 8.0。

(2)1mol/L 氯化钾溶液。

(3)0.1mol/L 氯化镁溶液。

(4)2mmol/L NADH 液:取 NADH 1.4mg,溶于 1ml 蒸馏水中。

(5)30mmol/L ADP 液:取 ADP 二钠 150mg,溶于 5ml 蒸馏水。

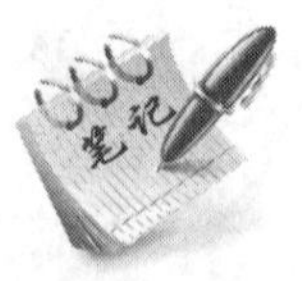

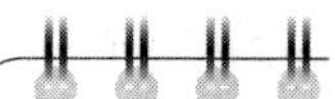

(6)60U/ml 乳酸脱氢酶液：取 LDH 液，活性单位调至 60U/ml。

(7)50mmol/L PEP 液：24.05mg 磷酸烯醇式丙酮酸氨盐，溶于 1ml 蒸馏水，4℃冷藏备用。

【操作】

1. 取肝素抗凝血 3.5ml，加右旋糖酐 1ml，静置后弃去血浆。再加右旋糖酐 1ml，用生理盐水补足至 4.5ml 洗涤红细胞，反复洗涤 4～6 次，再将无白细胞的红细胞液用生理盐水洗 2 次。

2. 将洗涤后的红细胞悬液加入冰浴的蒸馏水中，制成 1∶20 的溶血液，冰浴备用，测定血红蛋白浓度。

3. 在 1ml 反应系统中按表 3-16 加入试剂及标本。

表 3-16　PK 活性测定的操作步骤

试剂	对照(μl)	高 PEP 浓度(μl)	低 PEP 浓度(μl)
1mol/L Tris-盐酸缓冲液	100	100	100
1mol/L 氯化钾溶液	100	100	100
0.1mol/L 氯化镁溶液	100	100	100
2mmol/L NADH 液	100	100	100
30mmol/L ADP 溶液	0	50	20
60U/ml LDH 液	100	100	100
1∶20 溶血液	20	20	20
蒸馏水	380	330	455
混匀，置于 37℃水浴 10min			
50mmol/L PEP 溶液	100	100	5

4. 在 37℃恒温条件下，于 340nm 波长下用蒸馏水调零，测定吸光度，每分钟测定 1 次，连续测定 10min。

5. 计算

$$\text{PK 活性(U/gHb)} = \frac{100 \times \Delta A \times Vc}{Hb \times 6.22 \times V_H}$$

△A：每分钟吸光度的变化。

Vc：测定体系的总体积，本试验总体积为 1ml。

Hb：溶血液血红蛋白浓度。

6.22：1mmol/L 的 NADPH 在 340nm 的吸光度值。

V_H：加入溶血液的量，本试验为 20μl。

【参考区间】

健康成人为(15.0±1.99)U/gHb。

【注意事项】

1. 血液标本要新鲜，试剂、缓冲液 pH 和温度要准确。

2. 白细胞、血小板和网织红细胞等 PK 酶活性很高，必须尽量除去。

3. PK 为变构酶，在低 PEP 浓度时，PK 活性受微量果糖-1,6-二磷酸(FDP)的刺激而增加。低 PEP 浓度测定时，加入 FDP，有助于对在高 PEP 浓度时酶活性接近正常的 PK 变异型进行诊断，高浓度 PEP 的测定结果不易判断，可在低浓度 PEP 试验管内加入 50μl 10mmol/L FDP 液进行试验判断结果。

4. 用 1cm 以上的比色杯测定，反应体系的试剂用量应按倍数增加。开始测定吸光度时，以对照杯为基准，将吸光度的读数调至 0.4～0.5 之间，用于低吸光度样本的测定。

【临床意义】

1. 先天性丙酮酸激酶缺乏，PK 活性降低或消失，纯合子型 PK 值为正常的 25% 以下，杂合子型为正常的 25%～50%。PK 活性测定是诊断 PK 缺乏症最直接而可靠的证据。

2. 继发性丙酮酸激酶缺陷，如白血病、再生障碍性贫血、MDS 等，PK 活性也减低。

第六节　珠蛋白合成异常检验

一、血红蛋白电泳

【目的】

掌握血红蛋白电泳的操作、结果及注意事项，熟悉原理和临床意义。

【原理】

不同的 Hb 含有的氨基酸不同，具有不同的等电点，在一定 pH 缓冲液中，Hb 的等电点小于缓冲液的 pH 带负电荷，在电场中向阳极泳动，反之，Hb 带正电荷向阴极泳动。在一定电压下，经过一定时间的电泳，不同的 Hb 泳动的方向和速度不同，即可分离出不同的区带，通过比色或扫描，可进行各种 Hb 的定量，以检出和确认各种正常和异常 Hb。最常用的是 pH 8.5 的碱性血红蛋白电泳。

【材料】

1. 器材　电泳仪、加样器、离心机等。

2. 试剂

(1)pH 8.5 的 TEB 缓冲液：Tris 10.29g、EDTA 0.6g、硼酸 3.2g，加蒸馏水至 1000ml。

(2)硼酸盐缓冲液：硼砂 6.87g、硼酸 5.56g，加蒸馏水至 1000ml。

(3)染液及漂洗液：可任选以下一种染液进行血红蛋白带的染色：

①丽春红 S 染液：丽春红 S 0.1g，二氯醋酸 1.4g，加蒸馏水至 100ml。其漂洗液为 3% 醋酸溶液。

②氨基黑染液：氨基黑 10B 1g、磺基水杨酸 10g、冰醋酸 20ml，加蒸馏水至 400ml。其漂洗液为乙醇 45ml、冰醋酸 5ml，加蒸馏水至 100ml。

③联苯胺染液：联苯胺 0.1g，溶于 10ml 甲醇，加入 500ml 缓冲液(冰醋酸 1.2ml，结晶醋酸钠 0.8g，加蒸馏水至 500ml)，混匀 4℃保存。临用时取上述溶液 30ml，加 1 滴 30% 过氧化氢液和 1 滴 5% 亚硝基铁氰化钠。固定液为 10% 磺柳酸溶液，漂洗液为蒸馏水。

【操作】

(一)血红蛋白电泳

1. 血红蛋白液的制备　取肝素抗凝血 3ml，以 1500r/min 离心 10min，弃去血浆，用生理盐水洗涤红细胞 3 次(1000r/min 离心 10min)，再以 3000r/min 离心 10min，弃上清，在压积红细胞内加入等量的蒸馏水充分振摇，再加入 0.5 倍体积的四氯化碳，用力振摇，上清液为溶血液。

2. 浸膜　将醋纤膜剪成 3cm×8cm 的纸条，浸入 pH 8.5 TEB 缓冲液，浸透后取出，用滤纸吸去多余浸泡液。

3. 点样　用加样器蘸取血红蛋白液约 20μl，距膜一端 1.5cm 处，垂直点加于醋纤膜(无光泽面)上。

4. 电泳　将硼酸盐缓冲液倒入电泳槽内，将点样后的醋纤膜放于电泳槽架上，点样在阴极端，无光泽面向下。端电压 200～250V、电泳 20～30min。

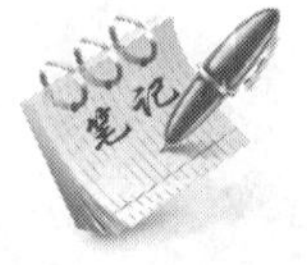

5. 染色

(1)丽春红染色：取下电泳薄膜，浸入丽春红染液中浸泡 10min，移入 3% 醋酸液中漂洗至背

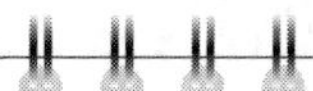

景为无色，贴于玻片上干燥后肉眼观察。此种染色结果便于观察。

（2）联苯胺染色：将电泳后薄膜用10%磺柳酸溶液固定3min，充分水洗后，浸于联苯胺显色液中，至蓝色区带清晰显现取出水洗，观察电泳结果。可证实电泳区带是否为血红蛋白带。

（3）氨基黑染色：将电泳后薄膜浸入氨基黑染液中，染色约30min，移入漂洗液中浸泡漂洗，更换染液数次，至背景无色为止。可用于 HbA_2 的定量检测。

（二）HbA_2 定量测定

1. 电泳　方法同上。

2. 染色　方法同上，多用氨基黑染色。

3. 洗脱　分别剪下 HbA、HbA_2 和与 HbA_2 大小相当的空白带，如有异常血红蛋白带（如HbH）也应剪下，将各带放入试管内，分别加入10ml、2ml和2ml 0.4mol/L的NaOH溶液浸泡，不时轻轻振摇，待血红蛋白完全洗脱后混匀。

4. 比色　将以上各管洗脱液在600nm波长处，用空白带管调零，测定吸光度。

为避免染色不透的影响，也可不染色，直接剪下各血红蛋白区带，用蒸馏水洗脱，于415nm波长比色。

5. 计算

$$HbA_2(\%) = \frac{HbA_2\text{管吸光度}}{HbA\text{管吸光度} + HbA_2\text{管吸光度}} \times 100\%$$

$$\text{异常血红蛋白}(\%) = \frac{\text{异常血红蛋白管吸光度}}{HbA\text{管吸光度} + HbA_2\text{管吸光度} + \text{异常血红蛋白管吸光度}} \times 100\%$$

【参考区间】

pH 8.6 TEB缓冲液醋酸纤维膜电泳 HbA $>95\%$、HbF $<2\%$、HbA_2 为 $1.0\% \sim 3.1\%$。常见异常血红蛋白电泳带，如图3-2所示。

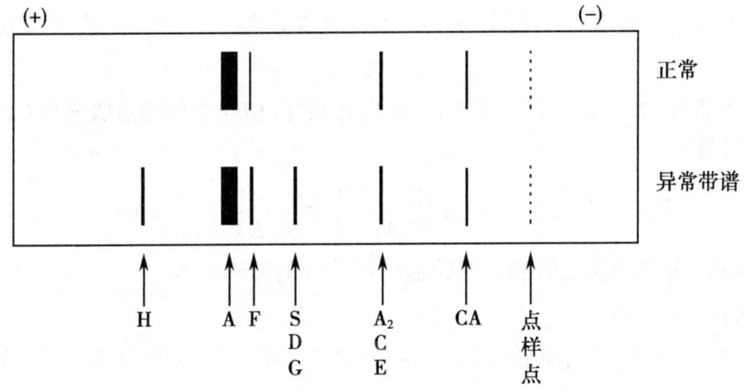

图3-2　pH 8.5醋酸纤维膜电泳血红蛋白分带示意图

【注意事项】

1. 电泳时醋纤膜不能变干，观察到 HbA 和 HbA_2 清晰分开即停止电泳，电泳时间过长，区带反而扩散模糊。

2. 点样量不能太多，否则色带易脱落或染色不透，出现 HbA_2 相对增高的假阳性。

3. 电流不宜过大，否则血红蛋白分带不明显。

4. 避免醋酸纤维膜被蛋白质污染。

5. 应同时作正常和已知异常血红蛋白的标本对照。

6. 将电泳后的各区带剪下，浸入一定量的蒸馏水中，将洗下的血红蛋白比色测定，可计算各种血红蛋白的相对含量。

7. 染色与漂洗时间和温度有关。温度低，应延长时间，温度高，时间不宜过长。

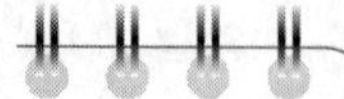

【临床意义】

与正常血红蛋白电泳图谱比较，可发现异常血红蛋白区带，如 HbH、HbE、Hb Barts、HbS、HbD 和 HbC 等血红蛋白异常疾病。HbA_2 增加，见于 β 珠蛋白合成障碍性贫血，是诊断杂合子型 β 珠蛋白合成障碍性贫血的重要指标。HbE 病 HbA_2 也增加，其含量常在 10% 以上。HbA_2 轻度增加见于肝病、肿瘤和某些血液病。

二、抗碱血红蛋白检测

【目的】

掌握抗碱血红蛋白检测的操作、参考区间及注意事项，熟悉原理和临床意义。

【原理】

胎儿血红蛋白（HbF）的抗碱性比 HbA 强，在碱性溶液中 HbF 不易变性，而其他 Hb 易变性出现沉淀。测定滤液中 Hb 的量，即为 HbF 的含量。此试验也称碱变性试验，主要检测抗碱血红蛋白，除 HbF 外，Hb Barts 和部分 HbH 也具有抗碱能力，通过电泳可以鉴别。

【材料】

1. 器材　分光光度计、漏斗、滤纸、定时钟等。

2. 试剂

（1）0.083mol/L 氢氧化钠溶液：标定后置于聚乙烯瓶内，4℃保存，用时取出少许。

（2）酸性半饱和硫酸铵溶液：饱和硫酸铵溶液加等体积的蒸馏水，再加 1mol/L 的盐酸。

【操作】

1. 制备血红蛋白溶液　取一定量抗凝血，按血红蛋白电泳的方法制备血红蛋白溶液。

2. 取 0.083mol/L 氢氧化钠溶液 1.6ml 置于试管内，25℃ ±1℃ 水浴放置 10min。加入已制备的血红蛋白液 0.1ml，立即计时，并迅速摇动。碱化 1min 时，加入 3.4ml 酸性半饱和硫酸铵溶液终止反应，迅速颠倒混匀 6 次，以蒸馏水调零，在 540nm 波长下测滤液的吸光度（A）。

3. 取 5ml 蒸馏水，加入血红蛋白液 0.02ml 为对照管，相同条件测定吸光度（B）。

4. 按下式计算

$$\text{抗碱血红蛋白}(\%) = \frac{\text{测定管吸光度}(A)}{\text{对照管吸光度}(B)} \times \frac{51}{251} \times 100\%$$

式中 51 和 251 分别为测定管和对照管血红蛋白液的稀释倍数。

【参考区间】

成人 HbF 为 1%～3.1%，新生儿 55%～85%，2～4 个月逐渐下降，1 岁左右接近成人水平。

【注意事项】

1. 每次测定应作正常对照，每份标本要重复测定，以提高准确性。

2. 血红蛋白液应新鲜，否则形成高铁血红蛋白，遇碱变性，出现假性偏低。

3. 碱液浓度、碱化时间和温度应准确，过滤后应 1h 内完成比色。

4. 滤液必须清澈透明，以免影响测定结果。

【临床意义】

1. HbF 绝对增加　见于珠蛋白合成障碍性贫血，重型者达 30%～90%，中间型介于 5%～30%，轻型小于 5%。遗传性胎儿血红蛋白持续综合征 HbF 高达 100%。

2. HbF 相对增加　见于骨髓纤维化、白血病、浆细胞瘤等恶性疾病，再生障碍性贫血、PNH、卟啉病等 HbF 也增加。

3. HbF 生理性增加　见于孕妇和新生儿。

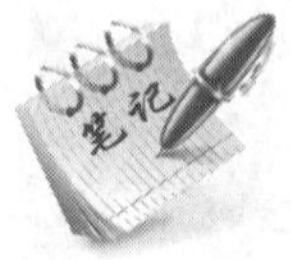

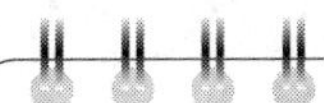

三、血红蛋白F酸洗脱试验

【目的】

掌握血红蛋白F酸洗脱试验的操作、参考区间及注意事项，熟悉原理和临床意义。

【原理】

HbF具有抗碱和抗酸作用，其抗酸能力也比HbA强。将血涂片于酸性缓冲液中孵育，含HbF的红细胞不被酸洗脱，被伊红染成红色，其他含HbA的红细胞被酸洗脱，不被伊红染色。

【材料】

1. 器材　显微镜、水浴箱等。

2. 试剂

(1)80%乙醇。

(2)pH 3.3酸性缓冲液：取0.2mol/L磷酸氢二钠24.6ml(35.81g $Na_2HPO_4 \cdot 12H_2O$ 溶于500ml蒸馏水)、0.1mol/L枸橼酸75.4ml(9.6g无水枸橼酸溶于500ml蒸馏水)混合。

(3)伊红Y染液：取10g/L伊红Y溶液200ml，加入30μl冰醋酸。

【操作】

1. 固定　将制备的血涂片自然干燥，用80%乙醇固定5min，用水冲洗后晾干。

2. 酸洗　将血涂片浸入37℃ pH 3.3酸性缓冲液，准确浸泡5min，水洗后晾干。

3. 染色　用伊红Y染液染色1min，蒸馏水冲洗，油镜发现被伊红染成鲜红色为阳性红细胞，只留下淡影的为阴性红细胞。计数1000个红细胞，求阳性细胞的百分率。

【参考区间】

成人血涂片中着色(含HbF)的红细胞<1%。新生儿占55%~85%，以后渐渐下降。孕妇可轻度增加。

【注意事项】

1. 标本必须新鲜，或4℃保存3天内的枸橼酸钠抗凝血。血涂片制成后2h内染色，否则出现假阳性。

2. 应严格掌握缓冲液的pH、酸洗脱时间和温度，以保证测定结果准确。

3. 观察时不易区分白细胞和红细胞，可先用苏木素染液对白细胞进行染色。

【临床意义】

珠蛋白合成障碍性贫血患者阳性细胞增加，重型(纯合子)患者大多数红细胞染成红色，轻型(杂合子)患者可见少数染成红色的红细胞。遗传性胎儿血红蛋白持续综合征患者全部红细胞均染成红色。

四、异丙醇沉淀试验

【目的】

掌握异丙醇沉淀试验的操作、结果及注意事项，熟悉原理和临床意义。

【原理】

非极性溶剂可使Hb分子内部的氢键减弱，稳定性下降。不稳定Hb较正常Hb更容易裂解。因此，加入异丙醇后可使不稳定Hb很快出现混浊，并形成绒毛状沉淀。

【材料】

1. 器材　水浴箱、离心机等。

2. 试剂

(1)0.1mol/L Tris缓冲液：取1.21g Tris溶于少量蒸馏水中，滴加1mol/L盐酸溶液调pH至

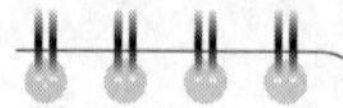

7.4,加蒸馏水至100ml。

(2)17%(V/V)异丙醇缓冲液:取17ml异丙醇加上述Tris缓冲液至100ml,充分混匀后加塞,于4℃冰箱保存。

【操作】

1. 溶血液的制备　取抗凝血,制备10%的溶血液(方法见血红蛋白电泳)。

2. 在试管中加入17%异丙醇缓冲液2ml,加塞后在37℃水浴中预热20~30min。

3. 加入新制备的10%溶血液0.2ml,混匀,加盖并计时,置于37℃水浴,分别于5min、10min、20min、30min观察结果。

4. 结果判断　5min内混浊,20min内出现大块的沉淀为强阳性(++++);20min内出现混浊为弱阳性(+);介于两者之间为(++)或(+++);30min内澄清透明为阴性(-)。

【参考区间】

健康人血标本为阴性,脐血为阳性,新生儿出生6个月后为阴性。

【注意事项】

1. 试剂预温时间(至少20min)要充足,严格控制试验温度(37℃)。

2. 溶血液Hb浓度应控制在70~130g/L,最好为100g/L,浓度过低出现假阴性。

3. 标本要新鲜配制,久置Hb可氧化成高铁血红蛋白出现假阳性。

4. 异丙醇浓度(17%)应严格控制,缓冲液pH不能低于7.2。

5. 每批试验应取正常人和脐血标本作阴性对照和阳性对照。

【临床意义】

不稳定血红蛋白存在时,常于5min时出现混浊,20min开始出现绒毛状沉淀。可用于不稳定血红蛋白的过筛试验,但特异性较差。HbF、HbH、HbE含量大于4%,G-6-PD缺乏症、α珠蛋白合成障碍性贫血等均可出现阳性结果。

五、热不稳定试验

【目的】

掌握热不稳定试验的操作、参考区间和注意事项,熟悉原理及临床意义。

【原理】

热不稳定试验(heat instability test)也称热变性试验,根据不稳定血红蛋白比正常血红蛋白遇热更容易变性的特点,观察血红蛋白液在50℃时是否出现沉淀,用于不稳定血红蛋白的筛检。

【材料】

1. 器材　离心机、水浴箱、分光光度计等。

2. 试剂

(1)0.1mol/L Tris缓冲液(pH 7.4):取1.21g Tris溶于少量蒸馏水中,加1mol/L盐酸40ml,加蒸馏水至100ml。

(2)氰化高铁血红蛋白稀释液:碳酸氢钠1g,氰化钾50mg,高铁氰化钾200mg,加蒸馏水至1000ml。

【操作】

1. 取新鲜配制的溶血液(方法见血红蛋白电泳)0.5ml,加入pH 7.4的0.1mol/L Tris缓冲液5ml,混匀。

2. 取2支试管,各加上述混合液2ml,一支试管(对照管)放4℃冰箱,另一支试管(测定管)置于50℃水浴2h后,将两支试管以3000r/min,离心20min。

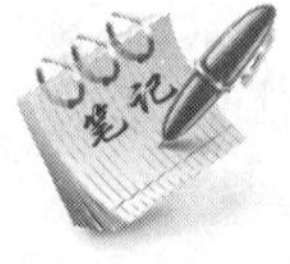

3. 每管取上清液0.1ml,各加5ml氰化高铁血红蛋白稀释液,混匀,用分光光度计于540nm

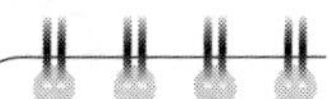

波长处,以0.1ml Tris缓冲液加5ml氰化高铁血红蛋白稀释液作空白调零,测定各管吸光度。

4. 计算

$$热沉淀血红蛋白\% = \frac{对照管的吸光度 - 测定管的吸光度}{对照管的吸光度} \times 100\%$$

【参考区间】

健康人常<1%,>5%提示不稳定血红蛋白存在。

【注意事项】

1. 溶血液应新鲜,避免假阳性出现。

2. 保温的温度和时间要准确,温度过高沉淀出现快,易出现假阳性。

3. 离心速度和时间要准确,取上清液时要小心,不能吸入变性的蛋白,否则结果减低甚至出现负值。

【临床意义】

热沉淀血红蛋白增加,提示不稳定血红蛋白的存在。HbF、HbH、HbE含量增高及G-6-PD缺乏症和α珠蛋白合成障碍性贫血也增高。

六、红细胞包涵体试验

【目的】

掌握红细胞包涵体试验操作、参考区间和注意事项;熟悉原理及临床意义。

【原理】

红细胞包涵体试验(heinz-body forming test)是将氧化还原染料——煌焦油蓝染液与新鲜血液共同孵育,不稳定Hb容易氧化变性沉淀形成包涵体,观察温育2h含包涵体红细胞比温育10min增多的数量,了解是否有HbH等不稳定Hb的存在。

【材料】

1. 器材　水浴箱、显微镜等。

2. 试剂　10g/L煌焦油蓝溶液:煌焦油蓝1g,枸橼酸钠0.4g,研磨溶解于100ml生理盐水中,用前过滤。

【操作】

1. 取新鲜全血或抗凝血3~4滴,加入盛有10g/L煌焦油蓝溶液0.5ml的小试管内,混匀,加盖置于37℃水浴,分别于10min、1h、3h混匀后取一滴血制成血涂片。

2. 油镜观察,红细胞内出现大小不等、数目不一的墨绿蓝色圆形小体即为红细胞包涵体。计数1000个红细胞,计算含包涵体红细胞的百分率。

【参考区间】

0~5%。

【注意事项】

1. 注意不典型包涵体与网织红细胞的鉴别。红细胞内包涵体的形态为均匀分布的墨绿蓝色球形小体,有折光性。而网织红细胞内的网状物呈颗粒或网状不均匀排列。

2. 网织红细胞在保温10min即可显现出来,HbH的红细胞内包涵体一般在10min至1h形成,其他不稳定血红蛋白形成珠蛋白变性沉淀需温育3h或更长时间。

3. 制备好的血涂片应及时风干,否则红细胞形态不清楚,影响结果观察。

4. 制片后应及时计数,放置时间过久,变性血红蛋白小体可褪色消失。

【临床意义】

HbH病孵育1h可出现包涵体,也称HbH包涵体,阳性红细胞可达50%以上。不稳定血红蛋白病孵育3h后多数红细胞内出现变性珠蛋白包涵体。不同类型的不稳定血红蛋白所需温育

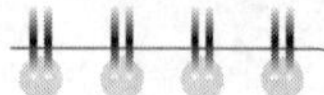

时间，形成包涵体的大小、形态、数量、分布不同。G-6-PD 缺乏或红细胞还原酶缺乏及化学物质中毒等红细胞内也可出现包涵体。

（侯振江）

第七节　免疫性溶血性贫血检验

一、抗人球蛋白试验（Coombs 试验）

人体内产生的不完全抗体，是一种分子量很小的球蛋白（IgG），可作为抗原，经免疫动物产生抗体，此抗体即为抗人球蛋白抗体。用此抗体检测红细胞上和血清中有无不完全抗体的试验，称抗人球蛋白试验（Coombs 试验），是检测红细胞是否被不完全抗体致敏及血浆中是否有不完全抗体较灵敏的方法，是诊断与鉴别诊断各类免疫性溶血性贫血较经典的方法之一，还用于 Du、Daffy、Kidd 等血型抗体（通过免疫如输血、妊娠、器官移植产生的免疫抗体）的检查。检测红细胞表面有无不完全抗体的试验为直接抗人球蛋白试验（DAGT），检测血清中有无不完全抗体的试验为间接抗人球蛋白试验（IAGT）。

（一）直接抗人球蛋白试验（DAGT）

主要检测被检者红细胞表面是否结合有不完全抗体。测定溶血性贫血患者的红细胞是否被自身抗体致敏，是测定不完全抗体较为灵敏的一种方法，临床常用。

【目的】

掌握 DAGT 试验原理、操作方法、注意事项及结果分析；理解临床意义。

【原理】

自身免疫性溶血性贫血的自身抗体（IgG）是不完全抗体，结合在红细胞表面，使其致敏。直接抗人球蛋白试验（DAGT）是应用抗人球蛋白试剂［抗 IgG 和（或）抗 C_{3d}］与红细胞表面的不完全抗体（IgG）结合，并出现凝集反应。红细胞表面如果不存在自身抗体（IgG），则凝集反应呈阴性。

【材料】

1. 器材　干燥、洁净的试管及刻度吸管、一次性采血器具、试管架、恒温水浴箱、离心机等。
2. 试剂

（1）抗人球蛋白血清，主要为抗 IgG 血清（适当稀释，按出厂说明）。

（2）正常 O 型血人（2 人以上）混合比容红细胞。

（3）抗 D（Rh）血清。

（4）AB 型血清。

（5）生理盐水。

【操作】

1. 被检者红细胞悬液制备　将被检比容红细胞洗涤 3 次，配成 5% 红细胞生理盐水悬液。
2. 阴、阳性对照红细胞悬液的制备　按表 3-17 制备 5% 的红细胞生理盐水悬液。

表 3-17　阴、阳性对照的红细胞悬液制备

红细胞/血清	阳性对照红细胞管（滴）	阴性对照红细胞管（滴）
O 型混合比容红细胞	2	2
抗 D（Rh）血清	4	—
AB 型血清	—	4

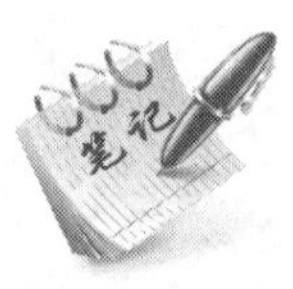

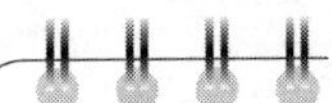

将以上两管置37℃水浴(致敏红细胞)1h,离心弃去上清液,生理盐水洗涤3次,分别配成5%红细胞生理盐水悬液。

3. 操作步骤　取小试管4支,按图3-3加入反应物。

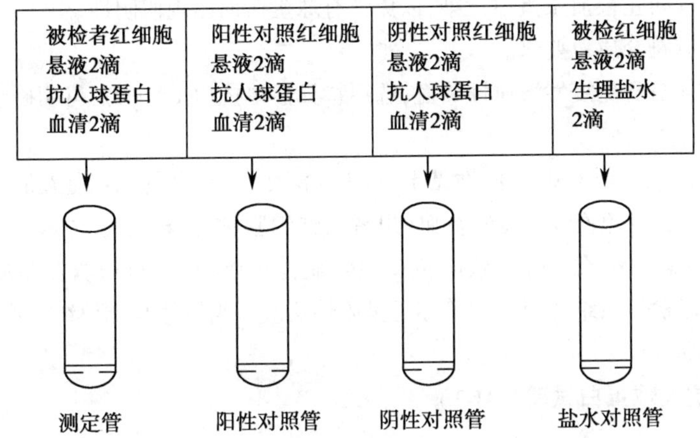

图3-3　直接抗人球蛋白(DAGT)操作步骤示意图

将以上各管混匀,5min(或低速离心1min)后观察结果(图3-4)。

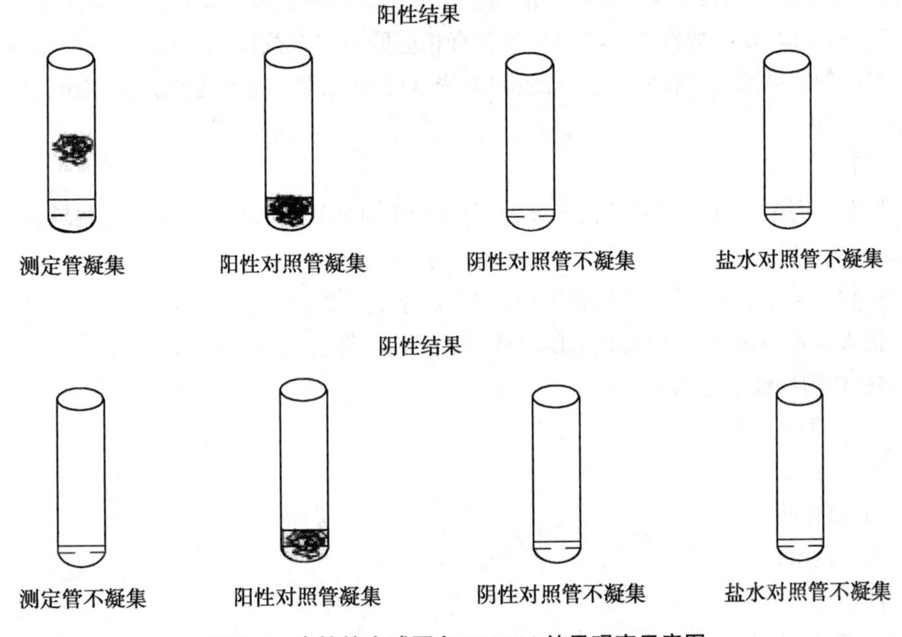

图3-4　直接抗人球蛋白(DAGT)结果观察示意图

(1)阳性对照管及测定管出现凝集为阳性,表示被检红细胞上吸附有不完全抗体。

(2)阳性对照管不发生凝集,可能是抗人球蛋白血清失效,或用于致敏红细胞的不完全抗D血清失效,或红细胞未洗净带入的球蛋白中和了抗人球蛋白所致,应更换血清或洗净红细胞后重做。

(3)如阴性对照管出现凝集,可能是抗人球蛋白血清处理不当,仍有残存的种属抗体,或被细菌污染,应更换血清重做试验。

(4)如盐水对照管出现凝集,可能是由于存在完全抗体或其他原因引起的自凝现象,则本试验结果无意义。

【参考区间】

直接抗人球蛋白试验(DAGT)结果为阴性。

【注意事项】

1. 所有试验用红细胞及血清都应新鲜。

2. 所用红细胞必须洗涤，未洗涤红细胞不能用于本试验。

3. 试验器材应防止被血浆蛋白污染，以免带有球蛋白而出现假阴性。

4. 所用仪器应符合质量要求。

5. 测定温抗体自身免疫性溶血性贫血，选用特异性单抗(IgG、IgA)，可明确诊断。

【临床意义】

直接抗人球蛋白试验(DAGT)阳性见于：新生儿溶血病(患儿的红细胞在胎儿时已被母体的不完全抗体致敏)；自身免疫性溶血性贫血(患者的红细胞被自身不完全抗体致敏)例如恶性淋巴瘤、白血病、某些感染性疾病等导致的免疫性溶血性贫血；某些药物诱发免疫性溶血性贫血(如甲基多巴、青霉素等)；结缔组织病等亦可呈阳性反应。当抗体与抗原结合有剩余时，直接与间接试验均为阳性。

(二)间接抗人球蛋白试验(IAGT)

【目的】

掌握 IAGT 试验原理、操作方法、注意事项及结果分析；理解临床意义。

【原理】

间接抗人球蛋白试验是检查血清中游离的不完全抗体的试验。本试验是应用已知红细胞与抗人球蛋白血清，检测被检者血清中是否含有相应的不完全抗体，如果血清中存在不完全抗体，则已知红细胞被致敏，再加入抗人球蛋白血清，可出现凝集。本法是测定不完全抗体的很重要的血清学方法。

【材料】

1. 器材　干燥、洁净的试管及刻度吸管、一次性采血器具、试管架、恒温水浴箱、离心机等。

2. 试剂

(1)被检者标本制备：按上法制备被检者5%红细胞悬液；血清。

(2)抗人球蛋白血清，主要为抗 IgG 血清(适当稀释，按出厂说明)。

(3)5% D 阳性红细胞悬液。

(4)5%红细胞悬液(已知)。

(5)抗 D(Rh)血清。

(6)AB 型血清。

(7)生理盐水。

【操作】

取小试管4支，做好标记按图3-5加反应物。

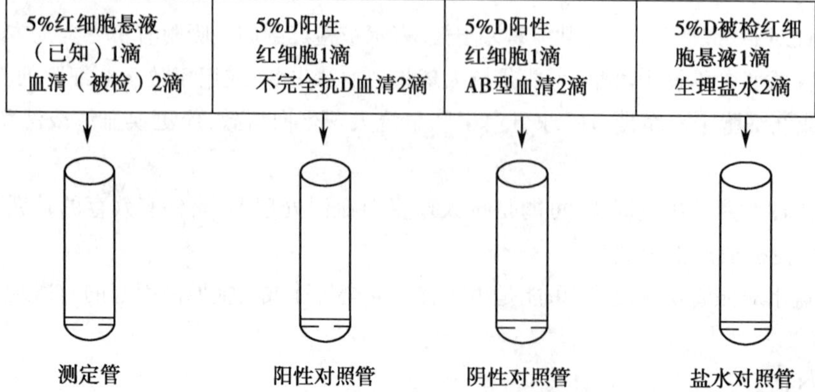

图3-5　间接抗人球蛋白(IAGT)操作步骤示意图

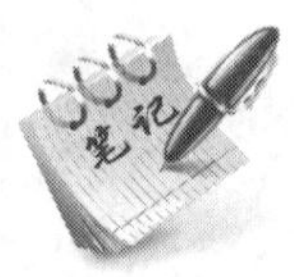

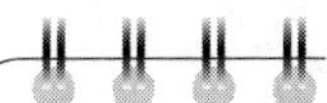

→混匀，置37℃水浴1h→用等渗盐水分别洗涤各管红细胞各3次→末次离心后应尽量弃去上清液→仅留1滴红细胞悬液→各管加入抗人球蛋白血清1滴混匀→5min后（或低速离心1min）观察结果（图3-6）。

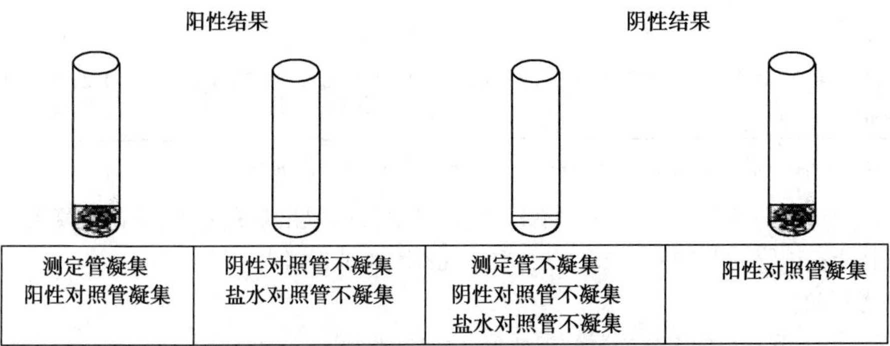

图3-6　间接抗人球蛋白（IAGT）结果观察示意图

1. 如阳性对照管与被检管出现凝集为阳性，说明被检血清中有不完全抗体。
2. 阳性结果，进一步用生理盐水倍比稀释，再按上法进行测定，了解凝集效价。
3. 用低离子强度盐水（LISS）代替生理盐水配制5%红细胞悬液，则效果更好。

【参考区间】

正常人间接抗人球蛋白试验（IAGT）为阴性。

【临床意义】

间接抗人球蛋白试验（IAGT）常用于检测Rh和ABO血型不合妊娠的母亲血清中的不完全抗体。

二、冷凝集素试验

【目的】

掌握本试验原理、操作方法、注意事项及结果分析；理解临床意义。

【原理】

冷凝集素为IgM类完全抗体，在低温时可使自身红细胞、O型红细胞或与受检者同型红细胞发生凝集，凝集反应的高峰在0～4℃，当温度恢复到37℃时凝集消失。

【材料】

1. 器材　干燥、洁净的试管及刻度吸管、一次性静脉采血器具、试管架、恒温水浴箱、离心机、电冰箱等。

2. 试剂

（1）正常O型或与受检者同型的比容红细胞，洗涤3次后，制备成2%红细胞悬液。

（2）被检者血清。

（3）生理盐水。

【操作】

1. 标本采集　取患者静脉血3～4ml，待凝固后，离心分离血清，并吸出血清备用。

2. 操作步骤　取17支试管按表3-18加反应物。

表3-18　冷凝集素试验操作步骤

试管号	1	2	3	4	5	6	7	8	9	10	11	12	13	14	15	16	17
生理盐水 ml		0.2	0.2	0.2	0.2	0.2	0.2	0.2	0.2	0.2	0.2	0.2	0.2	0.2	0.2	0.2	0.2
受检血清 ml	0.2	0.2															

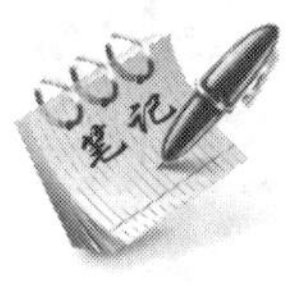

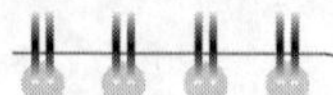

续表

试管号	1	2	3	4	5	6	7	8	9	10	11	12	13	14	15	16	17
倍比稀释(混匀并吸出)ml		0.2 →	0.2 →	0.2 →	0.2 →	0.2 →	0.2 →	0.2 →	0.2 →	0.2 →	0.2 →	0.2 →	0.2 →	0.2 →	0.2 →	0.2 →	0.2 ↓	
O型2%红细胞悬液 ml	0.2	0.2	0.2	0.2	0.2	0.2	0.2	0.2	0.2	0.2	0.2	0.2	0.2	0.2	0.2	0.2	0.2

注:表中"→"表示混匀后并吸出液体 ml 数;"↓"表示混匀后并弃去液体 ml 数

3. 冷藏与水浴　将以上试管混匀后冷藏(2~5℃)2h,取出观察结果,并记录凝集管最高稀释度,再将所有试管放入37℃水浴2h后,取出观察凝集是否消失。

【参考区间】

血清抗红细胞抗原的 IgM 冷凝集素效价≤1∶32(4℃)。

【注意事项】

1. 两次观察结果时,时间要准确,以免出现假阴性。

2. 稀释吸取液时,液体的吸取量要准确,否则出现跳管现象。

【临床意义】

阳性见于冷凝集素综合征(>1∶1000)。支原体肺炎、传染性单核细胞增多症、肝硬化、淋巴瘤及多发性骨髓瘤者亦可增高,但不超过1∶1000。

三、冷热溶血试验

冷热溶血试验(Donath-Landsteiner test,D-LT)是诊断阵发性冷性血红蛋白尿症(paroxysmal cold hemoglobinuria,PCH)的主要指标。此种冷反应抗体 IgG(简称 D-L 抗体)介导的红细胞破坏,而发生血管内溶血。这种抗体是一种双相温度的冷溶血素,亦称"双相"抗体。

【目的】

掌握本试验原理、操作方法、注意事项及结果分析;理解临床意义。

【原理】

冷热溶血试验是模拟患者发病的体外试验。将待检血液置于0~4℃冰箱中,能使 D-L 型冷反应性抗体与红细胞牢固结合,并结合补体,但无溶血,再将温度升至37℃使补体激活,并发生溶血,以此与 PNH 鉴别。

【材料】

1. 器材　一次性静脉采血器具、玻璃珠(6~8粒)、三角烧瓶(25~50ml 无菌、无水)、试管、刻度吸管、试管架、离心机、水浴箱、电冰箱等。

2. 试剂

(1)补体:将购得标准豚鼠血清,用生理盐水按说明稀释。

(2)生理盐水。

(3)被检者和正常人(与被检者同血型)血清。

(4)被检者和正常人(与被检者同血型)的红细胞悬液。

【操作】

1. 血清制备　抽取被检者和正常人(与被检者同血型)的静脉血各8ml,分别注入无水、洁净并带有玻璃珠的三角烧瓶内,轻轻匀速地向一定方向旋转,使纤维蛋白缠绕凝固于玻璃珠上,分别将脱纤维蛋白抗凝血移入试管中并离心,吸出血清备用。

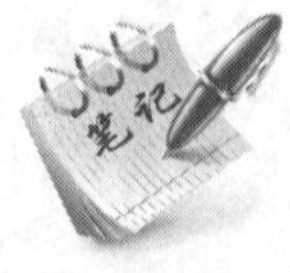

2. 红细胞悬液制备　取上述被检者和正常人的红细胞,用生理盐水各洗涤3次,并分别配成50%的红细胞悬液备用。

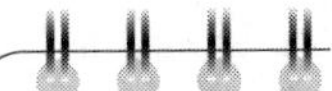

3. 操作步骤 取试管9支,做好标记按表3-19加反应物。

表3-19 冷热溶血试验操作步骤

试管号	血清(ml)	红细胞悬液(ml)	补体(ml)	生理盐水(ml)
1	被检者血清0.5	被检者红细胞悬液0.25	0.05	—
2	被检者血清0.5	被检者红细胞悬液0.25	—	0.05
3	被检者血清0.5	正常人红细胞悬液0.25	0.05	—
4	被检者血清0.5	正常人红细胞悬液0.25	—	0.05
5	56℃30min后被检者血清0.5	被检者红细胞悬液0.25	0.05	—
6	56℃30min后被检者血清0.5	被检者红细胞悬液0.25	—	0.05
7	正常人血清0.5	被检者红细胞悬液0.25	0.05	—
8	正常人血清0.5	被检者红细胞悬液0.25	—	0.05
9	正常人血清0.5	正常人红细胞悬液0.25	0.05	—

注:表中"—"表示不加相应试剂

4. 将上述试管置冰箱冷藏30min,再37℃水浴30min,低速离心,观察有无溶血。

【注意事项】

1. 静脉采血要顺利。血液注入试管时,要避免产生气泡,以防溶血。
2. 所有标本应新鲜。
3. 红细胞洗涤不彻底可干扰结果。

【参考区间】

正常人各管均为阴性,无溶血。如第1管和第3管发生溶血,其余各管无溶血为阳性结果。

【临床意义】

阳性主要见于PCH。直接Coombs试验(C3型),在此病发作时亦可呈阳性,发作后间歇期很快转阴性。PCH可以是某些病毒感染的并发症,在并发症阶段冷热溶血试验为阳性,如三期梅毒、传染性单核细胞增多症、麻疹和流行性腮腺炎等。但此时的PCH一般是短暂的。症状消失结果转阴,在疾病的不同阶段做本试验,有助于明确诊断。观察是否有冷热溶血现象,是将PCH与PNH加以鉴别的较好方法。

(关 颖)

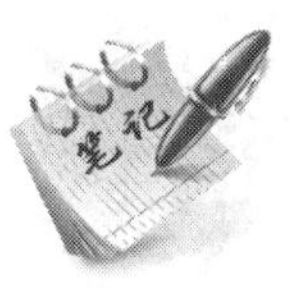

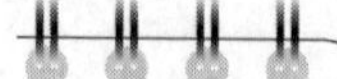

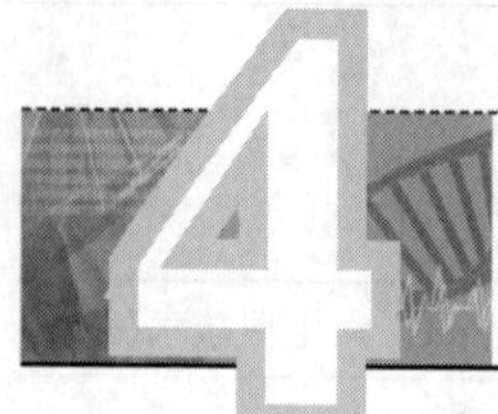

第四章

白细胞检验的基本方法

第一节　白细胞功能检验

一、墨汁吞噬试验

【目的】

掌握墨汁吞噬试验的原理及计算方法，熟悉其临床意义。

【原理】

中性粒细胞及单核细胞对细菌、异物等具有吞噬作用。在一定量的肝素抗凝血中，加入一定量的墨汁，经37℃温育4h，涂片染色后，镜下观察吞噬细胞对墨汁的吞噬情况，并计算吞噬率和吞噬指数，为鉴别诊断急性白血病类型提供参考依据。

【材料】

1. 器材　刺血针、酒精棉球、无菌尖嘴滴管、带盖容器、恒温箱、载玻片、显微镜。

2. 试剂

(1)肝素抗凝剂：配成6U/ml水溶液。

(2)墨汁：普通砚台上加生理盐水5ml，用优质中国块墨或印度墨，以100r/min研磨3min，所得墨汁经普通滤纸过滤3次后备用。

【操作】

1. 取小试管1支，加肝素20μl，加耳垂血或指血100μl于试管中混匀。

2. 加入过滤墨汁10μl，混匀，加塞。

3. 37℃温育4h，取出，推成血片，待干后，用瑞氏染色镜检。

4. 计数中性粒细胞100个，计数单核细胞20个，计算吞噬率和吞噬指数。

【参考区间】

成熟中性粒细胞吞噬率74% ±15%，吞噬指数126 ±60；成熟单核细胞吞噬率95% ±5%，吞噬指数313 ±86。

【临床意义】

粒细胞仅在成熟阶段具有吞噬功能，但幼稚和成熟单核细胞均具有吞噬能力。急性单核细胞白血病M_{5a}为弱阳性，M_{5b}吞噬指数明显增高；急性粒—单核细胞白血病呈阳性反应；慢性粒细胞白血病的成熟粒细胞吞噬能力明显减低。急性粒细胞白血病(M_2)、急性淋巴细胞白血病和急性早幼粒细胞白血病(M_3)的原始及幼稚细胞多无吞噬能力，故吞噬试验为阴性。

二、中性粒细胞吞噬功能试验

【目的】

掌握中性粒细胞吞噬功能试验的操作方法和临床意义。

【原理】

中性粒细胞胞质内含有多种酶类，对侵入体内的细菌具有强大的吞噬和消化功能。分离白

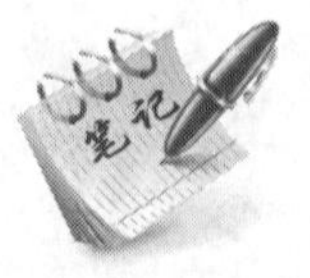

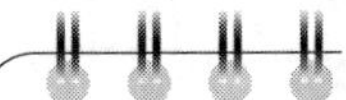

细胞悬液，将待测的吞噬细胞与某种可被吞噬而又易于查见计数的颗粒物质如葡萄球菌混合，温育一定时间后，细菌被中性粒细胞吞噬，可在显微镜下观察中性粒细胞吞噬细菌的情况，根据吞噬率和吞噬指数即可反映吞噬细胞的吞噬功能。

【材料】

1. 器材　刺血针、无菌棉球、带盖容器、恒温箱、无菌尖嘴滴管、凹玻片、载玻片、纱布、显微镜。

2. 试剂　白色葡萄球菌菌液：将白色葡萄球菌接种于琼脂斜面，37℃培养24h，用生理盐水洗下斜面上的菌苔，用无菌生理盐水稀释成5×10^8个细菌/毫升，置于100℃水浴10min杀死细菌，分装于小瓶中，放冰箱保存备用。

【操作】

1. 取受检者末梢血2滴（约40μl）放入盛有20μl肝素溶液（25U/ml）的洁净凹玻片的凹孔中，轻轻搅动混匀。

2. 加2滴（40μl）葡萄球菌菌液于凹孔内，充分混匀，将凹玻片置于密闭的带盖容器中，37℃温育30min，每间隔10min，摇匀一次。

3. 取1滴全血-葡萄球菌混合液于洁净载玻片上，推成薄血片，室温待干，滴加甲醇固定3～4min，用吉姆萨染色，水冲洗晾干。

4. 显微镜观察，随机计数100个中性粒细胞中吞噬有细菌的细胞数，以及每个中性粒细胞吞入细菌数，求出吞噬率和吞噬指数。

$$\text{吞噬率}(\%)=\frac{\text{吞噬细菌的细胞数}}{200\text{个(中性粒细胞)}}\times100\%$$

$$\text{吞噬指数}=\frac{200\text{个中性粒细胞吞噬细菌总数}}{200\text{个(中性粒细胞)}}$$

【参考区间】

吞噬率：正常人为62.8%±1.4%，吞噬指数：正常人为1.06±0.05。

【注意事项】

为了保证试验结果的可比性和重复性良好，白细胞浓度、菌液浓度、反应时间和条件应标准化操作。

【临床意义】

本试验可了解中性粒细胞的吞噬功能，如吞噬率和吞噬指数增高，反映中性粒细胞吞噬异物的能力增强，常见于细菌性感染。对怀疑中性粒细胞吞噬功能低下者（如慢性肉芽肿、肌动蛋白功能不全症等）有确诊价值。

三、硝基四氮唑蓝还原试验

【目的】

掌握硝基四氮唑蓝还原试验的原理、方法和临床意义。

【原理】

硝基四氮唑蓝（NBT）是一种水溶性染料，呈淡黄色。中性粒细胞杀菌过程中耗能和耗氧增多，细胞内磷酸己糖旁路代谢增加；NBT被吞入或渗入中性粒细胞后，接受葡萄糖-6-磷酸在磷酸己糖旁路代谢中NADPH氧化脱下的氢，被还原成非水溶性的蓝黑色颗粒沉着在胞质内，在显微镜下观察，并计数阳性细胞百分比。

【材料】

1. 器材　凹玻片、载玻片、无菌尖嘴滴管、酒精棉球、带盖容器、恒温箱、纱布等。

2. 试剂

（1）2.0g/L NBT溶液，用生理盐水配制。临用前配制NBT应用液，即用下述磷酸葡萄糖生

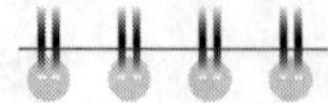

理盐水缓冲液等量混合。

（2）pH 7.2 0.15mol/L 磷酸葡萄糖生理盐水缓冲液：0.15mol/L Na_2HPO_4 70ml、0.15mol/L KH_2PO_4 30ml、葡萄糖 100mg，混合溶解过滤，分装高压灭菌。

【操作】

1. 取肝素（100U/ml）抗凝血 0.1ml 放在凹玻片孔中，加入 NBT 应用液 0.1ml，混匀。置湿盒内，放 37℃温育 15min，移至室外 15min。

2. 取一滴混合液于洁净载玻片上，推成薄血片，室温待干，滴加甲醇固定 3～4min，用吉姆萨-瑞氏染色，水冲洗晾干。

3. 显微镜观察，中性粒细胞胞质内有斑点状或块状深蓝颗粒者为 NBT 阳性细胞，计数 NBT 阳性细胞百分率。

【参考区间】

正常成人的阳性细胞数一般在 10% 以上。若有 10% 以上 NBT 阳性中性粒细胞，即为 NBT 还原试验阳性；5%～10% 则为阴性。

【注意事项】

保温方式很重要，水浴保温可使 NBT 还原减少；NBT 对光敏感，宜临用前新鲜配制；本试验特异性不强，主要用于慢性肉芽肿和细菌感染的筛选。

【临床意义】

1. 用于检测中性粒细胞吞噬杀菌功能　NBT 还原试验阳性见于儿童慢性肉芽肿（CGD）、葡萄糖-6-磷酸脱氢酶（G-6-PD）缺乏症、髓过氧化物酶缺乏症和 Job 氏综合征。还可用于一些疾病的过筛和辅助诊断。

2. 用于细菌感染的鉴别　全身性细菌感染 NBT 还原阳性细胞在 10% 以上，而病毒感染或其他原因发热则在 10% 以下。

3. 器官移植后发热的鉴别　器官移植后发热，NBT 还原阳性细胞在 10% 以上，提示可能有细菌感染，非细菌感染 NBT 还原试验阴性。

四、中性粒细胞趋化功能测定

【目的】

掌握中性粒细胞趋化功能试验（滤膜法）的原理和临床意义。

【原理】

在趋化因子作用下，中性粒细胞具有定向移动的能力。在微孔滤膜的一侧放入粒细胞，另一侧放入趋化因子（细菌毒素、补体 C_{3a}、淋巴因子等），检测粒细胞经滤膜微孔到达趋化因子一侧定向移动的能力。

【材料】

1. 器材　Boyden 趋化室、滤膜（混合纤维树脂滤膜，孔径 3～5μm）等。

2. 试剂

（1）趋化因子可用大肠杆菌培养液、酵母多糖活化血清：①大肠杆菌培养液：将大肠杆菌（E. coli）接种于 199 培养基，35℃培养过夜，2000g 离心，用 0.45μm 滤膜除菌，用 1mol/L NaOH 调至中性，临用前用 199 培养基 1∶10 稀释；②酵母多糖活化人血清：新鲜混合人血清 5ml 加入酵母多糖 50mg，37℃水浴 1h，2000g 离心，用 0.45μm 滤膜除菌，用 1mol/L NaOH 调至中性，临用前用 199 培养基 1∶10 稀释。

（2）白细胞悬液：在 10ml 离心管中依次加入 A、B、C、D 四种梯度液各 2ml。

A 液：90.0g/L Ficoll 15.0ml 加 500.0g/L Hypague 10ml，相对密度 1.14；

B 液：90.0g/L Ficoll 17.5ml 加 500.0g/L Hypague 10ml，相对密度 1.13；

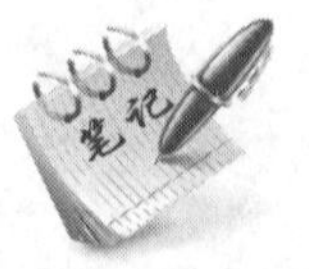

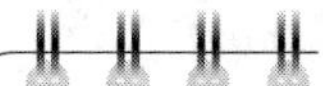

C 液:90.0g/L Ficoll 20.0ml 加 500.0g/L Hypague 10ml,相对密度 1.12;

D 液:90.0g/L Ficoll 24.0ml 加 339.0g/L Hypague 10ml,相对密度 1.08。

在 D 液上层加入用生理盐水 1:2 稀释的受检者肝素抗凝血,1000r/min,40min,血浆与 D 界面为单个核细胞,C、B 界面为中性粒细胞和嗜酸性粒细胞,B、A 界面为嗜酸性粒细胞。取 C、B 界面的细胞进行试验。

【操作】

将趋化因子 0.5ml(用培养基做对照)自外侧孔注入趋化室下室,封闭孔道上室加入白细胞悬液 0.3ml,37℃培养 2h,取出滤膜,甲醇固定,在苏木精染液中染色 15min,用蒸馏水冲洗、乙醇脱色,再依次在 70%、90%、100%的异丙醇(或乙醇)中脱水,每种浓度中各 3~5min,最后贴于载玻片上,封片,油镜检查。

【参考区间】

油镜观测滤膜,原来向上的一面镜检时为淋巴细胞与单核细胞,原来向下的一面只含移动过来的中性粒细胞(用孔径 3μm 的滤膜),观测时应移动镜头焦距,计算 5 个高倍镜视野下中性粒细胞数。趋化指数 3.0~3.5。

【注意事项】

1. 测定白细胞趋化功能时,应做预试验,选择白细胞最适浓度、最适趋化因子浓度,并注意固定采用一种计数方法(滤膜下表面计数或滤膜内计数法)。

2. 滤膜的质量、厚度、孔的大小都能对趋化功能产生较大影响,故应该用同一滤膜。

【临床意义】

趋化性是粒细胞到达炎症部位所必须的。本试验是观察粒细胞向感染部位运动能力的一项重要检测方法,趋化功能降低见于 Chediak-Higashi 综合征、糖尿病、烧伤、新生儿、慢性皮肤黏膜白色念珠菌感染等。

五、血清溶菌酶活性试验

【目的】

掌握血清溶菌酶活性试验的原理和临床意义。

【原理】

溶菌酶能水解革兰阳性球菌的细胞壁乙酰胺基多糖成分,使细菌的细胞壁破坏而溶解,致使加样孔周围出现溶菌环,其直径与样品中溶菌酶含量的对数呈直线关系。除平板法外,还有比浊法和免疫测定法。

【材料】

1. 器材　琼脂平板、37℃孵育箱、冰箱,微量加液器等。

2. 试剂

(1)0.067mol/L PBS(pH 6.4)。

(2)微球菌的制备:试验前常规接种微球菌于琼脂平板培养,置 37℃培养 24~48h,即可长出黄色菌落;用蒸馏水将菌落洗下,离心弃上清液,菌沉淀用 5 倍体积的丙酮 4℃搅匀 30min,离心弃上清液,37℃温箱干燥,研成细粉,4℃保存;用时以 0.067mol/L PBS 配成 100mg/ml。

(3)含菌琼脂平板:0.067mol/L PBS 配制 10~12g/L 琼脂,加热融化,冷至 60℃加入菌液,使其终浓度为 1mg/ml。

(4)溶菌酶标准液制备:称取干燥溶菌酶 10mg 用 pH 6.4 的 PBS 溶解,完全溶解后其酶浓度为 1mg/ml(1000μm/ml),再用 PBS 稀释为 5μg/ml、10μg/ml、20μg/ml、40μg/ml、80μg/ml、100μg/ml、200μg/ml。

【操作】

1. 在含菌平板上打孔，直径3mm，孔距1.5～2.0cm。

2. 加受检者血清于孔内，同时将不同稀释浓度的溶菌酶标准液加至相应孔内。

3. 平板置4℃18h，取出测定环直径。以溶菌酶标准液形成的溶菌环直径为横坐标，以溶菌酶浓度为纵坐标，半对数纸上作图，画出标准曲线，根据待测孔的直径在曲线上求出待测血清溶菌酶的含量。

【参考区间】

平板法：20.4±2.7mg/L；比浊法：11.8±2.2mg/L；免疫法10～40mg/L。

【注意事项】

血清标本宜新鲜，溶菌酶标准液临用前配制。

【临床意义】

急性单核细胞白血病的血清和尿液溶菌酶含量明显增高，故尿溶菌酶阴性可排除急性单核细胞白血病的诊断。急性粒-单核细胞白血病血清溶菌酶含量也明显增高，急性粒细胞白血病血清溶菌酶含量正常或增高。

六、吞噬细胞吞噬功能试验

【目的】

掌握吞噬细胞吞噬功能试验的原理和临床意义。

【原理】

活体巨噬细胞、单核细胞在体内外对细菌和异物均有强大的吞噬能力，利用中药斑蝥在人的前臂皮肤上发疱，造成非感染性炎症，诱使单核细胞游出血管大量聚集于疱液内。抽取富含吞噬细胞的疱液，在体外37℃条件下观察吞噬细胞对鸡红细胞的吞噬性。细胞进行涂片染色，镜检计算吞噬百分率和吞噬指数。

【材料】

1. 器材　离心机、盖片、盖玻片、长镊子、小试管、小钩、消毒纱布、胶布、滤纸、试管架、37℃水浴箱、显微镜。

2. 试剂

(1)10%的斑蝥乙醇浸出液：斑蝥10g，95%乙醇90ml，浸泡两周以上。

(2)5%鸡红细胞悬液：取鸡红细胞，按1:5保存于Alsever保存液，4℃保存。用前将鸡红细胞用生理盐水洗涤3次，配成5%鸡红细胞悬液。

(3)Giemsa-Wright染液。

【操作】

1. 皮疱的形成　用眼科镊子取1cm×1cm大小的滤纸2张，蘸上斑蝥乙醇浸出液，放置在前臂屈侧皮肤上，48h后在前臂皮肤上就形成一个同盖片一样大小的水疱，用无菌注射器(或三棱针)小心将皮疱液全部挤出，局部涂甲紫，以无菌纱布敷盖。

2. 斑蝥刺激皮疱液1ml，加5%的鸡红细胞悬液0.04ml，置硅化离心管混匀，放37℃温箱孵育30min，每10min摇动一次；1000r/min离心10min，去上清液，取沉淀细胞涂片。甲醇固定涂片，用吉姆萨染色，油镜观察吞噬细胞吞噬鸡红细胞的情况，计算吞噬率和吞噬指数。

【参考区间】

吞噬百分率(62.77±1.38)%；吞噬指数1.058±0.049。

【注意事项】

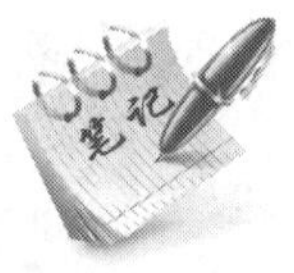

用斑蝥发疱法获取单核细胞的方法简单，可获得较多单核细胞，但对患者有一定痛苦和麻烦。取皮疱液时尽可能吸尽，严格无菌操作，残留的皮疱液，易发生继发感染。

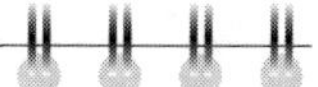

【临床意义】

吞噬细胞是机体抗肿瘤免疫的重要效应细胞。检测吞噬细胞功能对于判断了解机体特异性和非特异性免疫功能有重要作用。吞噬功能降低主要见于各种恶性肿瘤,吞噬率常低于45%,手术好转后可以升高,故可作为肿瘤患者化疗、放疗、免疫治疗效果的参考指标。免疫功能低下的患者,吞噬率降低,可预测感染发生的概率,并观测疗效、判断预后。

第二节　白细胞代谢及其产物检验

一、末端脱氧核苷酰转移酶检测

末端脱氧核糖核酸转移酶(TdT)是一种 DNA 聚合酶,它不需要模板的指导,就可催化细胞的脱氧核苷酸,使其转移到低聚核苷酸或多聚核苷酸的 3-OH 端,合成单链 DNA。TdT 检测可采用免疫细胞化学法、同位素检测法,以前者较常用。

【目的】

熟悉末端脱氧核糖核酸转移酶检测的原理,掌握其临床意义。

【原理】

酶标免疫细胞化学法:原理同免疫细胞化学法,即兔抗牛 TdT 抗体与人细胞的 TdT 有交叉反应,采用酶免疫细胞化学法或免疫荧光技术定位显示细胞内的 TdT。

【材料】

1. 器材　载玻片、滴管、带盖容器、恒温箱、显微镜等。

2. 试剂

(1)兔抗牛 TdT 抗体(一抗)。

(2)羊抗兔 IgG(二抗)。

(3)正常兔血清 IgG 作阴性对照。

(4)PAP 免疫复合物。

(5)二氨基联苯胺(3,3-diaminobenzidine,DAB)溶液。

【操作】

1. 用比重为 1.077 的淋巴细胞分离液,将新鲜抗凝血作密度梯度分离,取淋巴细胞层细胞离心涂片,干燥。

2. 将涂片用 H_2O_2-甲醇液于 4℃固定 20~30min,PBS 洗涤 3 次。

3. 滴加兔抗牛 TdT 抗体,37℃保温 30min,洗涤 3 次。

4. 滴加羊抗兔 IgG 抗体,37℃保温 30min,洗涤 3 次。

5. 滴加 PAP 免疫复合物,37℃保温 30min,洗涤 3 次。

6. 加入 DBA 溶液室温避光 5~10min,水洗 5min,苏木素液复染胞核,干后镜检。

【参考区间】

阳性反应为棕黄色颗粒,定位于细胞核上。

【注意事项】

1. 第一抗体、第二抗体和 PAP 复合物的孵育必须在湿盒内进行,抗体和 PAP 复合物加样时应足以盖过血膜,在孵育过程中切忌液体干涸和分布不均匀。

2. 标本必须新鲜,保证待测抗原活性。

3. 抗体、PAP 复合物和封闭血液不可反复冻融。

【临床意义】

TdT 为早期 T 淋巴细胞的标志,在正常状态下不成熟的胸腺淋巴细胞出现阳性反应。现已证明95%以上急性淋巴细胞白血病和大约30%慢粒急淋变患者外周血细胞呈阳性反应,病情缓解阳性率减弱。在急性淋巴细胞白血病中,由于细胞表面标志不同,TdT 活性也有变化,T-ALL、non-T ALL、non-B ALL 细胞的阳性率很高。B-ALL 细胞阴性。外周血中此酶活性升高,预示血细胞的恶性变。因此 TdT 测定对急性白血病的鉴别和治疗都有一定意义。

二、N-碱性磷酸酶检测

【目的】

了解 N-碱性磷酸酶(N-Apase)检测的原理和临床意义。

【原理】

用 P-硝基酚磷酸盐(P-NPP)作为细胞碱性磷酸酶(APase)总活性检测的基质,在反应中生成 P-硝基酚,检测 400nm 时的吸光度,反映细胞 A-Pase 的总活性。以 CASP 为基质测定 N-Apase 活性。通过酶反应,生成半胱胺,这是用二硝基苯(DNTB)置换 5-硫-硝基酚酸,检测 412nm 的吸光度,借以检测 N-APase 的总活性。

【材料】

1. 器材　蒸馏设备、加热设备、分光光度计。

2. 试剂　P-NPP,三氯化磷,无水氯化铝、硫磺粉末、氢氧化铝、2-氨乙基氢溴化物、N,N-二甲基甲酰胺。

【操作】

1. 巯基乙胺-S-磷酸盐(CASP)的设备

(1)三氯硫化磷(PSC13)的制备:用蒸馏设备,加三氯化磷 54.6ml,硫磺粉 20.1g,使之反应。需加热至 40~50℃。将反应物三氯化磷用 120~125℃蒸馏收集。蒸馏过程中必须注意反应物不能受潮。

(2)单纯磷酸三钠的制备:氢氧化钠 40g 溶于 300ml 水中,加三氯化磷 17.5ml,用蒸馏水设备加热至 110~115℃ 15min 以上,直到三氯化磷层消失为止。将其用冰水冷却,用单磷酸钠与氯化钠分层,滤过后收集,溶于 40~45℃水中,在上述溶液 100ml 中,加无水甲醇 185ml,使析出的单硫磷酸三钠沉淀。反复进行此操作,在无水甲醇 200ml 中搅拌 1h,使之脱水,将其过滤,于 100℃放置 1h,使之干燥,密封保存于容器中。

(3)氢化巯基乙胺-S-磷酸钠的制备:硫代磷酸钠 9.0g 溶于蒸馏水 50ml 中,加 2-氨乙基氢溴化物 10.9g 与 N,N-二甲基酰胺 25ml 充分搅拌 40h,直至析出白色结晶,加乙醇 300ml,使其在无水甲醇 200ml 中搅拌 1h,得到结晶,在无水条件下真空干燥。

2. N-APase 测定　粗酶液的调配:检测正常人粒细胞、淋巴细胞、白血病细胞或白血病培养株细胞时,取 10^6~10^8 细胞,使之在 0.1mol/L Tris-盐酸溶液(pH 8.0)1ml 中悬浮匀浆后超速离心(7000r/min,30min)保留上清液。另用 n-丁醇:蒸馏水(0.3:1)提取小团块,即在有小团块的水溶液中,加 n-丁醇,每 5min 用涡式混合器充分搅拌一次,边加丁醇边搅拌,共三次。超速离心(7000r/min,30min)取上清液。用上述两种上清液测定 N-APase 活性。

(1)用基质 P-NPP 测定:在含有作为基质的 1.0mmol/L P-NPP 的 0.5mol/L Tris-盐酸缓冲液(pH 9.0)的基质液中,加酶液 100μl,室温下进行酶反应 60min。由于 P-NPP 水解,记录 400nm 吸光度的变化,从直线部分计算反应速度。

(2)用基质 CASP 测定:在 1mmol/L CASP,0.5mmol/L DNTB 的 0.5mmol/L Tris-盐酸溶液(pH 9.0)的基质中,加酶液 100μl,室温下放置 60min。由于酶反应,生成半胱胺,通过 DNTB 变换为 5-硫-硝基酚酸,测定并记录 412nm 处的吸光度,从直线部分计算反应速度。

【参考区间】

在基质液中加入用 N-丁醇:水(1:3)的混合液提取粗酶液,室温下放置 60min,记录酶反应,求出酶反应的速度。一般情况下，N-APase 的 P-NPP 与 CASP 的水解速度之比（$V_{P\text{-}NPP}/V_{CASP}$）在 1.1～2.0 的范围内，平均为 1.8。因此 N-APase 的活性可用 $V_{P\text{-}NPP}$—1.8V_{CASP}求出，再从（$V_{P\text{-}NPP}$—1.8V_{CASP}）/$V_{P\text{-}NPP}$计算 N-APase 的百分率。

【注意事项】

CASP 尚无商品出售，须自行提纯，这一操作颇为复杂。CASP 的纯度对 N-APase 活性有影响，因硫代磷酸三钠及正磷酸盐混入可抑制酶反应，因此，制备 CASP 时，务必将杂质完全除去。以 CASP 作为基质测定时，应在比色杯上加盖，防止生成的半胱胺发生氧化反应。

【临床意义】

正常人的粒细胞、淋巴细胞不能检出 N-APase 活性。此酶来自未成熟的白血病性原始淋巴细胞向 T 细胞、B 细胞分化过程，是未成熟淋巴细胞的标志酶。在 AML 及 CML 慢性期、CML 急性变的原粒细胞中，均不能检出 N-APase，ALL 和 CML 急淋变时，原始淋巴细胞能检出 N-APase。此外，鼻咽癌、喉癌等与病毒感染有关的肿瘤细胞，以及与 EB 病毒有关的传染性单核细胞增多症、Burkitt 淋巴瘤等均可检出此酶。

第三节　白细胞动力学检验

一、肾上腺素激发试验

【目的】

掌握肾上腺素激发试验的原理和试验结果。

【原理】

血液中的白细胞（主要是指中性粒细胞）约半数进入循环池，半数黏附于血管壁成为边缘池的组成成分，在外周血白细胞计数中不能得到反映。注射肾上腺素后血管收缩，黏附于血管壁上的白细胞脱落，从边缘池进入循环池，使外周血白细胞增高，可持续 20～30min。分别在注射前后 20min 取血，计数中性粒细胞数量。

【材料】

1. 器材　计数板、滴管、显微镜、1ml 注射器等。

2. 试剂　1% 肾上腺素注射液。

【操作】

1. 受检者注射肾上腺素前做白细胞计数。

2. 皮下注射 0.1% 肾上腺素注射液 0.2ml。

3. 注射前及注射后 5min、10min、15min、20min、30min 分别进行白细胞计数及中性粒细胞分类计数（或注射前及后 20min 进行中性粒细胞计数）。

【参考区间】

粒细胞上升值一般低于（1.5～2）$\times 10^9$/L。

【注意事项】

1. 受检者用药前白细胞计数，最好在清晨起床前采样，或受检者静息 1h 后检查。

2. 肾上腺素有较强的收缩血管作用，注射后可出现心悸、面色苍白等，心、脑、血管疾病及高血压等不宜做本试验。

【临床意义】

白细胞减少者，注射肾上腺素后，如外周血白细胞能较注射前增加 1 倍以上，或粒细胞上升值超过（1.5～2）$\times 10^9$/L，表示白细胞在血管壁黏附增多，提示粒细胞分布异常，即边缘池粒细胞增多，如无脾大，可考虑“假性”粒细胞减少。如果增高低于上述值，应进行其他检查，进一步

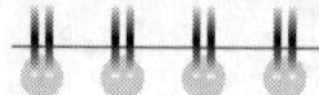

确定白细胞减少的病因。

二、流式细胞仪检测 DNA 含量

【目的】

掌握流式细胞检测仪检测 DNA 含量的临床意义。

【原理】

流式细胞技术(flow cytometry,FCM)是利用细胞周期不同阶段其 DNA、RNA 的含量不同了解细胞的增殖状态。DNA 荧光染料-碘化丙啶可选择性定量嵌入核酸双螺旋结构,DNA 含量多少与荧光染料的结合量成正比,即荧光信号的强弱反映细胞 DNA 的含量。

【材料】

1. 器材　流式细胞仪。

2. 试剂

(1)PBS 缓冲液(pH7.4,无钙、镁离子):NaCl 8g、KH_2PO_4 0.2g、Na_2HPO_4 1.15g,加蒸馏水至 1000ml。

(2)碘化丙啶(Propidium iodide,PI)染液 50μg/ml。

(3)0.25% 胰酶,临用前用 5.6% $NaHCO_3$,调整 pH 为 7.4。

(4)0.01% RNA 酶 A。

【操作】

1. 培养的细胞弃去旧培养液,加入 1~2ml 0.25% 胰酶消化 2~3min,在倒置显微镜下观察,发现细胞稍变圆时,弃去胰酶,加入 3~4ml PBS,用吸管反复吹打,使其成为单个细胞悬液,移入离心管中。

2. 离心后去掉上清液,再用 PBS 洗涤 3 次。

3. 用细滴管将细胞迅速注入 70% 的 4℃冷乙醇中,然后保存于 4℃冰箱中。

4. 调整上述细胞悬液至浓度为 1×10^6/ml,去 1ml 细胞悬液,用 PBS 离心洗 2 次,加入 RNA 酶 A,37℃水浴中孵育 30min 后,加入 PI 染液 1.5ml(50μg/ml)进行 DNA 染色。样品保存在暗处冰浴中至少 30min。上机前,用 300 目的尼龙网过滤。经 DNA 特异性染料染色的细胞群体,通过测量区受激光照射后发出特异性荧光,在一定条件下,荧光强度与细胞内的 DNA 含量成正比。

【参考区间】

通过计算机绘制出 DNA 直方图,细胞周期各时相细胞比率包括 G_0/G_1 期、S 期和 G_2/M 期,计算各时相细胞百分比。

【注意事项】

1. PI 须在制成后两周之内使用。

2. 在开始染色 48h 内测定,最好在 24h 之内进行。

3. 流式细胞术中所测得的量是相对值,故每次测量,每批样品要有对照组。

4. PI 是嵌入到双链 DNA 和 RNA 的碱基对中与之结合,无碱基特异性。为获得 DNA 分布参数,染色前必须用 RNA 酶处理细胞,排除双链 RNA 的干扰。

【临床意义】

该法可反映肿瘤细胞的生物学特性,如 DNA 倍型分析,了解细胞处于各细胞周期的百分比,还可用于预测肿瘤预后和药物疗效评价等。

三、粒细胞抗体检测

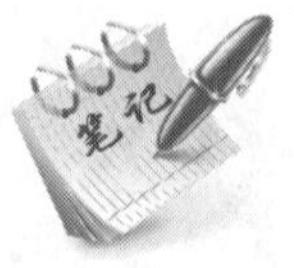

【目的】

掌握粒细胞抗体检测(间接免疫荧光法)的临床意义。

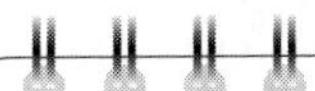

【原理】

受检血清中的抗粒细胞抗体和粒细胞结合后，再加荧光标记的羊抗人 IgG，在荧光显微镜下计数出现荧光的阳性粒细胞比率。

【材料】

1. 器材　吸管、移液管、试管、离心机、37℃水浴箱、显微镜等。

2. 试剂

(1)2.5% EDTA-Na_2 溶液。

(2)EDTA-Na_2-Tris 缓冲液：EDTA 0.9g，Tris 6.06g，NaCl 16.13g，加蒸馏水至 1000ml。

(3)1% EDTA-Na_2 磷酸盐缓冲液：EDTA-Na_2 10g，NaCl 8g，$Na_2HPO_4 \cdot 12H_2O$ 2.9g，KH_2PO_4 0.2g，KCl 0.2g，加蒸馏水至 1000ml。

(4)粒细胞分离液：①比重 1.097 聚蔗糖-泛影葡胺混合液：14.6% 聚蔗糖 24ml，34% 泛影葡胺 10ml，如比重小于 1.097 时，用 34% 泛影葡胺调节。如比重大于 1.097 时，用 14.6% 聚蔗糖调节；②比重 1.077 聚蔗糖-泛影葡胺混合液：市场供应即淋巴细胞分离液。

(5)1% 甲醛磷酸盐缓冲液。

(6)磷酸盐缓冲液(PBS)：NaCl 8.0g，KH_2PO_4 0.2g，Na_2HPO_4 1.44g，KCl 0.2g，加蒸馏水至 1000ml。

(7)0.2% 牛血清清蛋白磷酸盐缓冲液。

(8)荧光素标记兔(或羊)抗人免疫球蛋白血清。

(9)O 型健康人粒细胞悬液：①取数支圆底试管，每支加入比重 1.097 聚蔗糖-泛影葡胺混合液 2ml 左右。每管沿管壁慢慢加入比重 1.077 聚蔗糖-泛影葡胺混合液 2ml 左右，使混合液悬浮于 1.097 混合液的上面；②另取一支试管，加入 2.5% EDTA Na_2 溶液 1ml 和正常 O 型人血液 9ml，混合。用 EDTA Na_2-Tris 缓冲液将血液作 4 倍稀释(抗凝血液 1 份 + 缓冲液 3 份)混合。将稀释的正常人血液用吸管沿管壁慢慢加入上述含粒细胞分离液的试管内，每管加 6～7ml，使稀释血液悬浮于比重为 1.077 分离液的上面；③离心 800 × g/3min。离心后分成三层细胞，底层是红细胞层，上层是淋巴细胞和血小板层，中间层为粒细胞层；④用吸管将上清液、淋巴细胞和血小板层吸去。将中层的粒细胞全部吸于另 2 支试管中，加入 0.1% EDTA 磷酸盐缓冲液至近管口，颠倒混和，离心 400 × g/5min；⑤弃去上层液，将分离的粒细胞用 1% 甲醛磷酸盐缓冲液固定 5min。用 PBS 洗 3 次，最后用 PBS 配成 $10 \times 10^9/L$ 的粒细胞悬液。

【操作】

1. 取 2 支试管，测定管中加入患者血清 0.1ml 和 O 型正常人粒细胞悬液 0.1ml，对照管加入健康人 AB 型血清 0.1ml 和正常人粒细胞悬液 0.1ml。

2. 混合，在 37℃中放置 30min。

3. 分别用 0.2% 牛血清清蛋白缓冲液将粒细胞洗三次。

4. 加入荧光素(异硫氰酸)标记兔(或羊)抗人免疫球蛋白血清 0.1ml，混合，37℃中放置 30min。

5. 用 0.2% 牛血清清蛋白缓冲液洗 3 次。

6. 各取一滴粒细胞悬液置于玻片上，用荧光显微镜观察粒细胞是否呈现荧光，记录具有荧光粒细胞的百分比。

【参考区间】

测定管荧光阳性粒细胞的百分率 > 对照管为阳性，表示受检血清中存在粒细胞抗体。

【注意事项】

1. 取新鲜全血，尽快收集血清，冰冻保存。

2. 每次洗涤要充分，并设置对照去除非特异荧光干扰。

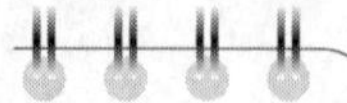

3. 荧光染色后的标本最好在当天观察，否则随时间延长荧光强度逐渐下降。

【临床意义】

常作为免疫性粒细胞减少症的确诊方法。多次输血抗中性粒细胞抗体可阳性，引起急性输血性肺部损害（TRALI），还可引起新生儿免疫性中性粒细胞减少症、系统性红斑狼疮（SLE）的中性粒细胞减少症、Felty综合征及其他自身免疫性疾病。

第四节　白细胞免疫标记检验

一、荧光显微镜计数检测

【目的】

了解荧光显微镜计数（间接免疫荧光法）测定白细胞CD抗原的原理。

【原理】

细胞CD抗原与相应抗体发生特异性结合，再将荧光素标记的抗抗体（二抗）与已形成抗原-抗体复合物的第一抗体进行结合，使细胞发出荧光，用荧光显微镜计数阳性细胞百分率。

【材料】

1. 器材　载玻片、振荡器、冷冻离心机、荧光显微镜。

2. 试剂　肝素、Hank's液、淋巴细胞分离液、鼠抗人白细胞分化抗原（一抗）、FITC荧光素标记的兔（或羊）抗鼠免疫球蛋白（二抗）、PBS。

【操作】

1. 骨髓单个核细胞的分离　待测标本（10U/ml的肝素抗凝骨髓液2ml或外周血20ml）用HanK's液稀释5倍，于另一支试管中加淋巴细胞分离液3ml，用毛细吸管将上述稀释液5ml缓缓加入分离液上层，于4℃ 2500r/min离心15min，小心取出单个核细胞层于另一试管，2500r/min离心10min，弃上清液，下层白细胞用HanK's液洗涤两次。

2. 细胞沉淀加稀释的单克隆抗体（一抗）于37℃水浴温育1h，用PBS洗涤3次。

3. 加入荧光标记二抗，37℃水浴温育1h，洗涤3次。

4. 取细胞悬液10μl于清洁载玻片上，然后盖上盖玻片，使细胞悬液均匀弥散，荧光显微镜下计数荧光阳性细胞的百分率。

【参考区间】

荧光阳性细胞有三种类型：①完整的膜荧光为一与细胞吻合的环状。②帽状荧光。③点状荧光。荧光强度判定标准：

（－）：无荧光。

（±）：极弱的可疑荧光。

（＋）：荧光较弱，但清晰可见。

（＋＋）：荧光明亮。

（＋＋＋~＋＋＋＋）：荧光闪亮。

【注意事项】

1. 白血病细胞，特别是急性淋巴细胞白血病细胞极易破碎，洗涤过程应特别小心。

2. 每次试验必须做阴性对照，以鉴别特异性和非特异性荧光物质。

3. 由于荧光阳性细胞在强光源照射下荧光强度可迅速减弱，计数时应先于荧光光源下观察和确定带荧光的细胞，再于普通光源下计数同一视野白细胞，并进行形态鉴别。

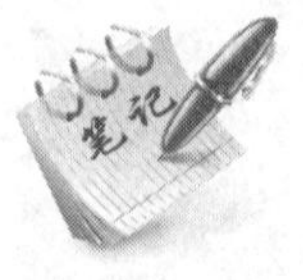

【临床意义】

利用抗人白细胞分化抗原CD系列单克隆抗体进行血细胞免疫标记分析，已成为研究造血细

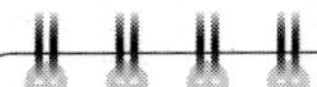

胞免疫表型、分化、发育、增殖、生物学功能及造血细胞分离纯化的有力手段，促进了血液学和免疫学的发展。本法敏感性较好，特异性较强，但需要荧光显微镜，结果判断易受主观因素的影响。

二、碱性磷酸酶-抗碱性磷酸酶桥联酶标法检测

【目的】

熟悉碱性磷酸酶-抗碱性磷酸酶桥联酶标法测定白细胞 CD 抗原的原理。

【原理】

碱性磷酸酶-抗碱性磷酸酶桥联酶标法(alkaline phosphatase antialkaline phos-phatase, APAAP)是用碱性磷酸酶作为标记物标记已知抗体或抗抗体，进行抗体、抗原反应。先用鼠单抗制备碱性磷酸酶-抗碱性磷酸酶单克隆抗体(APAAP)复合物，再按照细胞抗原成分与第一抗体(鼠抗人单抗)、第二抗(兔抗鼠抗体)、APAAP 复合物依次结合，通过碱性磷酸酶水解底物显色，达到抗原定位。

【材料】

1. 器材　37℃水浴箱、离心机、离心涂片机、显微镜。

2. 试剂

(1)第一抗体均为鼠抗人单克隆抗体。

(2)第二抗体兔抗鼠 IgG，为桥联抗体。

(3)APAAP 复合物：由 ALP 和鼠抗 ALP 单抗按适当比例混合而成。

(4)碱性磷酸酶底物液：α-萘酚 AS-BI 磷酸盐-坚固红 TR 盐底物显色系统：haphtho-lAS-MX phophate 2mg；dimethy formamide 0.2ml；0.1mol Tris 缓冲液(pH 8.2)9.8ml；1mol/L Levamisole 10μl。待完全溶解后置 20℃，可保存数月。用前加入坚固红 TR 盐 10mg，溶解后将液体直接滴到标本上。

(5)FAB 固定液(pH 6.6)：Na_2HPO_4 20mg、丙酮 45ml；蒸馏水 30ml，充分搅拌均匀、过滤，调 pH 至 6.6，置 4℃备用。

(6)PBS 缓冲液(pH 7.4)：KH_2PO_4 0.2g、Na_2HPO_4 2.9g、NaCl 18g，以蒸馏水溶解并稀释至 1000ml 充分搅拌均匀，调 pH 至 7.4 备用。

(7)甘油明胶：明胶 10g、蒸馏水 60ml，加热溶解(不用搅拌)，加甘油 70ml，再加苯酚 0.25g。每次使用时水浴加热即融化。

(8)Mayer 苏木素染液：苏木素 0.1g、钾明矾 5g、碘酸钠 0.02g，加至 100ml 蒸馏水中，加热搅拌使溶解，再加枸橼酸钠 0.1g，水合氯醛 5g，混合后煮沸 5min，冷却、过滤后备用。

(9)淋巴细胞分离液(相对密度 1.077 ±0.001)。

【操作】

1. 骨髓或外周血单个核细胞分离同前。

2. 制备待测细胞涂片　用离心涂片机制备细胞涂片。

3. 细胞涂片置室温自然干燥，纯丙酮在室温固定 5min，固定后立即进行免疫组化标记，亦可用塑料薄膜包好后置 -20℃以下保存。

4. APAAP 免疫酶染色

(1)将离心涂片放入 4℃装有 FAB 固定液的染色缸内，固定 30s，用 PBS 液冲洗 2 次，每次 5min，吹干。

(2)每个圆圈内各加灭活的 10% 羊血清 20μl，37℃作用 30min，吸去多余的液体。

(3)擦去标本周围的液体，滴加工作浓度(按效价稀释)的第一抗体 20μl，置玻片于湿盒室温孵育 30~60min 或在 4℃过夜。用 PBS 液冲洗 3 次，每次 3min。

(4)擦去标本周围的液体，滴加二抗 20μl，室温 30min，PBS 洗 3 次，每次 3min。

(5)擦去标本周围的液体，滴加 APAAP 复合物 20μl，室温 30min，PBS 洗三次，每次 3min。

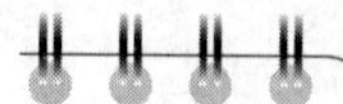

增强染色强度，可再重复滴加第二抗体、APAAP 复合物各一次，每次 15min。

(6)滴加碱性磷酸酶底物显色(临用前按要求配制)，每张涂片滴加 50μl，37℃水浴箱显色 10～30min(可在镜下观察，直至染色满意为止)，用蒸馏水轻轻冲洗 30s。

(7)苏木素复染 1～3min，自来水冲洗，甘油明胶封片。

【参考区间】

高倍镜下计数 200 个有核细胞，其中细胞膜上或细胞质内有红色标记物着染的细胞为阳性，无红色为阴性，计算各片阳性细胞百分率，即代表各单抗所针对抗原的阳性百分率。

【注意事项】

1. 用于白血病分型时，以骨髓液为好，若用外周血，外周血白血病细胞 >30%，标本抗凝要完全。

2. 固定时间要准确，时间过长可影响细胞表面的抗原活性。

3. 分离单个核细胞时，动作要轻柔，白血病细胞容易破碎，洗涤过程中应特别小心。

4. 抗体效价要适当，每次需作阴性对照。温度控制在 37℃活性最佳。各抗体必须在湿盒内孵育，不能干片。每次洗涤后应及时吸干多余洗液，以免稀释抗体。

5. APAAP 试剂盒必须低温保存，分装后的试剂反复冻融效果明显降低。

【临床意义】

同上。本法敏感性较好，特异性强，但结果判断易受主观因素的影响。

三、生物素-亲和素酶标法检测

【目的】

熟悉生物素-亲和素酶标法测定白细胞 CD 抗原的原理。

【原理】

生物素-亲和素酶标法(avidin-biotin-peroxidase complex，ABC)是依据亲和素(avidin)和生物素(biotin)之间有很强的亲和力，生物素与抗体相结合，且结合后仍保持与亲和素连接强大能力的特性。辣根过氧化物酶标记在亲和素与生物素复合物上，形成亲和素-生物素-过氧化物酶复合物即 ABC。细胞抗原成分与特异性抗体即第一抗体结合后，与标记上生物素的第二抗体反应，再与 ABC 结合。ABC 上辣根过氧化物酶作用于显色剂，使其产生有色沉淀，指示抗原存在部位。

【材料】

1. 器材　湿盒、显微镜等。

2. 试剂

(1)第一抗体均为鼠抗人单克隆抗体(McAb)。同 APAAP 法。

(2)第二抗体为标有生物素兔抗鼠 IgG，为桥联抗体。

(3)PBS 缓冲液(pH 7.4)A 液：$Na_2HPO_4 \cdot 12H_2O$ 23.88g，蒸馏水 1000ml。

PBS 缓冲液(pH 7.4)B 液：KH_2PO_4 9.08g 蒸馏水 1000ml。取 A 液 86ml + B 液 14ml，加入 NaCl 0.87g 充分搅拌均匀，调 pH 至 7.4 备用。

(4)0.1%戊二醛 PBS 液。

(5)标有辣根过氧化物酶的卵白素。

(6)底物液的配制：①临用时取 A 液 49 份与 B 液 1 份相混。A 液：溶 2mg naphthol ASMX phosphate free acid 于 0.2ml N，N-dimethy lformamide 中。B 液：溶 2.4mg levamisole 于 9.8ml pH 8.2 的 TBS 液(TBS 配制：A′液 0.5mol/L pH 8.2 的 Tris-HCl 缓冲液，溶 3g Tris 于 50ml 无离子水中，用 HCl 调 pH 至 8.2；B′液　溶 4.388g NaCl 于 500ml 无离子水中。取 1 份 A′与 9 份 B′液，混匀)；②按 1mg/ml 浓度加入固红，振荡使溶解。

(7)苏木素染液。

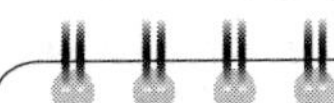

【操作】

1. 分离全血或骨髓单个核细胞同前。

2. 滴加50μl适当稀释的一抗（即抗免疫细胞表面标记的单抗或多抗）于细胞上。平置载片于湿盒中。室温30min，或4℃过夜，用PBS洗涤。

3. 滴加50μl适当稀释的生物素二抗于细胞上，置湿盒中，室温30min，洗涤3次。

4. 滴加50μl适当稀释的标有辣根过氧化物酶的卵白素于细胞上，置湿盒中，室温30min，用PBS洗涤。

5. 将涂片浸入2%过氧化氢的染缸30min，消除内源性过氧化氢，PBS液洗涤。

6. 加入ABC复合物30min，用PBS洗涤。

7. 滴加底物液，室温显色15min左右，待显淡红色，用PBS洗涤。

8. 苏木素液复染，用水冲洗。

9. 高倍镜下计数200个细胞。

【参考区间】

细胞表面染有红色者为阳性细胞。计算阳性细胞率。

【注意事项】

同APAAP法。

【临床意义】

同上。敏感度比一般的组织化学和生物化学检测法高。

四、流式细胞分析法

【目的】

了解流式细胞术测定白细胞CD抗原的原理。

【原理】

将细胞CD抗原的相应抗体用荧光素标记，标记抗体与细胞表面的CD抗原发生特异性结合，使细胞发出荧光，用流式细胞仪检测阳性细胞的百分率。

【材料】

1. 器材　载玻片、振荡器、冷冻离心机、流式细胞仪。

2. 试剂　肝素、Hank's液，淋巴细胞分离液、荧光素标记鼠抗人白细胞分化抗原、PBS。

【操作】

1. 骨髓单个核细胞的分离同前。

2. 加入适当稀释的荧光素标记鼠抗人白细胞分化抗原单克隆抗体，于37℃水浴温育1h，用PBS洗涤3次，沉淀悬浮于PBS中，流式细胞仪计数5000个细胞。

【参考区间】

经流式细胞术分析软件，分析荧光阳性细胞的比例。

【注意事项】

1. 应设免疫球蛋白同型对照，以排除非特异性荧光干扰，如应用FITC标记的小鼠抗人CD3抗体（IgG_1型），其同型对照应为FITC标记的未免疫小鼠血清的IgG_1型。

2. 流式细胞术除可做单色免疫荧光染色外，还可进行多色荧光染色，同时分析同一细胞上不同CD抗原标记的表达情况。

【临床意义】

本法的自动化程度高，重复性好，通过对外周血或骨髓细胞表面抗原和DNA分析，对各种血液病的诊断、疗效观察和预后判断有重要价值，临床应用较广泛。

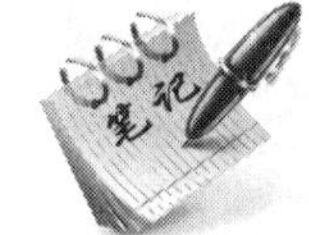

（代雁凌）

第五章

血栓与止血检验的基本方法

第一节　血管壁(内皮)检验

一、毛细血管脆性试验(见《临床检验基础》)

二、出血时间测定(见《临床检验基础》)

三、血浆血管性血友病因子抗原检测

【目的】

掌握ELISA法检测血浆vWF:Ag原理、操作、注意事项和临床意义。

【原理】

血浆血管性血友病因子抗原(antigen level of von willebrand factor,vWF:Ag)检测,是将纯化的兔抗人vWF抗体包被聚苯乙烯反应板,加入稀释的待测血浆,样本中的vWF:Ag结合于固相的抗体上,然后加入酶标记兔抗人vWF抗体,与其定量结合,洗去多余抗体后,加底物显色,通过查找标准曲线,即可计算出vWF:Ag含量。

【材料】

1. 器材　试管、微量加样器、酶标仪、试管架、吸水滤纸、聚苯乙烯反应板等。

2. 试剂　抗vWF单抗、辣根过氧化物酶标记的抗vWF单抗、牛血清清蛋白(BSA)、苯二胺、正常人混合血浆、0.1mol/L的碳酸盐缓冲液(pH 9.5)、0.05% Tween-20。

【操作】

1. 单抗以0.1mol/L的碳酸盐缓冲液(pH 9.5)稀释成10 μg/ml加入反应板中,每孔0.2ml,置于湿盒中4℃过夜。

2. 0.05% Tween-20,0.01mol/L磷酸盐缓冲液(pH 7.4,Tween-PBS)洗3次后加入用0.4% BSA-PBS稀释的待测血浆或培养液上清,每孔0.2ml,37℃温育2h。

3. 同前洗涤3次后,加入用同上缓冲液稀释的酶标vWF单抗,每孔0.2ml,37℃温育2h。

4. 同前洗涤5次后,每孔加底物溶液(OPD 1mg/ml,用0.1ml/L,pH 4.5的枸橼酸盐缓冲液配制,30%过氧化氢0.5μg/ml)0.2ml,置室温约5min后,各孔加3mol/L硫酸0.05ml终止反应。

5. 室温放置10min后在酶标仪上测定492nm处的吸光度值。

6. 绘制标准曲线　正常混合血浆以0.4% BSA-PBS按1:20、1:50、1:100、1:200、1:500、1:1000六种浓度稀释,与待测样品在相同条件下测定。

7. 计算浓度　以正常混合血浆vWF浓度为100%或1U/ml,混合血浆6种稀释度的吸光度值与其相应的浓度在双对数坐标纸上绘制标准曲线,根据标本吸光度值查找对应浓度,也可利用线性回归方程计算浓度。

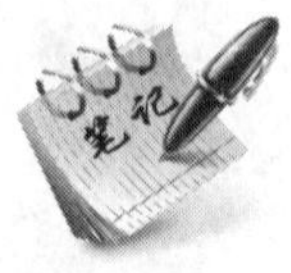

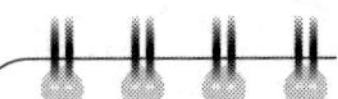

【参考区间】

(1.02 ±0.56)U/ml。

【注意事项】

1. 对血浆 vWF:Ag 浓度过高的标本,应稀释后再测定。

2. 所有 ELISA 测定中应注意的事项均应引起重视。

3. 可采用胶乳增强免疫比浊法(LPEITA)在全自动血凝仪上进行测定。

【临床意义】

减低见于血管性血友病(vWD),是诊断 vWD 和 vWD 变异型的重要指标。增高主要见于剧烈运动后、肾上腺素受体被兴奋、妊娠中后期、休克、胰岛素所致的低血糖、注射生长激素后、心脑血管病(如心肌梗死、心绞痛、肺心病、高血脂、脑血管病变等)、肾脏疾病(如急性肾炎、慢性肾炎、肾小球疾病、尿毒症、肾病综合征等)、肝脏疾病、肺部疾病、妊娠高血压综合征、大手术后、周围血管病变等。

四、凝血酶调节蛋白测定

【目的】

掌握凝血酶调节蛋白抗原检测的原理、操作、注意事项和临床意义。

【原理】

将抗人凝血酶调节蛋白(Thrombomodulin,TM)单克隆抗体包被于聚苯乙烯放免小杯中,样本中的 TM 结合于包被的放免小杯上,加入^{125}I-抗人 TM 单抗,根据结合的^{125}I 放射性强度计算出样品中 TM 的含量。

【材料】

1. 器材　γ闪烁测定仪、试管等。

2. 试剂

(1)抗人 TM 单克隆抗体包被液:用 pH 9.5,0.1mol/L 的碳酸盐缓冲液稀释抗人 TM 单抗至 10μg/ml。

(2)缓冲液 A:0.05mol/L Tris-HCl,0.15mol/L NaCl,2.5mmol/L $CaCl_2$,肝素 20U/ml,pH 7.4。

(3)缓冲液 B:0.05mol/L Tris-HCl,0.15mol/L NaCl,2.5mmol/L $CaCl_2$,5mg/ml BSA,pH 7.4。

(4)人 TM 标准液:取人 TM 标准品,用缓冲液 A 稀释至 500ng/ml。

(5)^{125}I-抗人 TM 单抗:用缓冲液 B 稀释至 105cpm/0.2ml。

(6)洗涤液 A:0.05mol/L Tris-HCl,0.15mol/L NaCl,2.5mmol /L $CaCl_2$,pH7.4。

(7)洗涤液 B:洗涤液 A 含 0.5g/L Tween-20。

【操作】

1. 绘制校正曲线　人 TM 标准品用缓冲液 A 做倍比稀释,TM 的浓度分别为 500ng/ml,250ng/ml,125ng/ml,62.5ng/ml,31.25ng/ml,15.6ng/ml,7.8ng/ml,3.9ng/ml 和 0ng/ml,以人 TM 浓度为横坐标,以 cpm 为纵坐标绘制校正曲线。

2. 将 200μl 抗人 TM 单抗包被液加入聚苯乙烯放免小杯中,4℃过夜,用洗涤液 A 洗 3 次,将待测样本(或标准品)0.25ml 与等量缓冲液 A 混合,每小杯加入 20μl 稀释样品液(空白管加入缓冲液 A),37℃水浴 2h,用洗涤液 A 洗 3 次,加入 200μl^{125}I-抗人 TM 单抗,37℃水浴 2h,再用洗涤液 B 洗 6 次,在 γ 闪烁测定仪上测定放射活性,在校正曲线上查出相应的浓度。

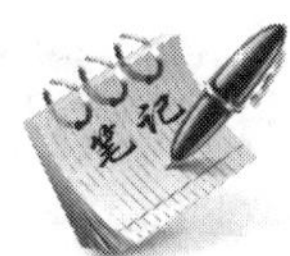

【参考区间】

(25～52)μg/L。

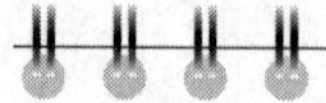

【注意事项】

1. 如不能及时测定,应采血后立即分离血浆,置于－20℃冷冻保存。复融应在37℃水浴中进行,室温缓慢解冻可导致TM沉淀。

2. 若样本中TM含量超过校正曲线范围,应适量稀释后再次测定。

【临床意义】

TM:Ag的水平升高见于血栓性疾病,如糖尿病、心肌梗死、脑血栓、深静脉血栓形成(deep venous thrombosis,DVT)、DIC等。正常血浆中TM含量很低,当血管内皮受损后,血浆中TM含量明显升高,且与内皮的损伤程度相关。目前认为,TM:Ag检测是了解血管内皮损伤最好的指标。

五、血浆6-酮-前列腺素$F_{1\alpha}$检测

【目的】

掌握ELISA法检测血浆6-酮-前列腺素$F_{1\alpha}$(6-keto-$PGF_{1\alpha}$)的原理、操作、注意事项和临床意义。

【原理】

先将抗原(血浆6-酮-$PGF_{1\alpha}$-牛血清清蛋白连接物)包被于酶标反应板,再加入游离抗原(待测样品或6-酮-$PGF_{1\alpha}$标准品),使二者竞争性地与一定量的兔抗人6-酮-$PGF_{1\alpha}$抗体(一抗)结合,洗涤后加入过量的酶标记第二抗体,再加入底物显色。待检血浆或标准品中的6-酮-$PGF_{1\alpha}$含量与显色程度呈负相关,根据显色程度(A值)即可从标准曲线中计算出待检血浆中6-酮-$PGF_{1\alpha}$的含量。

【材料】

1. 器材 37℃水浴箱、离心机、酶标反应板、酶标测定仪、计时器、微量加样器等。

2. 试剂

(1) 0.05mol/L碳酸盐缓冲液(pH 9.6)。

(2) 0.05mol/L PBS(pH 7.2)。

(3) 0.1mol/L柠檬酸缓冲液(pH 4.5)。

(4) 6-酮-前列腺素$F1_{\alpha}$-牛血清清蛋白连接物(6-酮-$PGF1_{\alpha}$-BSA)。

(5) 6-酮-$PGF1_{\alpha}$标准品。

(6)兔抗人6-酮-$PGF1_{\alpha}$抗体(一抗)。

(7)辣根过氧化物酶标记的羊抗兔IgG抗体(酶标记第二抗体)。

(8)邻苯二胺(OPD)。

(9) 30%过氧化氢。

(10)明胶(用碳酸盐缓冲液配成0.3%浓度)。

(11)聚山梨酯(Tween)-20。

(12) 3mol/L硫酸。

【操作】

1. 标本采集 顺利采取静脉血(选用5% EDTA-Na_2,比例9:1),混匀,3000r/min离心20min分离血浆。

2. 用碳酸盐缓冲液将6-酮-$PGF_{1\alpha}$-BSA作一定稀释后包被于酶标反应板,再用0.3%明胶封闭。加入标准品(倍比稀释成12.5、25、50、100、200、400、800、1600pg/ml的8个不同浓度的标准品)或待测样品、再加入兔抗6酮-$PGF_{1\alpha}$IgG100μl,37℃中温育2h。洗涤后再加入酶标第二抗体200μl,37℃反应2h。以OPD-过氧化氢溶液显色20min,加入3mol/L硫酸终止反应,在酶标检测仪上测定490nm处的吸光度值A。

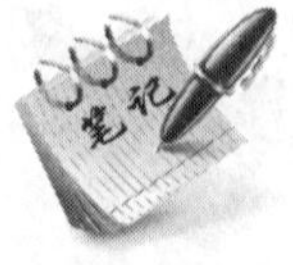

3. 标准曲线与计算

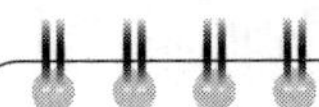

$$B/B_0(\%)=\frac{A_{标准品或样品}-A_{非特异}}{A_{零标准孔}-A_{非特异}}\times 100\%$$

式中：B 为测定管；B_0 为不加样品管，最大结合率管；B/B_0 为结合率。

以标准品含量为横坐标，$B/B_0(\%)$为纵坐标，在半对数纸上绘制出标准曲线。根据样品孔 $B/B_0(\%)$值在标准曲线上读出 6-酮-$PGF_{1\alpha}$的含量。待测样品中 6-酮-$PGF_{1\alpha}$浓度（pg/ml）= 测定值×10。

【参考区间】

(17.9±7.2)pg/ml。

【注意事项】

1. 由于 6-酮-$PGF_{1\alpha}$半衰期较短，血液采集后应尽快分离血浆检测。若 24h 内进行实验，标本可放于 2～8℃。如不能及时检测，将标本置于 -20℃保存，避免反复冻融。
2. 加样完毕后，应轻微摇动微孔反应板，使孔中的液体充分混匀。
3. 反复清洗微孔板，并拍干微孔板中的残余液体，否则容易造成吸光度偏离现象。
4. 测定前试管需要硅化处理或使用一次性塑料制品。
5. 试验前 10 天停止服用阿司匹林类药物。
6. ELISA 法简便易行，但易受温度、酸碱度变化的影响。

【临床意义】

血浆 6-酮-$PGF_{1\alpha}$减低常见于血栓性疾病，如急性心肌梗死、心绞痛、脑血管病变、动脉粥样硬化、糖尿病、肾小球病变、肿瘤转移、周围血管血栓形成以及 TTP 等。血浆花生四烯酸代谢缺陷或口服阿司匹林也可引起血浆 6-酮-$PGF_{1\alpha}$明显减低。去甲基 6-酮-$PGF_{1\alpha}$（DM-6-keto-$PGF_{1\alpha}$）是体内 6-酮-$PGF_{1\alpha}$经肝脏氧化酶代谢的产物，不能在体外生成，检测 DM-6-keto-$PGF_{1\alpha}$，更能准确反映体内血管内皮细胞的激活与损伤情况。

第二节　血小板检验

一、血小板计数（见《临床检验基础》）

二、血块退缩试验（见《临床检验基础》）

三、血小板黏附试验

【目的】

掌握血小板黏附试验的原理、操作、注意事项和临床意义。

【原理】

血小板黏附试验（platelet adhesion test，PAdT）是利用血小板在体外可黏附于玻璃的原理设计的。当血液与一定表面积的玻璃接触一定时间后，血小板黏附于玻璃表面，因此血液中血小板会降低。通过计数接触前、后血液中血小板数，可计算出血小板黏附率。测定方法有玻珠柱法、玻球法、玻璃滤器法等，其中以玻珠柱法多用。

【材料】

1. 器材

(1)玻珠柱管（内径 3mm，长 9.4cm），内装直径 0.3～0.5mm 玻珠 1.5g，管两端封以 0.05cm 孔径的尼龙布。

(2)硅化小试管、显微镜、细胞计数板、注射器、秒表等。

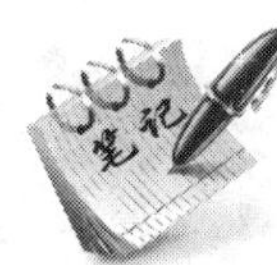

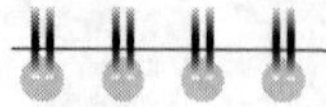

2. 试剂　血小板稀释液。

【操作】

1. 将玻珠柱管与注射器相连。

2. 行肘正中静脉穿刺。

3. 当血液接触玻珠时开始计时，掌握好血液通过玻珠柱的速度。在4等分的玻珠柱中，血液通过每段速度为5s，共20s。经过玻珠柱后，再按原速抽血5s。

4. 采集通过玻珠柱前后的血液，作血小板计数。

5. 计算

$$血小板黏附率(\%)=\frac{黏附前血小板数-黏附后血小板数}{黏附前血小板数}\times100\%$$

【参考区间】

62.5%±8.6%。

【注意事项】

1. 取血过程必须顺利，掌握血液通过玻珠柱的速度。

2. 待用玻珠柱应置于干燥器中储存，受潮后黏附率下降。

3. 血小板计数要准确，宜作2～3次后取平均值。

【临床意义】

血小板黏附试验是检测血小板功能的基本试验之一，用于遗传性与获得性血小板功能缺陷疾病的诊断、血栓前状态和血栓性疾病检查以及抗血小板药物治疗监测。但特异性差，操作较复杂，易受较多因素的影响，致使其在临床的实际应用受限。

1. 血小板黏附率减低　见于先天性和继发性血小板功能异常（以后者多见），如血管性血友病、巨大血小板综合征、爱-唐综合征、低（无）纤维蛋白血症、异常纤维蛋白血症、急性白血病、骨髓增生异常综合征、骨髓增殖性疾病、肝硬化、尿毒症、服用抗血小板药物等。

2. 血小板黏附率增高　见于血栓前状态和血栓性疾病，如高血压病、糖尿病、妊娠高血压综合征、肾小球肾炎、肾病综合征、心脏瓣膜置换术后、心绞痛、心肌梗死、脑梗死、深静脉血栓形成、口服避孕药等。

四、血小板聚集试验

【目的】

掌握血小板聚集试验的原理、操作、注意事项和临床意义。

【原理】

血小板的聚集依赖钙离子、纤维蛋白原、一个或多个血浆因子及诱导剂的存在。随着诱导剂及其浓度的不同，血小板聚集各异。血小板聚集试验（platelet aggregation test，PAgT）通常用比浊法测定。以贫血小板血浆（platelet poor plasma，PPP）设定最低浊度（100%透光度），富含血小板血浆（platelet rich plasma，PRP）设定最高浊度（0透光度）。在PRP血浆中加入诱聚剂诱导血小板聚集，测定血浆浊度的变化，绘制血小板聚集曲线。通过分析血小板聚集曲线的最大聚集率（MAR）、达到最大幅度的时间、达到1/2最大幅度的时间、2min的幅度、延迟时间、斜率参数判断血小板聚集程度和速度。

【材料】

1. 器材　血小板聚集仪和记录仪、离心机、注射器、100μl微量移液器、试管（硅化或塑料制品）等。

2. 试剂　血小板诱聚剂ADP、肾上腺素、胶原、瑞斯托霉素、凝血酶等。

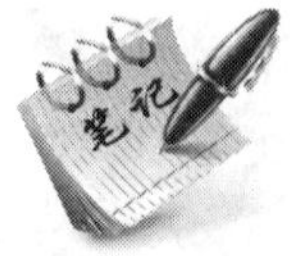

【操作】

1. 用硅化注射器从肘静脉取血4.5ml，注入含0.5ml 0.109mol/L枸橼酸钠的硅化或塑料离

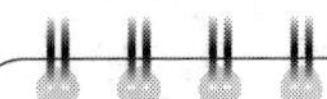

心管中,充分混匀。

2. 以 1000r/min 室温下离心 10min,分离 PRP,小心取出上层血浆,计数血小板并调至(100～200)×10^9/L。

3. 将上述剩余血液以 3000r/min 离心 20min,分离 PPP(上层较透明的液体),血小板计数一般要求低于 20×10^9/L。

4. 按照不同聚集仪的要求,吸取所需的 PRP 和 PPP 置于比色杯中,分别调整好透光度为 10 和 0。

5. 打开记录仪走纸开关,描记 10s 的 PRP 基线,随后将适量诱聚剂(视仪器要求而定,一般为反应体系总量的 1/10 左右)加入 PRP 中,并开始搅拌,记录浊度改变曲线,测定时间一般为 6～10min。

【参考区间】

血小板聚集曲线的参数分析见图 5-1,不同仪器、不同诱聚剂或者不同浓度、剂量的同种诱聚剂有不同的参考值。各实验室应根据自己的具体情况及实验结果调节诱聚剂的浓度,建立自己的参考范围。以 MG-196 型血小板聚集仪为例,几种常用的体外诱聚剂测得的参考区间见表 5-1。

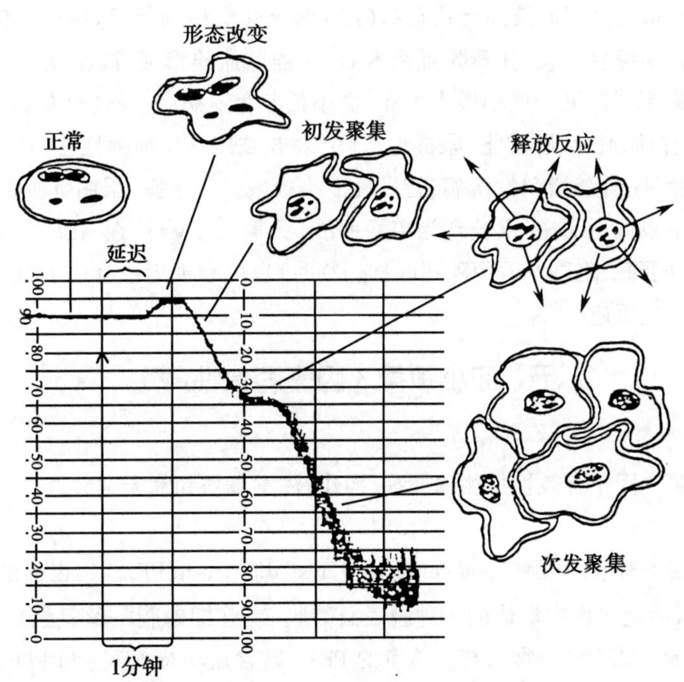

图 5-1　血小板聚集曲线与血小板状态示意图

表 5-1　血小板聚集试验参考值

	ADP 1.0μmol/ml	ADP 0.5μmol/ml	肾上腺素 4.0μg/ml	胶原 3.0μg/ml	瑞斯托霉素 1.5mol/ml
最大幅度(%)	48.6～78.8	25～50	50.2～85.6	54～90	76.1～98.9
达到最大幅度时间(s)	150～290	68～230	220～360	220～290	200～280
2min 时幅度(%)	38～68	20～42	25～50	22～61	55～90
单峰或双峰曲线	双峰	双峰	双峰	单峰	双峰

【注意事项】

1. 采血时要避免产生气泡或溶血,避免混入组织液。

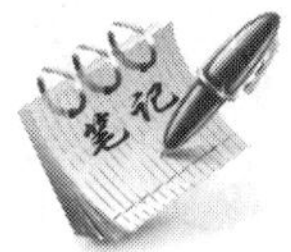

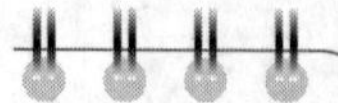

2. 标本采集后应在3h内完成试验，时间过久会降低血小板的聚集强度或速度。

3. 采血后标本应置于室温（25℃左右）下保存，低温会导致血小板激活，使血小板聚集黏附能力增强或出现自发性聚集，切忌放入冰箱。

4. 试验前至少1周应停用一切抑制血小板聚集的药物，如阿司匹林、双嘧达莫、肝素、双香豆素等。

5. 采血前一天应避免食用牛奶、豆浆等高脂肪食物以免影响悬液透光度。

6. 抗凝剂的选用。由于EDTA具有钙离子螯合剂的作用影响血小板聚集，故抗凝剂应选用枸橼酸钠，禁用EDTA。血小板聚集程度随血浆中枸橼酸浓度的降低而增高，因此贫血患者应按公式（100%－细胞比容%）血液（ml）×0.00185调整抗凝剂的用量。

7. 注意诱聚剂的保存。例如ADP在保存过程中会自行分解产生AMP，故配制后溶液应保存于－20℃冰箱，保存一般不应超过6个月；肾上腺素应避光保存，防止分解。此外，诱聚剂的种类和浓度对血小板聚集结果都有影响，临床判断时应注明所用诱聚剂的种类和浓度。各实验室也应建立自己的参考值。

【临床意义】

本试验是检测血小板功能的基本试验之一，操作简便、快速，成本低，在临床上开展比较广泛。血小板聚集率增高见于血液高凝状态和（或）血栓性疾病，如动脉粥样硬化性心脏病、糖尿病、肾小球肾炎、肾病综合征、心脏瓣膜置换术后、深静脉血栓形成、高脂饮食、口服避孕药和吸烟等。血小板聚集率减低见于血小板无力症、血小板贮存池病、血管性血友病、巨大血小板综合征、低（无）纤维蛋白原血症、肝硬化、尿毒症、维生素B_{12}缺乏症、细菌性心内膜炎、急性白血病、骨髓增生异常综合征、骨髓增殖性疾病、特发性血小板减少性紫癜、服用抗血小板药物等。血小板贮存池病聚集率减低不明显，仅表现为单峰曲线（无第二个峰）；在ADP作诱聚剂时，环内过氧化酶、血栓烷合成酶缺陷以及服用阿司匹林药物时，也可表现为单峰曲线；血管性血友病对瑞斯托霉素诱导不发生反应。

五、血小板第3因子有效性测定

【目的】

掌握血小板第3因子有效性检测的原理、操作、注意事项和临床意义。

【原理】

血小板第3因子有效性检测（platelet factor 3 availability test，PF_3aT），也称血小板促凝活性测定。PF_3是血小板活化过程中形成的一种膜表面磷脂成分（即磷脂酰丝氨酸），是血小板参与凝血过程的重要因子。试验将正常人与受检者的PRP（富含血小板血浆）和PPP（贫血小板血浆）交叉组合（表5-2），利用白陶土作为血小板活化剂，氯化钙作为凝血反应启动剂，促进PF_3形成。通过测定各组标本的凝固时间，比较各组时差，了解受检者PF_3是否有缺陷。

表5-2　PF_3aT测定分组

组别	患者血浆（ml）		正常血浆（ml）	
	PRP	PPP	PRP	PPP
1	0.1			0.1
2		0.1	0.1	
3	0.1	0.1		
4			0.1	0.1

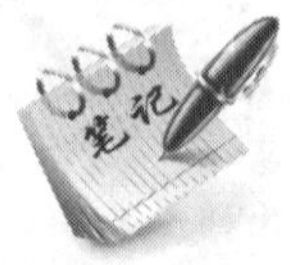

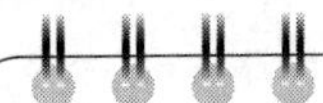

【材料】

1. 器材　硅化或塑料注射器和试管、加样枪、离心机、秒表等。

2. 试剂

(1)40g/L 白陶土悬液(称量白陶土 4g,加入 100ml 生理盐水中)。

(2)0.025mol/L 氯化钙。

【操作】

1. 采血 2.7ml,注入含有 0.3ml 0.109mol/L 枸橼酸钠抗凝剂的试管中混合,待测者和正常对照同时各采血一份。

2. 以 1000r/min 离心抗凝血 10min,制备 PRP。剩余血液再以 3000r/min 离心 20min,制备 PPP。

3. 取 4 支小试管分为 4 组,按表 5-2,每管加入 PRP 和 PPP 各 0.1ml。

4. 将上述 4 支试管置于 37℃水浴预温 2min 后,依次加入白陶土悬液 0.2ml,并记录时间。

5. 加入白陶土 20min 后,向小试管中依次加入 0.025mol/L 氯化钙 0.2ml,开动秒表测定凝固时间。

【参考区间】

第 1 组较第 2 组延长如超过 5s 以上,即为 PF_3 有效性减低。第 3 组、第 4 组分别为患者和正常人(作为对照管),患者 PF_3 有缺陷或内源凝血因子有缺陷时(如血友病),第 3 组凝固时间比第 4 组长。

【注意事项】

1. 血液与抗凝剂混匀后应立即离心。

2. PRP 中的血小板应调至$(200\sim250)\times10^9$/L,PPP 中的血小板应调至$(10\sim20)\times10^9$/L 为宜。

3. 判断试验终点时应严格控制,以出现纤维蛋白丝为准。

4. 每组最好测定 2 管,取平均值以减少误差。

【临床意义】

PF_3aT 是最常用的血小板凝血活性检测试验,方法简单,易于操作。PF_3 有效性减低见于先天性血小板 PF_3 缺乏症、血小板无力症、巨大血小板综合征、肝硬化、尿毒症、弥散性血管内凝血、系统性红斑狼疮、特发性血小板减少性紫癜、骨髓增生异常综合征、急性白血病及服用抗血小板药物等。PF_3 有效性增加见于高脂血症、动脉粥样硬化、心肌梗死、糖尿病伴血管病变。

六、血小板膜糖蛋白测定

【目的】

掌握血小板膜糖蛋白检测的原理、操作、注意事项和临床意义。

【原理】

血小板膜糖蛋白(glucoprotein,GP)是血小板功能的分子基础。GP 分子数量或结构异常均可导致出血或血栓形成。用荧光标记的血小板膜糖蛋白特异性单克隆抗体(表 5-3)与血小板膜糖蛋白分子结合,通过流式细胞仪检测标记于抗体的荧光素形成的荧光信号强度,计算出阳性血小板的百分率。

表 5-3　FCM 常用的血小板膜糖蛋白单克隆抗体

CD 编号	识别的膜糖蛋白
CD36	GPIV
CD41	GPⅡbⅢa 和 GPⅡb

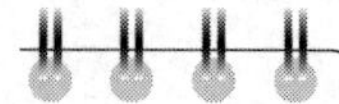

续表

CD 编号	识别的膜糖蛋白
CD42a	GPⅨ
CD42b	GPⅠ
CD42d	GPⅤ
CD61	GPⅢa
CD62p	P-selection 或 GP140

【材料】

1. 器材　流式细胞仪、离心机、加样枪等。

2. 试剂

(1)FITC 或 PE 标记的特异性抗人血小板膜糖蛋白单克隆抗体。

(2)同型对照抗体:即与特异性单克隆抗体标记同样荧光素的相同 IgG 亚型鼠免疫球蛋白抗体。

(3)固定剂:1% 多聚甲醛磷酸盐缓冲液。

【操作】

1. 空腹采集静脉血,以枸橼酸钠(1:9)抗凝,同时采集健康人血液作阳性对照。

2. 免疫荧光染色　取 4 支试管,如表 5-4 做好标记,并加入相应抗体 10μl,室温避光孵育 20min。

表 5-4　试管标记方法

	试管 1	试管 2	试管 3	试管 4
荧光素标记的单克隆抗体	10μl		10μl	
同型对照抗体		10μl		10μl
待测血液标本	5μl	5μl		
健康人血液标本			5μl	5μl

3. 加入 2ml PBS 混匀标本后,3000r/min 离心 5min,弃上清液,加入 1ml 预冷的 1% 多聚甲醛固定,15min 后用流式细胞仪检测。如不能及时测定,置于 4℃冰箱保存,24～48h 内测定。

【参考区间】

GP Ib (CD42b)、GPⅡ(CD41)、GP Ⅲa (CD61)、GPV (CD42d)、GPIX(CD42a)阳性血小板百分率 >98%。

【注意事项】

本试验具有较高的敏感性和特异性,但 FCM 分析时需合理设定各种对照,以避免各种因素造成的假阳性或假阴性结果。

【临床意义】

GP Ib(CD42b)缺乏见于巨大血小板综合征。GPⅡb/Ⅲa(CD41/CD61)缺乏见于血小板无力症。

七、血小板相关抗体测定

【目的】

掌握血小板相关抗体检测的原理、操作、注意事项和临床意义。

【原理】

抗血小板抗体与血小板相关抗原结合形成抗原-抗体复合物,血小板破碎后此复合物存在于上清液成分中。将该上清液加至抗人 IgG、抗人 Ig M 或抗人 IgA 包被的反应板中,再加入酶标记的抗人 IgG、抗人 IgM 或抗人 IgA 后加底物显色。将已知 Ig 含量的参考血清作标准曲线计算

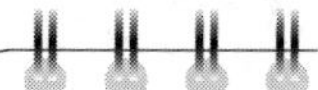

出相应的 PAIgG、PAIgA、PAIgM 的含量。

【材料】

1. 器材　离心机、加样枪、枪头、洗板机、酶标仪、恒温水浴箱等。

2. 试剂

(1)抗凝剂:67mmol/L EDTA · 2Na。

(2)血小板分离液:比重 1.070 的聚蔗糖-泛影葡胺,含 EDTA · 2Na 67mmol/L。

(3)血小板洗涤液:0.01mol/L PBS 含有 67mmol/L EDTA · 2Na,pH 6.5。

(4)NP-40。

(5)血小板表面相关抗体测定双抗体夹心法试剂盒。

【操作】

1. 血小板破碎液的制备　常规静脉取血,67mmol/L EDTA · 2Na 以 1:9 抗凝,加 2ml 血小板分离液,室温下 850r/min 离心 20min,吸出血小板层,用血小板洗涤液洗 3 次。用 PBS 调整血小板数为 100×10^9/L。最后,以 1:100(V/V)加入 NP-40(终浓度为 1%)使血小板溶解。在 4℃放置 30min,以 1000r/min 离心 10min (4℃),吸取上清液供测定用,或储存于 -20℃ 1 周内测定。

2. ELISA 反应(按试剂盒说明操作)　每孔加入 0.1ml 被检标本的血小板溶解液,37℃孵育 1h 后,洗涤 3 次;分别加入工作浓度的酶标二抗,37℃孵育 1h,洗涤 3 次。加显色液 0.1ml 显色,再加终止液(2mol/L,硫酸)50μl,终止反应。

3. 在酶标仪 492nm 处读取 A 值　以标准品抗体含量为横坐标,相应 A 值为纵坐标绘制标准曲线,得到回归方程,将测定样品 A 值代入曲线方程计算出样品相关抗体浓度。

【参考区间】

PAIgG:(0~78.8)ng/10^7 血小板;PAIgA:(0~2)ng/10^7 血小板;

PAIgM:(0~7)ng/10^7 血小板;PAC_3:(0~18)ng/10^7 血小板。

【注意事项】

1. 注射器、试管必须是硅化或塑料制品。

2. 血小板计数必须准确。

3. 糖皮质激素可影响测定结果,检测前应停药 2 周以上。

【临床意义】

1. 诊断特发性血小板减少性紫癜(ITP)的指标之一。90% 以上 ITP 患者 PAIgG 增高,同时测定 PAIgA、PAIgM 及 PAC_3 阳性率达 100%。

2. ITP 疗效观察及预后评估的指标。ITP 经皮质激素治疗有效,上述指标下降,复发则增加。PAIgG 不下降可作为脾切除的指征。

3. 其他疾病如同种免疫性血小板减少性紫癜(多次输血后)、Evans 综合征、药物免疫性血小板减少性紫癜、慢性活动性肝炎、胶原性疾病、系统性红斑狼疮、恶性淋巴瘤、慢性淋巴细胞白血病、多发性骨髓瘤等 PAIg 也可增加。

八、血小板寿命测定

【目的】

掌握血小板寿命测定的原理、操作、注意事项和临床意义。

【原理】

血小板寿命测定,也称血小板生存时间测定(platelet survival time,PST),是检测血小板在体内破坏或消耗速度的一项重要试验。利用阿司匹林不可逆地抑制血小板花生四烯酸(AA)代谢,使得代谢产物丙二醛(MDA)和血栓烷 B_2(TXB_2)生成减少,而新生血小板不受抑制的原理,观察服用阿司匹林后血小板 TXB_2 的恢复情况可以推断血小板的生存时间。通过生成量恢复曲

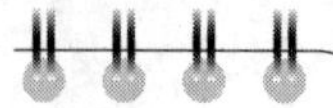

线推算血小板的生存时间。

【材料】

1. 器材　离心机、加样枪、枪头、洗板机、酶标仪、恒温水浴箱等。

2. 试剂

(1)血小板分离液及洗涤液:比重1.070的聚蔗糖-泛影葡胺,含EDTA·2Na 67mmol/L。

(2)血小板洗涤液:0.01mol/L PBS含有67mmol/L EDTA·2Na,pH 6.5。

(3)花生四烯酸。

(4)TXB_2 ELISA试剂盒。

【操作】

1. 给患者一次性口服阿司匹林0.6g。

2. 服药前和服药后2、4、6、8、10、12天分别取静脉血(EDTA·2Na抗凝),分离血小板,洗涤,并将血小板数量调至10^7/L。

3. 取血小板悬液0.2ml,加花生四烯酸(终浓度0.33mmol/L)0.2ml,37℃温育10min,以3000r/min离心10min,取上清液置-20℃冰箱保存。

4. 按试剂盒要求将待测上清液加入已包被抗体的酶标反应板。经37℃孵育、洗涤后加入酶联二抗,再37℃孵育、洗涤,加显色液0.1ml显色,再加终止液(2mol/L硫酸)50μl终止反应,立即在波长492nm的酶标仪上读取A值。

5. 以标准品的已知浓度为横坐标,A值为纵坐标绘制标准曲线,并得到方程。将样品A值带入标准曲线算出待测样品的浓度。

【参考区间】

TXB_2法:7.6~11d。

【注意事项】

1. 血小板数过低时本法敏感性较低。

2. 洗涤血小板时应充分洗去血浆蛋白。

【临床意义】

本试验可反映血小板生成与破坏之间的动态平衡,借以了解体内血小板的平均生存期。血小板生存期缩短见于:①血小板破坏增多性疾病:如原发性血小板减少性紫癜、同种或药物免疫性血小板减少性紫癜、脾功能亢进、系统性红斑狼疮;②血小板消耗过多性疾病:如DIC、血栓性血小板减少性紫癜(TTP)、溶血尿毒症综合征(HUS);③各种血栓性疾病:如心肌梗死、糖尿病伴血管病变、深静脉血栓形成、肺梗死、恶性肿瘤等。

(高春艳)

第三节　凝血因子检验

一、全血凝固时间测定(见《临床检验基础》)

二、活化凝血时间测定(见《临床检验基础》)

三、活化部分凝血活酶时间测定

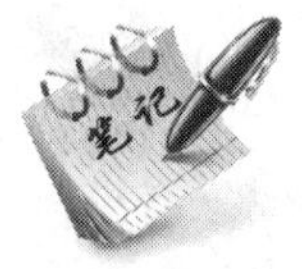

【目的】

掌握血浆活化部分凝血活酶时间测定的原理、操作、注意事项和临床意义。

【原理】

在抗凝血中,加入足够量的活化接触因子激活剂(如白陶土)和部分凝血活酶(代替血小板的磷脂),再加入适量的钙离子即可满足内源凝血的全部条件。从加入钙离子到血浆凝固所需的时间称为活化部分凝血活酶时间(activated partial thromboplastin time,APTT)。APTT的长短反映了血浆中内源凝血系统凝血因子(Ⅻ、Ⅺ、Ⅸ、Ⅷ)、共同途径中凝血酶原、纤维蛋白原和因子Ⅴ、Ⅹ的水平。

【材料】

1. 器材　血凝仪、水浴箱、离心机、秒表、试管等。

2. 试剂

(1)待测血浆:静脉采血1.8ml,加入0.109mol/L枸橼酸钠溶液0.2ml抗凝,3000r/min离心10min,获乏血小板血浆。

(2)正常人冻干混合血浆:一般为商品试剂,用25名以上正常人乏血小板血浆混合后分装,经低温冷冻干燥后保存于冰箱中。

(3)4%白陶土-脑磷脂混悬液:一般为商品试剂。液体试剂混匀后直接使用;冻干试剂按说明书加蒸馏水溶解后使用。

(4)25mmol/L氯化钙溶液:取无水$CaCl_2$ 2.7747g溶于1000ml蒸馏水。

【操作】

(一)血凝仪法

1. 预温活化　按仪器操作方法,取正常人混合血浆0.1ml于测量杯中,并加入APTT试剂0.1ml混匀,37℃准确孵育3min,其间轻轻摇动数次。

2. 加钙计时　在测量杯中加入0.1ml 25mmol/L的$CaCl_2$,仪器自动测定混合物凝固的终点并显示正常人混合血浆的APTT值。

3. 用同样方法测定待测血浆的APTT值。

(二)试管法

1. 预温活化　加正常人混合血浆和APTT试剂各0.1ml于塑料试管中混匀,37℃准确孵育3min,其间轻轻摇动数次。

2. 加钙计时　加入预温的0.1ml 25mmol/L $CaCl_2$混匀,并立即开动秒表计时,置水浴中不断振摇。20s后,不断取出试管观察混合液流动状态(倾斜30°),当液体停止流动时终止计时,记录其秒数。一般应重复测2~3次取平均值。

3. 用同样方法测定待测血浆的APTT值,一般应重复测2~3次取平均值。

【参考区间】

男性(37±3.3)s,范围为31.5~43.5s;女性(37.5±2.8)s,范围为32~43s。每个实验室应建立自己的参考区间,测定值较正常对照延长10s以上有意义。

【注意事项】

1. 取血顺利,血液抗凝充分混合,避免发生微小凝块,样品采集后2h内完成测定。

2. 样本测定前应测定正常人混合血浆,其APTT值在允许的范围内方可测定样本。

3. APTT测定因所用激活剂不同,以及部分凝血活酶来源及制备的不同,均可影响测定结果。部分凝血活酶(磷脂)主要来源于兔脑组织(脑磷脂)。不同制剂质量不同,一般选用对因子Ⅷ:C、Ⅸ和Ⅺ在血浆浓度为200~250U/L时敏感的试剂。

【临床意义】

APTT是一个临床常用、较为敏感的检测内源凝血因子缺乏的简便试验,已替代普通试管法CT测定。但APTT对诊断血栓性疾病和血栓前状态缺乏敏感性,也无特异性,临床价值有限。新生儿由于凝血系统尚未发育完善,多种凝血因子尤其是维生素K依赖凝血因子(FⅡ、FⅦ、

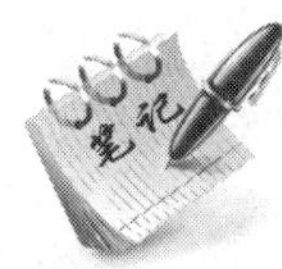

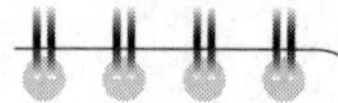

FⅨ、FⅩ)和接触系统凝血因子(FⅪ、FⅫ、PK、HMWK)血浆水平不到成人的50%,其APTT检测将延长,一般出生后半年凝血因子可达正常成人水平。APTT对血浆肝素的浓度较敏感,是目前广泛应用肝素治疗的监测指标。要注意APTT测定结果必须与肝素治疗范围的血浆浓度呈线性关系,否则不宜使用。一般在肝素治疗期间,APTT维持在正常对照的1.5～3.0倍为宜。

1. APTT延长　主要见于:①轻型血友病,可检出FⅧ活性低于15%的患者,但对FⅧ活性超过30%和血友病携带者灵敏度欠佳。在轻、中度FⅧ、FⅨ、FⅪ缺乏时,APTT可正常;②vWD,Ⅰ型和Ⅲ型患者APTT可显著延长,但不少Ⅱ型患者APTT并不延长;③血中抗凝物如凝血因子抑制物、狼疮抗凝物、华法林或肝素水平增高,FⅡ、FⅠ及FⅤ、FⅩ缺乏时灵敏度略差;④纤溶亢进,大量纤维蛋白降解产物(FDP)抑制纤维蛋白聚合,使APTT延长,DIC晚期时,伴随凝血因子大量被消耗,APTT延长更为显著;⑤其他如肝病、DIC、大量输入库血等。

2. APTT缩短　见于血栓前状态及血栓性疾病、DIC早期(动态观察APTT变化有助于DIC的诊断)。

四、简易凝血活酶生成试验及纠正试验

【目的】

掌握简易凝血活酶生成试验及纠正试验原理、操作、注意事项和临床意义。

(一)简易凝血活酶生成试验(STGT)

【原理】

用受检者稀释全血作为本试验中所需全部凝血因子的来源,自身红细胞溶解产物即红细胞素代替PF_3,按一定时间加入正常基质血浆(提供凝血酶原和纤维蛋白原),测定基质血浆的凝固时间,以检查内源凝血系统凝血活酶生成有无障碍。

【材料】

1. 器材　血凝仪、离心机、水浴箱、秒表、试管等。

2. 试剂

(1) 0.109mol/L枸橼酸钠溶液。

(2) 0.308mol/L(1.8%)氯化钠溶液。

(3) 0.025mol/L氯化钙溶液。

(4)基质血浆:凝血酶原时间正常的新鲜枸橼酸钠血浆。

【操作】

1. 取受检者全血0.4ml注入5ml蒸馏水内,混匀,使其完全溶解,此为溶血液。

2. 取0.5ml溶血液加0.308mol/L氯化钠溶液0.5ml,混匀,37℃预温2min,使其变为等渗液。

3. 于上清液中加已预温的0.025mol/L氯化钙溶液0.25ml,启动秒表。同时放一竹签挑除形成的微量纤维蛋白丝。此为温育混合液。

4. 分别加0.025mol/L氯化钙溶液0.1ml于6支大试管内,置37℃水浴中,备用。

5. 在1min45s时,吸取0.1ml温育混合液注入第1支含有氯化钙溶液的试管内;在2min时,将已预温的正常基质血浆0.1ml也加至第1支试管内,启动第2个秒表,记录凝固时间。每隔2min重复以上步骤1次,共6次。

【参考区间】

以最短的凝固时间作为本试验中最有价值的计数。正常人为(11.99±0.72)s,>15s为异常。

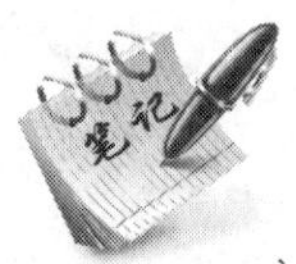

【注意事项】

1. 等渗液不宜放置过久。

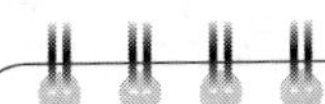

2. 温育混合液的准备要严格记时。

【临床意义】

STGT 延长（>15s）主要见于：①先天性因子Ⅷ、Ⅸ、Ⅺ缺乏；②获得性因子Ⅷ、Ⅸ、Ⅺ，如 DIC、原发性纤溶以及肝脏疾病、维生素 K 缺乏症等；③血液循环中有抗凝物质，如肝素、口服抗凝剂以及其他抗凝物质等。

（二）纠正试验

【原理】

在 STGT 延长的受检稀释全血溶血液中分别加入 1/100 容量的正常 $BaSO_4$ 吸附血浆（提供Ⅷ、Ⅺ、Ⅻ）、正常血清（Ⅸ、Ⅺ、Ⅻ）和正常新鲜血浆（Ⅷ、Ⅸ、Ⅺ、Ⅻ），分别测定正常基质血浆的最短凝固时间，以确定内源性凝血活酶生成缺陷的因子。

【材料】

1. 器材　血凝仪、水浴箱、离心机、秒表、试管等。

2. 试剂

（1）0.109mol/L 枸橼酸钠溶液。

（2）0.308mol/L（1.8%）氯化钠溶液。

（3）0.025mol/L 氯化钙溶液。

（4）基质血浆：凝血酶原时间正常的新鲜枸橼酸钠血浆。

（5）正常吸附血浆：按 1ml 正常新鲜草酸盐抗凝血浆加 100mg 硫酸钡（若为粗颗粒应研成细粉）的比例混合，在 37℃水浴中不断搅拌，15min 后取出，3000r/min 离心 30min，分离上清液血浆即为硫酸钡吸附血浆，其中已无因子Ⅱ、Ⅶ、Ⅸ、Ⅹ。

（6）正常血清：血液凝固后，置 37℃水浴 60min，分离血清。

【操作】

1. 取小试管 3 支，分别加入正常吸附血浆、血清、新鲜血浆各 0.005ml。

2. 于上述 3 支试管各加受检溶血液 0.5ml，再加 0.308mol/L 氯化钠溶液 0.5ml，混匀，37℃水浴 2min。

3. 按测定 STGT 的第 3～5 步骤继续操作。

【参考区间】

加入各种纠正血浆或血清，延长时间纠正至正常范围（即 10～15s）。

【注意事项】

1. 吸附血浆制备时以 0.1mol/L 草酸钠抗凝为好。

2. 正常血浆、血清和吸附血浆需新鲜制备。

【临床意义】

本试验敏感性较差，尤其对因子Ⅺ、Ⅸ的缺乏评价更低，应以凝血因子活性检测来替代。结果及临床意义见表 5-5。

表 5-5　STGT 纠正试验的结果及临床意义

STGT 及纠正实验	因子Ⅷ缺乏	因子Ⅸ缺乏	因子Ⅺ或Ⅻ缺乏	血液有抗凝物
受检者 STGT	>15s	>15s	>15s	>15s
加正常血清纠正	>15s	<15s	<15s	>15s
加正常新鲜血浆纠正	<15s	<15s	<15s	>15s
加正常 $BaSO_4$ 吸附血浆纠正	<15s	>15s	<15s	>15s

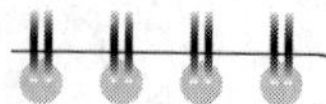

五、血浆凝血酶原时间测定（见《临床检验基础》）

六、血浆纤维蛋白原测定（见《临床检验基础》）

七、血浆因子Ⅱ、Ⅴ、Ⅶ、Ⅹ促凝活性测定

【目的】

掌握血浆因子Ⅱ、Ⅴ、Ⅶ、Ⅹ促凝活性测定的原理、操作、注意事项和临床意义。

【原理】

受检稀释血浆分别与缺乏因子Ⅱ:C、Ⅴ:C、Ⅶ:C、Ⅹ:C 的基质血浆混合，再加兔脑粉浸出液和钙溶液，测定凝血酶原时间，其结果与正常新鲜混合血浆比较，计算受检血浆所含因子Ⅱ:C、Ⅴ:C、Ⅶ:C、Ⅹ:C 相当于正常人的百分率。

【材料】

1. 器材　水浴箱、离心机、秒表、试管等。

2. 试剂

(1) 缺乏因子Ⅱ:C、Ⅴ:C、Ⅶ:C、Ⅹ:C 的基质血浆：先天性或人工制备的缺乏这些因子的血浆（要求它们的活性小于1%），冻干保存。

(2)兔脑或人脑浸出液。

(3)0.025mol/L 氯化钙溶液：取无水 $CaCl_2$ 2.7747g 溶于 1000ml 蒸馏水。

【操作】

1. 取至少 30 人份正常人血浆混合，以生理盐水作 1:10、1:20、1:40、1:80、1:160 稀释，其中以 1:10 稀释作为 100% 的促凝活性。

2. 取各稀释标本 0.1ml、缺乏因子的基质血浆 0.1ml、兔脑或人脑浸出液 0.1ml 相加并混匀，37℃水浴温育 30s 后，加入预温的 0.025mol/L $CaCl_2$ 溶液 0.1ml，在 37℃水浴中摇动，记录凝固时间。

3. 以所测凝固时间(s)为纵坐标，稀释标本浓度为横坐标绘制标准曲线或建立回归方程。

4. 受检血浆用生理盐水作 1:20 稀释后，按上述操作测得凝固时间，通过标准曲线或回归方程，得出相当于正常人因子活性的百分比，将该值再乘以 2，即为受检血浆凝血因子活性水平相当于正常人的百分率(%)。

【参考区间】

FⅡ:C　97.7% ±16.7%；FⅤ:C　102.4% ±30.9%；

FⅦ:C　103.0% ±17.3%；FⅩ:C　103.0% ±19.0%。

【注意事项】

1. 样品采集后应在 2h 内完成测定，或分离血浆置于 -80℃冰箱中，2~3 个月内检测并避免反复冻融。

2. 标准曲线绘制时，数据用半对数或双对数处理。

3. 缺乏因子的基质血浆应保证相应凝血因子的活性少于 1%，而其他因子水平正常。

【临床意义】

1. 活性增高　见于血栓前状态和血栓性疾病。

2. 活性减低　见于先天性因子Ⅱ、Ⅴ、Ⅶ、Ⅹ缺乏症，但较少见。获得性减低者见于维生素 K 缺乏症、肝脏疾病（最多和最先减少的是因子Ⅶ，其次和中度减少的是因子Ⅱ和Ⅹ，最后和最少减少的是因子Ⅴ）、DIC 和口服抗凝剂等。血液循环中存在上述凝血因子抑制物时，这些因子的血浆水平也减低。

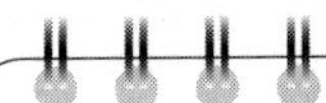

目前,因子Ⅱ:C、V:C、Ⅶ:C、X:C 的测定主要用于肝脏受损的检查,因子Ⅶ:C 下降在肝病的早期即可发生;因子V:C 的测定在肝损伤和肝移植中应用较多。

八、血浆因子Ⅷ、Ⅸ、Ⅺ、Ⅻ促凝活性测定

【目的】

掌握血浆因子Ⅷ、Ⅸ、Ⅺ、Ⅻ促凝活性测定原理、操作、注意事项和临床意义。

【原理】

待测血浆分别加入乏 FⅧ、FⅨ、FⅪ和 FⅫ基质血浆、白陶土-脑磷脂悬液和钙离子溶液,进行 APTT 测定。将正常人混合血浆与乏因子血浆混合,测定 APTT,绘制标准曲线。从各自的标准曲线中分别计算出受检血浆中 FⅧ:C、FⅨ:C、FⅪ:C 和 FⅫ:C 相当于正常人的百分率。

【材料】

1. 器材　水浴箱、离心机、秒表、试管等。

2. 试剂

(1) 缺乏Ⅷ:C、Ⅸ:C、Ⅺ:C 和Ⅻ:C 的基质血浆:商品试剂,低温(-80~-40℃)下保存。

(2)脑磷脂悬液:用兔脑或人脑制备脑磷脂冻干粉,以生理盐水做 1:100 稀释。

(3) 5g/L 白陶土生理盐水悬液。

(4) 0.05mol/L 氯化钙溶液。

(5) pH 7.3 咪唑缓冲液:甲液:咪唑 1.36g 溶于蒸馏水 200ml 中,加 0.1mol/L 盐酸 74.4ml,加蒸馏水至 400ml;乙液:0.109mol/L 枸橼酸钠溶液。工作用咪唑缓冲液在临用前将甲液 5 份与乙液 1 份混合而成。

【操作】

1. 空白管测定　取基质血浆、咪唑缓冲液、脑磷脂悬液及 5g/L 白陶土生理盐水悬液各 0.1ml,混匀,37℃水浴 2min,加预温的 0.05mol/L $CaCL_2$ 溶液 0.1ml,记录凝固时间。要求空白管测定时间控制在 240~250s,其时间的长短可以用脑磷脂的浓度来调节。

2. 标准曲线绘制　正常人新鲜混合血浆以咪唑缓冲液作 1:10、1:20、1:40、1:80、1:160 稀释。将各稀释混合血浆 0.1ml、各种乏因子Ⅷ、Ⅸ、Ⅺ、Ⅻ的基质血浆 0.1ml、脑磷脂悬液 0.1ml 和 5g/L 白陶土生理盐水悬液 0.1ml 混匀,37℃水浴温育 2min 后,加入预温的 0.05mol/L $CaC1_2$ 溶液 0.1ml,在 37℃水浴中摇动,记录凝固时间。以 1:10 稀释的标本为 100% 促凝活性,稀释度对数作横坐标,凝固时间对数作纵坐标,在双对数曲线上绘制曲线或计算回归方程。

3. 受检标本测定　取置于冰浴中的受检血浆用咪唑工作液作 1:20 稀释后,按上述操作取得凝固时间,通过标准曲线或回归方程,得出各因子活性再乘以 2,即为受检血浆凝血因子活性水平相当于正常人的百分率(%)。

【参考区间】

FⅧ:C　103.0% ±25.7%;FⅨ:C　98.1% ±30.4%;

FⅪ:C　100.0% ±18.4%;FⅫ:C　92.4% ±20.7%。

【注意事项】

1. 缺乏某因子的基质血浆应保证相应凝血因子的活性少于 1%,其他因子水平正常。

2. 样品采集后应在 2h 内完成测定,或分离血浆后置于 -80℃冰箱中。2~3 个月内检测并避免反复冻融。

3. 检测的受检标本凝固时间不在标准曲线范围时可稀释后再检测。

4. 所有标本包括正常新鲜混合血浆检测前都应放置在冰水浴中。

5. 每次测定都应做标准曲线。至少选择 30 人以上制备正常新鲜混合血浆,冻干 -80℃可保存 3 个月以上。可用商品化的 APTT 试剂代替脑磷脂悬液和白陶土生理盐水悬液,但浓度需

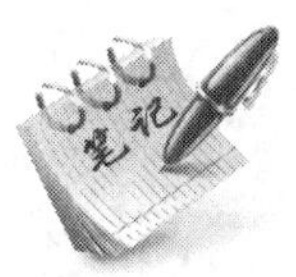

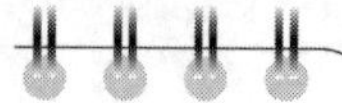

另做调整。

【临床意义】

FⅧ:C在急性时相反应和严重肝实质损伤时明显升高。FⅧ:C减低时，需与vWF含量同时测定，以筛选出vWF缺陷的可能。

1. 增高 血浆中凝血因子Ⅷ:C、Ⅸ:C、Ⅺ:C水平增高，主要见于血栓前状态和血栓性疾病，如静脉血栓形成、肺栓塞、妊娠高血压综合征、晚期妊娠、口服避孕药、肾病综合征、恶性肿瘤等。肝病时，因子Ⅷ:C增高。

2. 减低 FⅧ:C减低见于血友病甲(其中重型≤1%；中型2%~5%；轻型6%~25%；亚临床型26%~45%)、血管性血友病(尤其是Ⅰ型和Ⅲ型)、DIC、血中存在因子Ⅷ抗体(此情况少见)。FⅨ:C减低见于血友病乙、肝脏病、DIC、维生素K缺乏症、口服抗凝剂及抗Ⅸ因子抗体存在等。FⅪ:C减低见于Ⅺ因子缺乏症、DIC、肝脏疾病及抗Ⅺ因子抗体存在等。FⅫ:C减低见于先天性因Ⅻ缺乏症、DIC、肝脏疾病以及部分血栓病。

九、凝血因子ⅩⅢ定性试验

【目的】

掌握血浆因子ⅩⅢ定性试验的原理、操作、注意事项和临床意义。

【原理】

在钙离子作用下，因子ⅩⅢ能使溶于尿素或单氯乙酸的可溶性纤维蛋白单体聚合物转变为不溶性的纤维蛋白凝块，不再溶于尿素或单氯乙酸溶液。如受检血浆中缺乏因子ⅩⅢ，则血浆凝块可再行溶解。

【材料】

1. 器材 水浴箱、计时器、试管等。

2. 试剂

(1) 5mol/L的尿素溶液：尿素30g，加蒸馏水至100ml。

(2) 10g/L单氯乙酸溶液。

(3) 0.025mol/L $CaCl_2$ 溶液。

【操作】

1. 受检血浆0.1ml，加0.025mol/L $CaCl_2$溶液0.1ml，混合后置37℃水浴。

2. 待凝块形成后，取出检测试管，尽量去除管中液体，移入5mol/L尿素或10g/L单氯乙酸溶液5ml，置37℃水浴。

3. 先每15min观察1次，共2h，以后每2~4h观察1次，共24h。

【参考区间】

24h内纤维蛋白凝块不溶解。

【注意事项】

1. 钙离子溶液需新鲜配制，防止假阴性结果。

2. 凝块加入5mol/L尿素或10g/L单氯乙酸溶液后，应使其悬浮于溶液中。

【临床意义】

本试验简单、可靠，是实用的过筛试验。临床上发现伤口愈合缓慢、不断渗血或怀疑有凝血因子ⅩⅢ缺陷者，均可首选本试验。

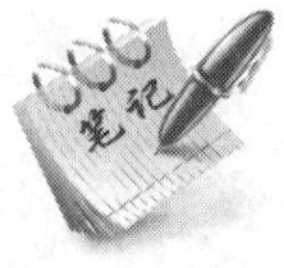

纤维蛋白凝块在24h内，尤其2h内完全溶解，表示因子ⅩⅢ缺乏，见于先天性因子ⅩⅢ缺乏症和获得性因子ⅩⅢ明显缺乏，后者见于肝病、SLE、DIC、原发性纤溶症、转移性肝癌、恶性淋巴瘤以及抗FⅩⅢ抗体存在等。

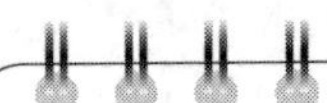

十、血浆因子ⅩⅢ亚基抗原测定

【目的】

掌握血浆因子ⅩⅢ亚基抗原测定的原理、操作、注意事项和临床意义。

【原理】

免疫火箭电泳法：凝血因子ⅩⅢ由 α 和 β 两个亚基构成。在含有 FⅩⅢα 亚基和 β 亚基抗血清的琼脂凝胶板中，加入受检血浆（抗原），在电场作用下，出现抗原-抗体反应形成的火箭样沉淀峰，峰的高度与受检血浆中 FⅩⅢ亚基的浓度成正比。从标准曲线中计算出 FⅩⅢ$_{\alpha}$:Ag 和 FⅩⅢ$_{\beta}$:Ag 相当于正常人的百分率。

【材料】

1. 器材　电泳仪、电泳槽、有机玻璃框“U”型（框内径 8cm8cm，厚 1.5cm）。

2. 试剂

(1) Tris-巴比妥缓冲液（pH 8.8）：巴比妥钠 4.88g，巴比妥 1.235g，Tris 2.890g，加水至 1000ml。

(2) 1%磷钼酸溶液。

(3) 1%琼脂糖溶液。

(4) 抗因子ⅩⅢ$_{\alpha}$ 亚基血清。

(5) 抗因子ⅩⅢ$_{\beta}$ 亚基血清。

【操作】

1. 制板

(1) 将 1%琼脂糖煮沸溶解后置于 50～56℃水浴中备用。

(2) 取一只小烧杯，根据抗血清的效价，进行适当调整，按每次试验所需量加入抗因子ⅩⅢ$_{\alpha}$、抗ⅩⅢ$_{\beta}$ 亚基血清，充分混匀，尽量避免气泡。

(3) 取 10cm×10cm 玻璃板两块，中间放入有机玻璃框，三边用夹子固定，于上口迅速倒入含抗血清的琼脂糖，每板加 10ml 左右，4℃冰箱中 10～15min，凝固后除去一块玻璃板，在距玻璃板下缘 1.5cm 处打 10 个孔，孔径 3mm，孔距 5mm。

2. 标准品制备　取 30 例正常人新鲜血浆或冰冻混合血浆，并用 Tris-巴比妥缓冲液作 1:2、1:4、1:8、1:16 稀释。

3. 受检标本制备　将受检血浆用 Tris-巴比妥缓冲液作 1:2 稀释。

4. 加样　每孔加入受检样品 10μl，每板均同时各加上述 5 种不同稀释度的标准品 10μl，制作标准曲线。

5. 电泳

(1) 每侧电泳槽内加入 Tris-巴比妥缓冲液 500～1000ml，两槽的液面应一致。

(2) 将玻璃板放在两槽之间，孔朝向阴极，火箭方向朝向阳极，用两层滤纸搭桥，电桥间距为 5.3cm 左右。

(3) 调节电压至 110V，电泳 18h。

6. 染色　电泳完毕，取出玻璃板，浸入 1%磷钼酸溶液中 20～30min。

7. 测定火箭电泳高度　分规从加样孔上缘至顶峰测量火箭峰高度。

8. 计算　用标准血浆的 5 个数值绘制标准曲线或回归方程，求出各测定样品的含量，再乘以稀释倍数 2，得到因子ⅩⅢ$_{\alpha}$:Ag、ⅩⅢ$_{\beta}$:Ag 相当于正常人的百分含量。

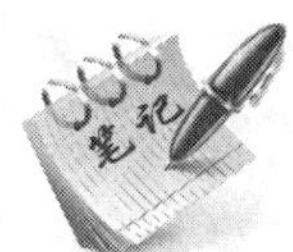

【参考区间】

FⅩⅢ$_{\alpha}$:100.4%±12.9%；FⅩⅢ$_{\beta}$:98.8%±12.5%。

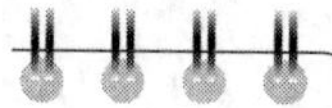

【注意事项】

1. 根据抗体效价,选择抗体与抗原结合良好的稀释倍数。

2. 每次检测均应做标准曲线。

【临床意义】

1. 先天性因子XIII缺乏症　纯合子型者的 $FXIII_α$:Ag 明显减低(≤1%),$FXIII_β$:Ag 轻度减低;杂合子型者的 $FXIII_α$:Ag 减低(常≤50%),$FXIII_β$:Ag 正常。

2. 获得性因子XIII减少症　见于肝病、DIC、原发性纤溶症、急性心肌梗死、急性白血病、恶性淋巴瘤、免疫性血小板减少性紫癜、SLE 等。一般认为,上述疾病的因子$XIII_α$:Ag 有不同程度的降低,而因子$XIII_β$:Ag 正常。

(闫晓华)

第四节　抗凝物质检验

一、抗凝血酶抗原含量测定

【目的】

掌握免疫火箭电泳法检测血浆抗凝血酶抗原(antithrombin antigen,AT:Ag)的原理、操作方法、注意事项、临床意义。

【原理】

待测血浆在含有抗 AT 血清的琼脂糖凝胶中进行电泳,血浆中的 AT 抗原与抗 AT 抗体形成抗原抗体复合物,在电场的作用下形成火箭样沉淀峰,待测血浆 AT 抗原含量与沉淀峰高度成正比,根据峰高度计算出 AT 抗原含量。

【材料】

1. 器材　电泳槽、电泳仪、微量加样器、玻璃板、铁夹、打孔器等。

2. 试剂

(1) 0.109mol/L 枸橼酸钠溶液。

(2) Tris-巴比妥缓冲液:称取 Tris 2.89g、巴比妥钠 4.88g、巴比妥 1.235g 溶于适量蒸馏水中,用盐酸将 pH 调节为 8.8,再加蒸馏水至 1L。

(3) 1%琼脂糖:取 100ml Tris-巴比妥缓冲液,加入琼脂糖 1g,加热至完全溶解。

(4) 1%磷钼酸溶液:取磷钼酸 10g,加蒸馏水至 1L,过滤后使用。

(5) 兔抗人 AT 抗血清。

(6) 标准血浆。

【操作】

1. 以枸橼酸钠为抗凝剂,采血后立即分离血浆。

2. 将 1%琼脂糖加热至完全溶解,置于水浴中,待其温度降至 56℃时,加入相应的兔抗人 AT 抗血清(抗体量按抗血清效价而定),56℃孵育,充分混匀,避免产生气泡。

3. 取 10cm×10cm 大小玻璃板两块,玻璃板中间放置 80mm×80mm×1.5mm"U"型框模,用铁夹夹紧玻璃板三边,从上口迅速倒入含 AT 抗血清的琼脂糖凝胶溶液,至于 4℃冰箱 10~15min。待凝固后取下一块玻璃板,在其下缘 1.5cm 处打一排孔径 0.2cm、孔距 0.3cm 的加样孔,放入电泳槽。

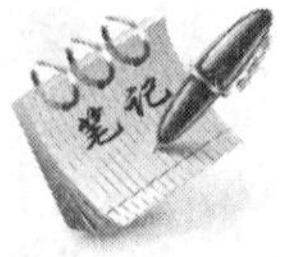

4. 标准品制备　用 Tris-巴比妥缓冲液将标准血浆按原倍、1:2、1:4、1:8、1:16 稀释。

5. 待测标本制备　用 Tris-巴比妥缓冲液将待测血浆做 1:5 倍稀释。

6. 电泳　分别在电泳槽两侧加入 Tris-巴比妥缓冲液各 800ml,注意保持两侧液面高度一

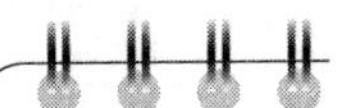

致,将制备好的琼脂糖凝胶板置于两槽之间,用滤纸在凝胶板与缓冲液之间搭桥,火箭电泳走向端接正极,加样孔端接负极,并调节电压至50V。在加样孔中分别加入稀释好的待测标本及不同稀释度的标准品,每孔10μl,并将电压调节至110V,电泳16h。

7. 染色　电泳结束后取出凝胶,用生理盐水浸泡漂洗,进入1%磷钼酸液30min。

8. 量取各火箭沉淀线高度(即自加样孔上缘至尖峰的高度,计算单位为mm)。以标准品的峰高为横坐标,相应的AT:Ag值为纵坐标,绘制标准曲线。

9. 根据标准曲线,求出待测标本的AT:Ag,再乘以稀释倍数5。

【注意事项】

1. 待测血浆标本应以枸橼酸钠溶液为抗凝剂,不得用肝素抗凝。

2. 标本中不得有血凝块,否则会因凝血消耗凝血酶而使检测结果偏低。

3. 待测样本避免反复冻融,使用前在37℃水浴中快速解冻。

4. 凝胶温度必须降至56℃时再加入AT抗血清,避免高温灭活补体。

5. 打孔时避免加样孔开裂;加样时避免样本溢出。

6. 最好应用有循环冷却装置的电泳槽,以避免电泳时温度过高导致凝胶开裂,电泳温度以低于30℃为宜。

【参考区间】

0.23~0.35g/L。

【临床意义】

AT:Ag联合AT抗原水平检测是遗传性抗凝血酶缺乏分型的重要依据。AT抗原水平检测常采用火箭免疫电泳法,其敏感度与单向琼脂扩散相似。

1. 抗原含量增高　常见于血友病A和B、再生障碍性贫血、急性淋巴细胞白血病、应用抗凝药物及黄体酮类药物治疗过程中。

2. 抗原含量减低　见于获得性及遗传性抗凝血酶缺乏。获得性抗凝血酶缺乏是由于各种原因所致的AT合成不足、丢失过多或消耗增加,包括:①抗凝血酶合成不足:重症肝炎、肝硬化、肝癌等严重肝病,减少程度与疾病严重程度有关;②丢失过多:肾病综合征;③抗凝血酶消耗增加,常见于脑血管病变、心绞痛、心肌梗死、弥散性血管内凝血、妊娠期高血压疾病、深部静脉血栓、口服避孕药等血栓前状态和血栓性疾病。遗传性抗凝血酶缺乏是罕见的常染色体显性遗传病。

二、蛋白C抗原测定

【目的】

掌握免疫火箭电泳法检测血浆蛋白C抗原(protein C antigen,PC:Ag)的原理,操作方法、注意事项、临床意义。

【原理】

待测血浆在含有抗PC血清的琼脂糖凝胶中进行电泳,血浆中的PC抗原与抗PC抗体形成抗原抗体复合物,在电场作用下形成火箭样沉淀峰,待测血浆PC抗原含量与沉淀峰高度成正比,根据峰高度计算出PC抗原含量。

【材料】

1. 器材　电泳槽、电泳仪、微量加样器、玻璃板、铁夹、打孔器等。

2. 试剂

(1)0.109mol/L枸橼酸钠溶液。

(2)生理盐水。

(3)标准血浆。

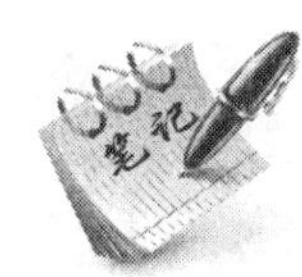

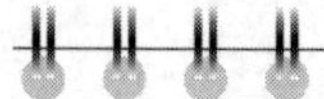

(4)兔抗人 PC 血清。

(5) PC 缓冲液:称取 Tris 5.65g、巴比妥钠 1.62g、EDTA-Na_2 1.80g、甘氨酸 7.05g、聚乙二醇(MW6000)10g 加入蒸馏水至完全溶解,调节 pH 为 8.8,加蒸馏水至 1L。

(6) 1% 琼脂糖:取 100ml PC 缓冲液,加入琼脂糖 1g,加热至完全溶解。

(7)染色液:冰醋酸 100ml,考马斯亮蓝 R-250 5g、乙醇 450ml 加水至 1L。

(8)脱色液:冰醋酸 250ml、乙醇 125ml,加蒸馏水至 500ml。

【操作】

1. 以枸橼酸钠为抗凝剂,采血后立即分离血浆。

2. 将 1% 琼脂糖加热至完全溶解,置于水浴中,待其温度降至 56℃时,加入相应的兔抗人 PC 抗血清(抗体量按抗血清效价而定),56℃孵育,充分混匀,避免产生气泡。

3. 取 10cm × 10cm 大小玻璃板两块,玻璃板中间放置 80mm × 80mm × 1.5mm“U”型框模,用铁夹夹紧玻璃板三边,从上口迅速倒入含兔抗人 PC 抗血清的琼脂糖凝胶溶液,置于 4℃冰箱 10~15min。凝固后取下一块玻璃板,在其下缘 1.5cm 处打一排孔径 0.2cm、孔距 0.3cm 的加样孔,放入电泳槽。

4. 标准品制备　用 PC 缓冲液将标准血浆按原倍、1:2、1:4、1:8、1:16 稀释。

5. 待测标本制备　用 PC 缓冲液将待测血浆做 1:5 倍稀释。

6. 电泳　分别在电泳槽两侧加入 PC 缓冲液各 800ml,并保持两侧液面的高度一致,将制备好的琼脂糖凝胶板置于两槽之间,用滤纸在凝胶板与缓冲液之间搭桥,火箭电泳走向端接正极,加样孔端接负极,并调节电压至 50V。在加样孔中分别加入稀释好的待测标本及不同稀释度的标准品,每孔 10μl,并将电压调节至 110V,电泳 16h。

7. 染色　电泳结束后取出凝胶板,用生理盐水浸泡漂洗 12h 后,用蒸馏水冲洗、去盐,干燥后在染色液中染色 3~5min 后,用脱色液脱色至底色白、峰形清晰。

8. 量取各火箭沉淀线高度(即自加样孔上缘至尖峰的高度,计算单位为 mm)。以标准品的峰高为横坐标,相应的标准品 PC:Ag 含量为纵坐标,得出标准曲线。

9. 根据标准曲线,求出待测 PC:Ag 含量,再乘以稀释倍数 5。

【注意事项】

1. 凝胶温度必须降至 56℃时再加入 PC 抗血清,避免高温灭活补体。

2. 打孔时避免加样孔开裂,加样时避免样本溢出。

3. 最好应用有循环冷却装置的电泳槽,以避免电泳时温度过高导致凝胶开裂,电泳温度以低于 30℃为宜。

4. 健康人群 PC 抗原含量因随年龄不同波动,制备健康人混合血浆应考虑年龄分布因素,且标本量以 100 个为佳,减少 PC 抗原含量波动对检验结果的影响。

5. 酶联免疫吸附试验也可用于 PC 抗原检测。要确诊蛋白 C 缺乏症,还需进行蛋白 C 抗体测定、蛋白 C 抵抗试验、AT 检测等排除其他干扰因素。

【参考区间】

82.4%~122.6%。

【临床意义】

蛋白 C 抗原增加常见于代偿性增加,如冠心病、糖尿病、肾病综合征、妊娠后期及炎症等。蛋白 C 抗原减低见于获得性和先天性蛋白 C 减低。①获得性蛋白 C 减低:如 DIC、呼吸窘迫综合征、肝功不全、手术后及口服双香豆素类抗凝剂患者;②先天性蛋白 C 缺陷:包括Ⅰ型(PC:Ag 和 PC:A 均减低)和Ⅱ型患者(PC:Ag 正常,PC:A 减低),常表现为反复不明原因的血栓形成。

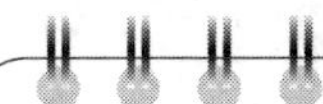

三、蛋白 S 抗原测定

【目的】

掌握免疫火箭电泳法检测血浆蛋白 S 抗原(protein S antigen,PS:Ag)的原理,操作方法、注意事项、临床意义及评价。

【原理】

血浆总蛋白 S(TPS)包括游离型(FPS)和结合型(C4bp-PS)。利用聚乙二醇 6000(PFG 6000)可以沉淀血浆中的 C4bp-PS,上清液中含 FPS。免疫火箭电泳法可同时测定 FPS 和 TPS。检测原理同 PC:Ag。

【材料】

1. 器材　电泳槽、电泳仪、微量加样器、玻璃板、铁夹、打孔器等。

2. 试剂

(1)抗人 PS 血清。

(2)巴比妥钠缓冲液:巴比妥钠 10.32g/L,Tris 0.6g/L,甘氨酸 7.52g/L,EDTA 1.46g/L,pH 9.0。

(3)25% PEG 6000。

(4)1%磷钼酸溶液:取磷钼酸 10g,加蒸馏水至 1L,过滤后使用。

【操作】

1. 以枸橼酸钠为抗凝剂,采血后立即分离血浆。

2. 将 1%琼脂糖加热至完全溶解,置于水浴中,待其温度降至 56℃时,加入相应的抗人 PS 抗血清(抗体量按抗血清效价而定),充分混匀,避免产生气泡。

3. 取 10cm×10cm 大小玻璃板两块,玻璃板中间放置 80mm×80mm×1.5mm"U"型框模,用铁夹夹紧玻璃板三边,从上口迅速倒入含抗人 PS 抗血清的琼脂糖凝胶溶液,置于 4℃冰箱 10~15min。凝固后取下一块玻璃板,在其下缘 1.5cm 处,打一排孔径 0.2cm、孔距 0.3cm 的加样孔,放入电泳槽。

4. 按表 5-6 稀释正常人混合血浆及待测血浆。

表 5-6　TPS:Ag 检测标本稀释方法

	标准管					待测管
	1	2	3	4	5	
待测血浆(μl)	—	—	—	—	—	25
混合血浆(μl)	25	25 ↗	25 ↗	25 ↗	25	—
巴比妥钠缓冲液(μl)	—	25	25	25	25	25
PS:Ag(%)	100	50	25	12.5	6.25	?

5. FPS 提取　正常人混合血浆 2 支、待测血浆 1 支,各 300μl,每管加入 50μl 25% PEG 6 000,充分混匀,放置 30min,3000r/min 离心 10min,取上清液。其中一支混合血浆不稀释(100%),另一支如表 5-5 做对倍稀释,待测血浆按待测管 1:2 稀释。

6. 每孔加上述稀释好的混合血浆和(或)待测血浆 10μl。

7. 电泳　分别在电泳槽两侧加入巴比妥钠缓冲液各 800ml,并保持两侧液面高度一致,将制备好的琼脂糖凝胶板置于两槽之间,用滤纸在凝胶板与缓冲液之间搭桥,火箭电泳走向端接正极,加样孔端接负极,并调节电压至 50V。在加样孔中分别加入稀释好的待测标本及不同稀释度的标准品,每孔 10μl,并将电压调节至 110V,电泳 16h。

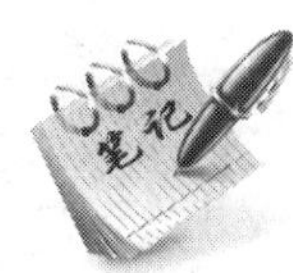

8. 染色　电泳结束后取出琼脂板浸入 1%磷钼酸染色液,5~15min,直到可见清晰的火箭样

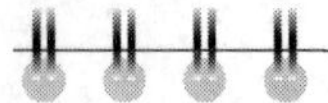

沉淀峰。

9. 按前述方法测量火箭峰高(H)。用系列稀释的混合血浆相对 PS 抗原含量(Y)与其相应的火箭峰高(X)进行回归分析,获得回归直线方程 Y = bX + a,将待测血浆火箭峰高值代入方程得到相应 PS 抗原值,结果乘以稀释倍数即可。

10. 免疫学检测法、酶联免疫吸附试验与免疫火箭电泳法的相关性较差。交叉免疫电泳分析可用于分析游离型和结合型 PS 的比例,且快速定性检测 FPS 水平。

【注意事项】

FPS:Ag 测定已制备好的上清液最好当天检测。同一份标本同时测定 TPS 和 FPS 时,结果应按照各自的回归方程进行计算。

【参考区间】

TPS:Ag　86.8%~106.4%;FPS:Ag　89.3%~112.5%

【临床意义】

PS 和 PC 检测应同时进行。先天性 PS 缺陷常并发严重的深静脉血栓形成。单纯 PS 缺乏患者少见,常与 PC 缺陷共存。获得性 PS 缺乏见于 DIC、肝功能障碍、口服双香豆素类抗凝药、妊娠等。

四、组织因子途径抑制物测定

【目的】

掌握组织因子途径抑制物测定的原理、操作方法、注意事项、临床意义。

【原理】

兔抗人组织因子途径抑制物(TFPI)多克隆抗体作为第一抗体包被 ELISA 板。血浆中的 TFPI 可与之结合,再以生物素标记的抗 TFPI 单克隆抗体作为第二抗体,并加入辣根过氧化物酶,形成双抗体夹心酶联免疫复合物。加入 TMB 底物后,辣根过氧化物酶与之反应,以硫酸终止反应,显色深浅与 TFPI 成正比。

【材料】

1. 器材　加样器、酶标仪。

2. 试剂　兔抗人多克隆抗体包被的微孔板、TFPI 冻干标准品(10μg/L)、TFPI 冻干耗竭血浆(0.5ml)、TFPI 参考血浆(0.5ml)、生物素标记的抗 TFPI 单抗、酶联物、酶联物稀释剂、四甲基联苯胺(TMB)、枸橼酸钠-磷酸盐缓冲液(pH 5.4)、无水乙醇、0.5% 过氧化氢溶液、PBS 缓冲液(pH 7.4)、0.5% 硫酸溶液、10g/L 牛血清白蛋白洗涤缓冲液、蒸馏水。

【操作】

1. 配制试剂

(1)配制标准品:取 0.5ml 蒸馏水至冻干 TFPI 耗竭血浆瓶中,冰浴 2~3min,混匀。再加入 9.5ml 样本缓冲液,配制为 5% TFPI 耗竭血浆,溶液混匀后静置 5min,作为零标准。轻敲 TFPI 标准品瓶,使 TFPI 沉入瓶底,再加入 5% TFPI 血浆 1ml,混匀制成 TFPI 10μg/L 标准品,再分别稀释配成 5μg/L、2.5μg/L、1.25μg/L、0.625μg/L 的标准品。

(2)配制参考血浆:加 5ml 冷蒸馏水于装有 TFPI 参考血浆小瓶内,轻轻混匀 2min。

(3)制备标准抗体:加 5ml 蒸馏水于生物素标记的 TFPI 单抗瓶内,混匀 3min。

(4)配制酶联免疫物稀释液:将 11ml 浓缩酶联免疫稀释剂与 55ml 蒸馏水混匀。

(5)配制 TMB 溶液:取 1.5ml 无水乙醇溶解 3mg TMB 配成溶液。取 600μl TMB 溶液,加入 12ml 底物缓冲液及 60μl 0.5% 过氧化氢,混匀。

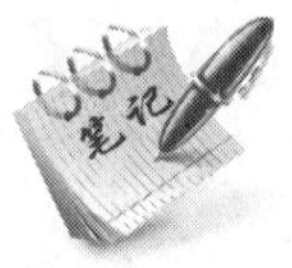

2. 标本处理

(1)血浆:用 0.13mol/L 枸橼酸钠溶液按 1:9 抗凝血液,4000r/min 离心 15min 制备血浆,

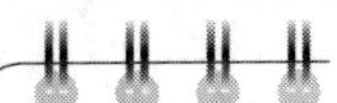

-20℃冷冻保存。用前置37℃温水15min,使其充分融合。再以样本缓冲液按1:20稀释待用。同样以样品缓冲液将TFPI参考血浆按1:20稀释待用,作为参考对照。

(2)细胞培养上清液:将细胞培养的上清液以样品缓冲液适当稀释(一般为1:5稀释),使稀释后TFPI含量在标准曲线测定范围内。

3. 操作方法

(1)取出已包被TFPI多抗孔的微孔板,将100μl不同浓度的TFPR标准溶液,TFPI参考血浆与稀释标本分别加入微孔内,每份加2孔。加盖后于4℃下反应18h。

(2)用洗涤缓冲液洗板4次。

(3)向每孔加入100μl抗TFPI检测抗体,加盖后室温反应1h。

(4)用洗涤缓冲液洗板4次。

(5)将酶联物10μl加入酶联物稀释液11ml中,再向每孔加经稀释的酶联物100μl,加盖,室温下温育1h。

(6)用洗涤缓冲液洗板4次。

(7)向每孔加TMB溶液100μl,加盖,室温温育20min,溶液呈现蓝色。

(8)向每孔加入0.5mol/L硫酸50μl,轻叩使其混合均匀,终止酶反应,溶液由蓝变黄。于30min内在450nm波长下测定光密度。

4. 计算

(1)回归方程法:将不同TFPI标准品浓度(C)与OD值作直线回归处理,可得回归方程:$C = a + b \times OD$,于是待测样品的TFPI含量(ng/L) = C × 稀释倍数。

(2)标准曲线法:将不同标准品浓度置于横轴,OD值于纵轴,按照回归方程在普通坐标纸上作出标准曲线,然后由待测样品的OD值与标准曲线的触点,找到横轴上相应的TFPI浓度,再将此浓度乘稀释倍数,得出待测样品的TFPI含量(μg/L)。

【注意事项】

1. 本法测定TFPI总量,包括与HDL、LDL、VLDL结合和游离的TFPI以及保留有Kunitz-1的裂解片段。

2. 注入肝素可引起血管内皮细胞释放TFPI,从而使血浆中TFPI升高。

【参考区间】

初步测定用枸橼酸钠抗凝血浆(70.9~124.1)μg/L。

【临床意义】

增高常为生理性,见于老年人、妊娠等。病理性见于败血症、慢性肾功能衰竭。减低见于先天性TFPI缺乏症,获得性TFPI缺乏见于手术后、脓毒血症、急性DIC等,主要原因是消耗TFPI增加。

五、复钙交叉试验

【目的】

掌握复钙时间交叉试验的原理、操作方法、注意事项、临床意义。

【原理】

延长的复钙时间如果能被1/10量的正常血浆纠正,表示受检血浆中缺乏凝血因子;如果不能被小量的正常血浆所纠正,提示受检血浆中有抗凝物质。

【材料】

1. 器材　37℃水浴箱、秒表。

2. 试剂　1mol/L草酸钠或0.13mol/L枸橼酸钠抗凝的正常和待测血浆、0.025mol/L氯化钙溶液。

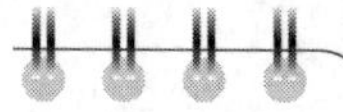

【操作】

按表5-7操作试验。

表5-7　复钙交叉试验操作方法

	1	2	3	4	5
待测血浆(ml)	/	0.01	0.05	0.09	0.1
正常人血浆(ml)	0.1	0.09	0.05	0.01	/

放置于37℃水浴箱中1h,加入氯化钙溶液0.1ml,混匀,同时启动秒表,记录血浆中出现纤维蛋白丝的时间(min),重复两次取均值。

【注意事项】

1. 抽血应顺利,不应有溶血及凝血。

2. 取血后应立即检测,血浆在室温中放置不应超过2h。

3. 如用于肝素治疗的监测,必须用枸橼酸钠抗凝。

【参考区间】

若第三管复钙时间不能恢复到正常值(2min18s~4min17s),表示受检血浆中有抗凝物质存在。

【临床意义】

本实验是血浆中异常抗凝物质增多的初筛试验,可鉴别复钙时间延长的原因,血液循环中有无病理性抗凝物质,操作简单快捷,易于推广。血浆中存在低浓度肝素或者其他抗凝药物时其敏感性不足以反映其变化,必要时需进行凝血酶时间检测。

六、凝血酶时间测定及甲苯胺蓝纠正试验

(一)凝血酶时间测定

【目的】

掌握血浆凝血酶时间(thrombin time,TT)测定的原理、操作方法、注意事项和临床意义。

【原理】

凝血过程中,纤维蛋白原在凝血酶的作用下转变为纤维蛋白。在待测血浆中加入标准化凝血酶,开始计时,到血浆开始凝固所需的时间为凝血酶时间。

【材料】

1. 器材　离心机、37℃水浴箱、微量加样器、注射器、试管、秒表或全自动血液凝固仪等。

2. 试剂　0.109mol/L枸橼酸钠溶液、凝血酶溶液、健康人对照血浆。

【操作】

1. 配制凝血酶溶液　先用适量蒸馏水复溶冻干凝血酶,再加入生理盐水,调至健康人血浆凝固时间波动在16~18s为宜。

2. 常规静脉采血,枸橼酸钠抗凝,分离血浆。

3. 取两支试管,分别加入健康人对照血浆及待测血浆100μl,37℃孵育5min后分别加入凝血酶溶液各100μl,立刻混匀并启动秒表,记录血浆凝固时间。重复检测2~3次取均值。

4. 采用全自动血液凝固仪检测TT值,在加入抗凝血酶后按照凝血仪方法测定即可。

【注意事项】

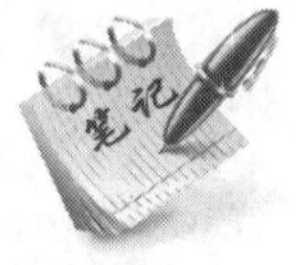

1. 标本不得使用肝素或EDTA抗凝。

2. 血浆分离后尽快检测,室温保存不超过3h,4℃保存不超过4h。

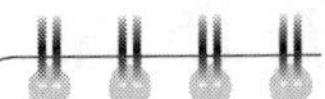

3. 稀释好的凝血酶溶液应尽快使用,4℃保存需在3天内用完。

4. 每次操作均需校正凝血酶溶液,确保健康人血浆TT值波动在16~18s。

5. TT试验终点为出现混浊的初期凝固。

【参考区间】

16~18s,超过3s以上有意义。

【临床意义】

本试验用于筛查凝血的共同途径有无异常,是反映纤维蛋白原功能异常或含量降低最敏感的筛查试验。异常纤维蛋白原血症时TT时间可缩短或延长,而纤维蛋白原过高时可抑制纤维蛋白单体交联导致TT延长。TT监测的敏感性不随肝素浓度增高呈线性增高,故进行肝素检测时,应同时进行APTT检测。

1. 血浆TT缩短　主要见于巨球蛋白血症或某些异常蛋白血症。标本混入组织液或在4℃放置过久也可使TT缩短。

2. 血浆TT延长　多见于DIC、原发性纤溶、先天性低(无)纤维蛋白原血症、肝脏病变、肝素增多或类肝素物质增多、FDP增多。

3. 监测溶栓治疗　链激酶、尿激酶等溶栓治疗时,TT控制在健康人对照的1.5~2.5倍时,溶栓治疗安全有效。

(二)甲苯胺蓝纠正试验

【目的】

掌握甲苯胺蓝纠正试验的原理、操作方法、注意事项、临床意义。

【原理】

甲苯胺蓝可中和血浆中的类肝素物质或肝素,在TT检测中加入甲苯胺蓝,使延长的TT缩短或恢复正常,说明标本中存在过多的类肝素物质或肝素。若加入甲苯胺蓝后对TT检测结果无影响,说明纤维蛋白原缺陷或存在其他类抗凝物质。此试验也称凝血酶时间纠正试验。

【材料】

1. 器材　离心机、37℃水浴箱、试管、注射器、秒表、微量加样器等。

2. 试剂　0.1%甲苯胺蓝溶液、凝血酶溶液(配制方法同上)。

【操作】

1. 常规静脉采血,枸橼酸钠抗凝,混匀,离心分离血浆。

2. 取待测血浆100μl,加入等量的0.1%甲苯胺蓝溶液,混匀,37℃孵育。

3. 加入工作浓度凝血酶溶液100μl,立刻混匀并启动秒表,记录血浆凝固时间,重复检测2~3次,取平均值。

【注意事项】

1. 纤维蛋白原含量过低时,加入甲苯胺蓝可使检测结果判断困难,需特别注意。

2. 其余注意事项同TT检测。

【参考区间】

将甲苯胺蓝溶液加入TT延长的血浆后,若TT时间缩短>5s,说明标本中类肝素样物质或肝素增多;否则说明TT延长并非由肝素类物质所致。

【临床意义】

加入甲苯胺蓝若TT时间缩短>5s,说明肝素或类肝素样物质增多,见于多发性骨髓瘤、肾上腺皮质肿瘤、放疗、出血热、肾病综合征、氮芥所致肝脏损害、过敏性休克、肝移植、DIC、普通肝素治疗等。否则考虑其他原因导致的TT延长。本试验不需特殊仪器,操作简单快捷,是监测肝素或类肝素物质的常用试验。

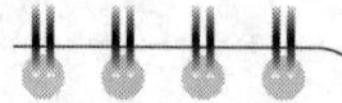

七、普通肝素和低分子量肝素测定

【目的】

掌握肝素浓度测定的原理、操作方法、注意事项、临床意义。

【原理】

肝素能加快 AT 抑制凝血因子 Xa 的速率。当 AT 及 Xa 过量时，AT 对因子 Xa 的抑制速度与肝素浓度成正比。残余的 Xa 活性可利用 Xa 特异显色底物检测，反应体系的显色强度与肝素浓度成反比。

【材料】

1. 器材　微量板、微量加样器、水浴箱(37℃)、秒表、酶标仪。

2. 试剂　因子 Xa 试剂、AT 试剂、产色底物、终止液、肝素标准液、生理盐水、正常人混合血浆(乏血小板)。

【操作】

1. 血浆制备　取 0.109mol/L 枸橼酸钠抗凝血，室温 3000r/min 离心 10min(标本采集 1h 内完成)制备 PPP，于 2～8℃保存，2h 内完成检测。或快速冷冻于 -20℃保存 1 个月，使用前于 37℃条件下 15min 内解冻。

2. 产色底物　置于 37℃水浴箱预温。

3. 制备标准曲线　用 0.9% 生理盐水将肝素配成 8USP(美国药典单位)U/ml，然后按表 5-8 进行稀释。

表 5-8　制备标准

	1	2	3	4
标准肝素浓度(U/ml)	0.8	0.4	0.2	0
8USP U/ml 肝素(μl)	100	500	500	—
正常人混合血浆(μl)	900	500	500	500

4. 取待测血浆和上述标准肝素血浆 100μl，用生理盐水 100μl 稀释成 1:2。

5. 微孔中加入 75μl AT 试剂，25μl 待测血浆或者肝素标准品，37℃孵育 2min，再加入 75μl 因子 Xa 试剂，37℃孵育 1min，加入 75μl 产色底物，37℃孵育 5min，最后加入终止液 75μl。

6. 空白对照　依次加入 75μl 终止液，75μl AT 试剂，25μl 正常混合血浆或患者血浆，75μl 因子 Xa 试剂，75μl 产色底物。

7. 在酶标仪上于 405nm 波长处读取吸光度值(A_{405})。

8. 计算　以吸光度值(A_{405})为纵坐标，相应肝素浓度(U/ml)为横坐标，绘制标准曲线，根据待测血浆的吸光度值从标准曲线上查取肝素浓度值。

【注意事项】

采血过程必须顺利，防止血小板激活，释放 PF_4 而抑制肝素活性。孵育温度和时间必须准确，重症黄疸者需设自身对照。该法肝素的检测范围有限，为 0～0.8U/ml。

【参考区间】

正常人为 0。

【临床意义】

过敏性休克、使用氮芥、严重肝病、放疗后、DIC、肝叶切除后或者肝移植术后等血浆中肝素增多。

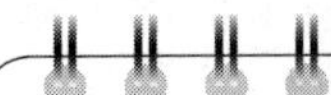

八、凝血因子Ⅷ抑制物测定

【目的】

掌握凝血因子Ⅷ抑制物检测的原理、操作方法、注意事项、临床意义。

【原理】

混合血浆法(Bethesda)检测凝血因子Ⅷ抑制物:将待测血浆与健康人新鲜血浆混合,37℃孵育后检测凝血因子Ⅷ的活性,如果待测血浆中含有凝血因子Ⅷ抑制物,会导致混合血浆凝血因子Ⅷ活性降低。抑制物含量用 Bethesda 为单位进行计算,1 个 Bethesda 单位相当于灭活 50% 凝血因子Ⅷ活性。

【材料】

1. 器材　37℃水浴箱、试管、秒表等。

2. 试剂　0.05mol/L 咪唑缓冲液(氯化钠 0.585g、咪唑 0.34g、加入蒸馏水 100ml,调整 pH 至 7.3)、5g/L 白陶土生理盐水悬液、脑磷脂生理盐水悬液、0.05mol/L 氯化钙溶液、健康人新鲜血浆溶液。

【操作】

1. 用咪唑缓冲液 1:1 稀释待检血浆、健康人混合血浆。

2. 按照凝血因子Ⅷ:C 检测方法稀释健康人混合血浆Ⅷ:C,作为对照血浆。

3. 将待检血浆与等量健康人新鲜混合血浆混合,37℃孵育 2h,按照凝血因子Ⅷ:C 检测方法测定凝血因子Ⅷ:C。

4. 结果计算　待检血浆孵育后剩余 FⅧ:C = (孵育后Ⅷ:C/对照血浆Ⅷ:C)/100%。Bethesda 单位 = 待检血浆孵育后剩余 FⅧ:C × 待检血浆与对照血浆间的稀释倍数。

【注意事项】

1. 标本以枸橼酸钠抗凝,采血后立即分离血浆检测。不能立即检测应置于 -20℃保存,1 个月内检测。

2. 健康人新鲜混合血浆制备,应考虑年龄因素及样本量,应选取 30 人份以上各年龄段的健康人新鲜混合血浆。

3. 如果抑制作用明显,超出 FⅧ:C 检测线性范围,可降低待测血浆在对照血浆中的比例,重新检测 FⅧ:C。

【参考区间】

健康人血浆无因子Ⅷ抑制物,剩余凝血因子Ⅷ:C 为 100%。

【临床意义】

血浆凝血因子Ⅷ抑制物阳性见于反复输血者、接受血友病球蛋白治疗的患者。某些免疫性疾病,妊娠妇女偶见阳性。

【原理】

因子平行稀释法(factor parallelism)检测因子Ⅷ抑制物的原理:将待检血浆进行 1:10、1:20、1:40、1:80、1:160 倍比稀释,稀释后血浆凝血因子抑制物活性降低,而凝血因子活性有所恢复。如果待检血浆中不含凝血因子抑制物,则待检和校准血浆的两条稀释曲线(凝固时间-凝血因子活性)平行;若待检血浆中含有凝血因子抑制物,则待检血浆和两条稀释曲线交叉,可判断待检血浆中有无凝血因子抑制物。

【材料】

1. 器材　水浴箱、秒表、试管、双对数曲线纸或计算器。

2. 试剂

(1)待检血浆。

(2)脑磷脂悬液：脑磷脂冻干粉以生理盐水做1:100稀释。

(3) 5g/L白陶土生理盐水悬液。

(4) 0.05mol/L氯化钙溶液。

(5) pH 7.3咪唑缓冲液(Ⅰ液，取咪唑1.36g溶于200ml蒸馏水中，加入0.1mol/L盐酸74.4ml，加蒸馏水至400ml；Ⅱ液，0.13mol/L枸橼酸钠溶液)，取5份Ⅰ液与Ⅱ液混合而成试验用咪唑缓冲液。

(6)健康人新鲜混合血浆(作为对照血浆)。

【操作】

1. 用咪唑缓冲液稀释待检血浆和对照血浆为1:20、1:40、1:80及1:160浓度。
2. 分别测定待检血浆和对照血浆各浓度稀释液FⅧ:C的活性。
3. 分别绘制待检血浆和对照血浆稀释曲线。
4. 根据两条曲线平行或交叉情况判断结果，曲线交叉为血浆Ⅷ抑制物阳性，曲线平行为血浆Ⅷ抑制物阴性。

【参考区间】

健康人血浆凝血因子Ⅷ抑制物阴性，两条曲线平行。

【注意事项】

同混合血浆法。

【临床意义】

同混合血浆法。混合血浆法较简便，可用于多种凝血因子抑制物的测定，对同种免疫产生的凝血因子抑制物较敏感，对自身免疫、药物免疫、肿瘤免疫产生的凝血因子抑制物不敏感。因子平行稀释法可通过自动凝血分析仪检测并进行图形分析，简便、快速、灵敏度高。

(韩艳秋)

第五节　纤溶系统检验

一、优球蛋白溶解时间测定

【目的】

掌握优球蛋白溶解时间测定的原理、操作、注意事项和临床意义。

【原理】

用低离子强度和pH 4.5的溶液沉淀、分离血浆中优球蛋白，再溶于缓冲液中，加钙或凝血酶使其凝固，测定凝块完全溶解的时间，即优球蛋白溶解时间(euglobulin lysis time，ELT)。

【材料】

1. 器材　离心机、试管、水浴箱等。
2. 试剂

(1) 0.109mol/L枸橼酸钠溶液。

(2) 0.025mol/L氯化钙溶液(或2U/ml凝血酶溶液)。

(3) 1%醋酸溶液。

(4)硼酸盐溶液(pH 9.0)：氯化钠9g、硼酸钠1g、蒸馏水加至1000ml。

【操作】

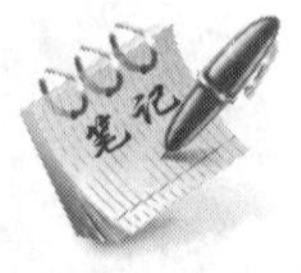

1. 快速分离枸橼酸抗凝血浆。
2. 取尖底离心管1支，加蒸馏水7.5ml和1%醋酸溶液0.12ml(pH 4.5)，置冰浴中。
3. 取血浆0.5ml加入上述离心管中混匀，置冰浴中10min，使优球蛋白充分析出。

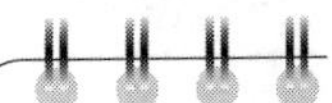

4. 以3000r/min离心5min，倾去上清液，倒置离心管于滤纸上，吸去残余液体，沉淀即为优球蛋白。

5. 将上述沉淀加硼酸盐缓冲液0.5ml于沉淀中，37℃水浴，轻轻搅拌使沉淀溶解。

6. 加0.025mol/L氯化钙溶液(或2U/ml凝血酶溶液)0.5ml，凝固时开始计时。置37℃水浴中观察凝块完全溶解不见絮状物为止，所需时间即为ELT。

【参考区间】

加钙法129min48s±4min6s；加凝血酶法为(123±24)min。

【注意事项】

1. 采血前应避免过度活动和食用油脂食物。
2. 采血时扎止血带的时间不得过长，以免组织和血管内皮细胞释放纤溶酶原激活物。
3. 第1～2步骤应在15min内完成，以免纤溶酶抑制物中和造成假阳性。
4. 当纤溶极度亢进，纤溶酶原基本耗尽时，可呈假阴性。
5. 该试验对pH、离子强度、温度等条件比较敏感，应严格按照操作规程进行。

【临床意义】

ELT缩短(<70min)表明纤溶活性增强，见于原发性和继发性(DIC)纤溶亢进。在DIC早期未发生继发性纤溶亢进，或当纤溶极度亢进，纤溶酶绝大部分已被消化时可为阴性。ELT延长表明纤溶活性减低，见于血栓前状态和血栓性疾病。

二、血浆组织纤溶酶原激活物测定

【目的】

掌握双抗体夹心法测定t-PA的原理、操作、注意事项和临床意义。

【原理】

将纯化的组织纤溶酶原激活物(tissue plasminogen activator，t-PA)单克隆抗体包被在反应板上，加入待测样本和标准品，加过氧化物酶标记的t-PA抗体，再加邻苯二胺(OPD)显色后读取A值，计算出其血浆浓度。

【材料】

1. 器材　酶标仪、水浴箱等。
2. 试剂

(1) t-PA ELISA法试剂盒。

(2)洗涤液：0.025 mol/L氯化钙-聚山梨酯。

【操作】

1. 常规采血，分离PPP。
2. 将待测血浆和标准品加入包被好的反应板孔内，37℃温育1h后，洗涤甩干。
3. 加过氧化物酶标记抗体，37℃温育1h后洗涤甩干，立即加OPD显色(避光)。
4. 室温显色20min，以4mol/L硫酸终止反应，在波长492nm的酶标仪上读取A值。
5. 制成直线回归方程，并计算出t-PA。

【参考区间】

t-PA：(1～12)μg/L。

【注意事项】

1. 空腹采血，采血时不宜扎止血带或外部加压。
2. 所用器材需硅化或用塑料制品。

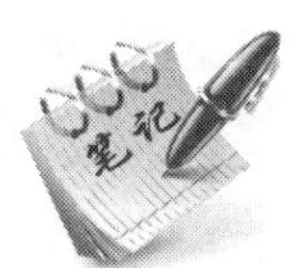

【临床意义】

t-PA增高见于应激反应、剧烈运动、先天性增高以及纤溶亢进时。t-PA减低见于高凝状态

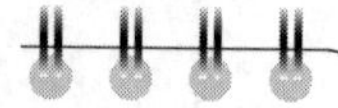

和血栓性疾病、口服避孕药、肥胖症等。

三、血浆纤溶酶原测定

【目的】

掌握免疫扩散法测定血浆纤溶酶原的原理、操作、注意事项和临床意义。

【原理】

将受检血浆(含抗原)加入含抗纤溶酶原(plasminogen,PLG)血清的琼脂糖扩散板中,扩散一定时间,测定抗原抗体反应沉淀弧的直径,其直径与 PLG 含量呈正相关。

【材料】

1. 器材　玻璃板、模具,打孔器和挑针、温箱(25℃)、三角烧杯、玻璃搅拌棒、微量加样器、酶标仪、离心机等。

2. 试剂

(1)市售的抗人纤溶酶原血清和标准血浆。

(2)pH 8.2 巴比妥缓冲液。

(3)琼脂糖。

【操作】

1. 常规采血,分离血小板血浆。

2. 制备免疫扩散板　以巴比妥缓冲液配制的 2% 琼脂糖溶液与等量抗血清混合后制成,用打孔器在板上以间距 15mm 等距打孔,孔径 3mm。

3. 将标准血浆用巴比妥缓冲液作 1:2、1:4、1:8、1:16 稀释,待测血浆作 1:2 稀释,加入反应板加样孔中(每孔 10μl)。

4. 置 37℃温箱 24h,精确测量沉淀弧直径,制成直线回归方程,计算待测样本浓度。

【参考区间】

(230~340)mg/L。

【注意事项】

1. 纤溶酶原抗原测定可与纤溶酶原活性(发色底物法)同时检测,便于观察体内纤溶酶原合成状态。

2. 免疫扩散中要注意保持一定的湿度,避免凝胶扩散板的干裂,但过湿又可引起水蒸气稀释样本。

3. 免疫扩散后沉淀弧边缘不清提示抗原抗体反应浓度不适,调整抗血清的工作浓度后,重复测定。

【临床意义】

PLG 增高反映纤溶活性降低,如高凝状态和血栓性疾病。PLG 减低见于先天性纤溶酶原缺乏症,但更常见于纤溶酶原激活物活性增强,如原发性和继发性纤溶亢进、溶栓治疗后、重症肝炎、肝硬化、肝切除、大手术、肿瘤播散、严重感染等。

四、血浆纤溶酶原激活物抑制剂测定

【目的】

掌握双抗体夹心法测定 PAI 的原理、操作、注意事项和临床意义。

【原理】

将纯化的纤溶酶原激活物抑制剂(plasminogen activator inhibitor,PAI)单克隆抗体包被在反应板上,加入待测样本和标准品,加过氧化物酶标记的 PAI 抗体,再加邻苯二胺(OPD)显色后读取 A 值,计算出各自的血浆浓度。

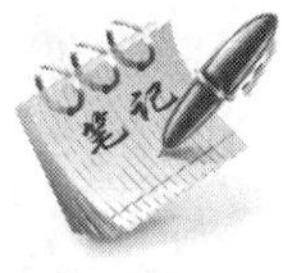

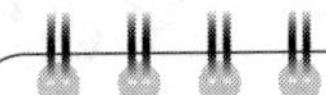

【材料】

1. 器材　酶标仪、离心机等。

2. 试剂

(1) PAI ELISA 法试剂盒。

(2)洗涤液:0.025 mol/L 氯化钙-聚山梨酯。

【操作】

1. 常规采血,分离 PPP。

2. 按试剂盒要求将待测血浆和标准品加入包被好的反应板孔内,37℃温育 1h 后,洗涤甩干。

3. 加过氧化物酶标记的抗体,37℃温育 1h 后洗涤甩干,立即加 OPD 显色(避光)。

4. 室温显色 20min,以 4mol/L 硫酸终止反应,在波长 492nm 酶标仪上读取 A 值。

5. 制成直线回归方程,并计算出 PAI 的样本浓度。

【参考区间】

(2~10)μg/L。

【注意事项】

1. 空腹采血,采血时不宜扎止血带或外部加压。

2. 所用器材需硅化或用塑料制品。

【临床意义】

PAI 增高见于血栓性疾病和高凝状态。减低见于原发性或继发性纤溶症。

五、血浆 α_2-抗纤溶酶活性测定

【目的】

掌握发色底物法测定 α_2-抗纤溶酶活性的原理、操作、注意事项和临床意义。

【原理】

在待测血浆中加入过量的纤溶酶,纤溶酶与标本中的 α_2-抗纤溶酶(α_2-antiplasmin,α_2-AP)结合形成复合物,剩余的纤溶酶水解发色底物 S2251,使底物释放出对硝基苯胺(PNA),生色的深浅与 α_2-AP 的活性(α_2-AP:A)成反比。

【材料】

1. 器材　水浴箱、酶标仪等。

2. 试剂

(1)纤溶酶。

(2)发色底物 S2251。

(3)标准血浆:20 个以上的正常人混合血浆。

(4)终止液:2mol/L 的硫酸。

【操作】

1. 将标准血浆稀释 10 倍,设此时 α_2-AP 活性为 200%,按表 5-9 加入酶标板上。

2. 将待测血浆用缓冲液作 20 倍稀释,取 100μl 加入酶标板中,37℃保温 10min。

3. 将发色底物及纤溶酶分别用 1ml 缓冲液溶解,37℃保温 30min。

4. 吸取 50μl 纤溶酶加入待测标本中,37℃准确保温 2min。

5. 吸取 50μl 发色底物加至上述孔中,混匀,置室温 1min 左右。加终止液 20μl,检测 405nm 吸光度。

6. 以 405nm 吸光度为纵坐标,以 α_2-AP:A 为横坐标,绘制标准曲线。

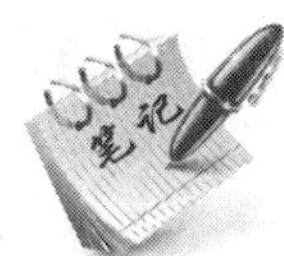

7. 以待测血浆的405nm吸光度值在标准曲线上查出α_2-AP:A,再乘以稀释倍数。

表5-9　制作α_2-AP标准曲线稀释法

	孔1	孔2	孔3	孔4	孔5	孔6
200%标准血浆(μl)	0	20	40	50	60	80
缓冲液(μl)	100	80	60	50	40	20
α_2-AP活性(%)	0	40	80	100	120	160

【参考区间】

(95.6±12.8)%。

【注意事项】

1. 试剂溶解后应一次用完。
2. 样品稀释度,视显色深浅作适当调整。
3. 底物的作用时间应根据标准曲线各孔的显色程度决定。
4. 所有试剂都必须新鲜配制。

【临床意义】

α_2-AP:A升高见于动脉和静脉血栓形成、产后、恶性肿瘤等。α_2-AP:A降低见于肝病、手术后、DIC和先天性α_2-AP缺乏症。

六、血浆硫酸鱼精蛋白副凝固试验

【目的】

掌握3P试验的原理、操作、注意事项和临床意义。

【原理】

纤维蛋白原在凝血酶作用下释放出肽A和肽B后转变成纤维蛋白单体(FM)。FM具有自行聚合呈肉眼可见的纤维、絮状或胶冻状的特性。如发生继发性纤溶,存在纤维蛋白降解产物,尤其X′片段可和FM形成可溶性复合物,硫酸鱼精蛋白具有分离这种复合物的能力,使FM游离出来,形成肉眼可见的纤维素样物质,称为血浆鱼精蛋白副凝固(plasma protamine paracoagulation,3P)。

【材料】

1. 器材　水浴箱、离心机、试管等。
2. 试剂

(1) 0.109mol/L枸橼酸钠。

(2) 1%硫酸鱼精蛋白溶液。

【操作】

1. 常规采血,分离PPP。
2. 取0.5ml PPP置37℃水浴3min。
3. 加入0.05ml(1/10血浆量)1%的硫酸鱼精蛋白溶液,置37℃水浴15min,立刻观察结果。

【参考区间】

正常为阴性:血浆透明,清晰,无不溶解产物;阳性:含细颗粒沉淀、粗颗粒沉淀、纤维蛋白丝网或胶冻样物质。

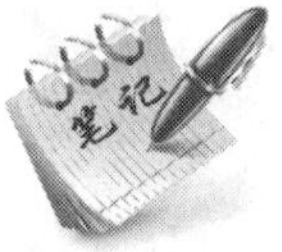

【注意事项】

1. 本试验为检测继发性纤溶的特异性试验,但不太敏感。
2. 3P试验血浆不能以草酸盐、EDTA和肝素作抗凝剂。

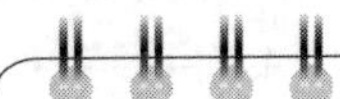

3. 抽血不顺利、抗凝不均或抗凝剂不足、导管内抽血、严重贫血(抗凝剂相对不足)、久置冰箱或反复冻融的标本,或加硫酸鱼精蛋白前标本预温时间不够,均会导致假阳性。

4. 水浴箱温度太低或纤维蛋白原含量过低均会造成假阴性。

5. 血小板第4因子可使FM-X转变为纤维蛋白,故分离血浆应高速离心制成PPP。

6. 并非各种来源的硫酸鱼精蛋白都适用于此试验,故应做预试验。

【临床意义】

阳性见于DIC早期、中期,严重创伤,大手术,咯血、呕血以及久置冰箱的样品。阴性见于DIC晚期和原发性纤溶和继发性纤溶,对于鉴别原发性纤溶和继发性纤溶具有一定价值。

第六节　血栓前状态检验

一、血浆血栓烷 B_2 检测

【目的】

掌握ELISA法检测 TXB_2 的原理、操作、注意事项和临床意义。

【原理】

用血栓烷 B_2(thromboxane B_2,TXB_2)-牛血清白蛋白包被酶标反应板,加入受检血浆或 TXB_2 标准品和抗 TXB_2 抗体。包被的 TXB_2 与受检血浆或标准品中 TXB_2 竞争与抗 TXB_2 抗体结合,包被的 TXB_2 与抗体结合的量与受检血浆中 TXB_2 的含量成负相关。加酶标第二抗体及底物,根据显色程度推算出样品的 TXB_2 的含量。

【材料】

1. 器材　水浴箱、离心机、酶标反应板、酶标仪、计时器等。

2. 试剂

(1) 0.05mol/L碳酸盐缓冲液(pH 9.6)。

(2) 0.05mol/L磷酸盐缓冲液(pH 7.2)。

(3) 0.1mol/L枸橼酸盐缓冲液(pH 4.5)。

(4) TXB_2-牛血清白蛋白连接物(TXB_2-BSA)。

(5) TXB_2 标准品。

(6)兔抗 TXB_2IgG。

(7)羊抗兔IgG-辣根过氧化物酶连接物(即酶标第二抗体)。

(8)邻苯二胺(OPD)。

(9) 30%过氧化氢。

(10)聚山梨酯-20。

(11) 3mol/L硫酸。

(12) 0.3%明胶(用0.05mol/L碳酸盐缓冲液配制)。

【操作】

1. 标本采集　可用EDTA或肝素作为抗凝剂,标本采集后30min内于2~8℃ 3000r/min离心15min,或将标本放于-20℃或-80℃保存,应避免反复冻融。

2. 将 TXB_2-BSA用碳酸盐缓冲液做一定稀释后包被酶标反应板,0.3%明胶封闭。

3. TXB_2 标准品稀释　系列倍比稀释成浓度为12.5ng/L、25ng/L、50ng/L、100ng/L、200ng/L、400ng/L、800ng/L和1600ng/L的8个标准点,临用前15min内配制。

4. 加样　将不同浓度的标准品或待测血浆0.1ml加入微孔板中,然后加入0.1ml兔抗 TXB_2IgG,注意不要有气泡,样品加样于酶标板孔底部,尽量不触及孔壁,轻轻晃动混匀,酶标板

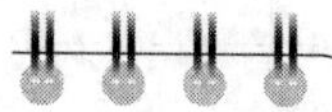

加上盖或覆膜，置于37℃水浴中温育2h。

5. 洗涤　弃去孔内液体，用洗涤液洗涤4次，甩干。

6. 加0.2ml 酶标第二抗体，37℃水浴2h，以OPD-过氧化氢为基质显色20min。

7. 依次每孔加终止溶液50μl，终止反应。终止液的加入顺序应尽量与底物液的加入顺序相同。为保证实验结果的准确性，底物反应时间到时尽快加入终止液。

8. 用酶标仪在490nm 波长依序测量各孔的光密度（OD 值）。在加终止液15min 内进行检测。

9. 标准曲线与计算

$$B/B_0(\%) = \frac{A_{标准品或样品} - A_{非特异}}{A_{零标准品} - A_{非特异}} \times 100\%$$

以标准品的浓度为横坐标，$B/B_0(\%)$为纵坐标，在半对数纸上绘制出标准曲线。根据样品$B/B_0(\%)$值由标准曲线查出相应的浓度，再乘以稀释倍数；或用标准品的浓度与$B/B_0(\%)$值计算出标准曲线的直线回归方程式，将样品的$B/B_0(\%)$值代入方程式，计算出样品浓度，再乘以稀释倍数，即为样品的实际浓度。

【参考区间】

（28.2～124.4）ng/L。

【注意事项】

1. 实验前10天必须停用阿司匹林类药物。

2. 为避免激活血小板引起假性升高，不能选用其他抗凝剂。

3. 采血顺利，尽快分离血浆。

4. 混合蛋白溶液应尽量轻缓，避免气泡。

5. 一次加样时间最好控制在5min 内，如标本数量多，推荐使用排枪加样。

6. 洗涤过程非常重要，洗涤不充分易造成假阳性。

7. 本实验受血小板影响较大，采血后应立即试验，并避免接触激活或影响血小板活性的药物及物品。

【临床意义】

TXB_2 增高见于血栓前状态和血栓性疾病，如动脉粥样硬化、心肌梗死、肺梗死、糖尿病、高脂血症、妊娠期高血压综合征、DVT、恶性肿瘤、大手术后等。TXB_2 减低见于先天性血小板花生四烯酸代谢障碍性疾病或服用阿司匹林、磺吡酮、咪唑及其衍生物等药物后。

二、凝血酶原片段1+2检测

【目的】

掌握ELISA 法检测血浆F_{1+2}的原理、操作、注意事项和临床意义。

【原理】

用纯化的抗体包被微孔板，制成固相抗体，向包被单抗的微孔中依次加入凝血酶原片段1+2（prothrombin fragment 1+2，F_{1+2}）抗原、生物素化的抗人F_{1+2}抗体、HRP 标记的亲和素，经过彻底洗涤后用底物TMB 显色。颜色的深浅和样品中的F_{1+2}呈正相关。用酶标仪在450nm 波长下测定吸光度（OD 值），计算样品含量。

【材料】

1. 器材　水浴箱、离心机、酶标反应板、酶标仪、计时器等。

2. 试剂

（1）F_{1+2}标准品。

（2）生物素化的抗人F_{1+2}抗体。

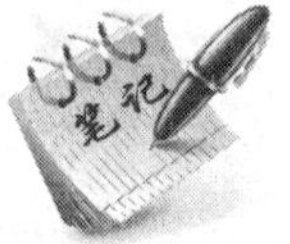

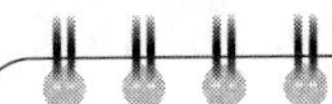

(3) HRP标记的亲和素。

(4)包被液:0.15mol/L PBS,pH 7.4。

(5)缓冲液:0.1mol/L Tris-盐酸缓冲液,pH 7.4。

(6)标本稀释液:0.15mol/L PBS,pH 7.4(含0.1% Tween-20和肝素1U/ml)。

(7)洗涤液:0.15mol/L PBS(含0.01% Tween-20和5% BSA)。

(8) 2mol/L硫酸溶液。

【操作】

1. 加样　分别设空白孔、标准孔、样品孔。空白孔加样品稀释液100μl,余孔分别加标准品或待测样品100μl,注意不要有气泡。加样时尽量加至酶标板孔底部,不触及孔壁,轻摇混匀,加盖或覆膜,37℃孵育2h。

2. 弃去液体,甩干,不用洗涤。每孔加生物素化的抗人F_{1+2}抗体工作液100μl(以1μl生物素化的抗人F_{1+2}抗体原液加99μl检测稀释液的比例配制,轻轻混匀,使用前1h内配制),37℃孵育60min。

3. 弃去孔内液体,洗板3次,浸泡1~2min/次,每孔350μl,甩干。

4. 每孔加HRP标记的亲和素工作液100μl(以1μl HRP标记的亲和素原液加99μl检测稀释液的比例配制,轻轻混匀,使用前1h内配制),37℃,60min。

5. 弃去孔内液体,甩干,洗板5次,每次浸泡1~2min,每孔350μl,甩干。

6. 依次每孔加底物TMB溶液90μl,37℃避光显色(30min内,此时肉眼可见标准品的前3~4孔有明显的梯度蓝色,后3~4孔梯度不明显,即可终止)。

7. 依次每孔加终止溶液90μl,终止反应。终止液的加入顺序应尽量与底物液的加入顺序相同。为了保证实验结果的准确性,底物反应时间到后尽快加入终止液。

8. 用酶标仪在450nm波长依次测量各孔的光密度。在加终止液后15min内检测。

【参考区间】

(0.29~1.05)nmol/L。

【注意事项】

1. 洗涤过程非常重要,洗涤不充分易造成假阳性。

2. 一次加样时间最好控制在5min内,如标本数量多,推荐使用排枪加样。

3. 受检血浆必须以3000r/min以上离心分离。

4. 每次测定时同时做空白对照和标准曲线,最好做复孔。

5. 如标本中待测物质含量过高,须先稀释后再测定,最后乘以稀释倍数。

【临床意义】

血浆F_{1+2}水平可反映凝血酶原酶的活性,是凝血酶生成的标志,含量增高代表FXa增高和凝血活性亢进,用此试验可判断凝血第二阶段的状况。血浆F_{1+2}水平增高见于血栓前状态和血栓性疾病,如DIC、深静脉血栓形成、肺栓塞、急性白血病、先天性和获得性抗凝血酶缺乏症、蛋白C缺乏症、蛋白S缺乏症等,口服避孕药及雌激素替代治疗时也可升高。减低见于口服抗凝剂患者,可作为口服抗凝剂的监测指标。

三、血浆纤维蛋白肽A检测

【目的】

掌握ELISA法检测血浆FPA的原理、操作、注意事项和临床意义。

【原理】

采用竞争性酶联免疫吸附法测定。用皂土处理待检血浆以除去纤维蛋白原,含纤维蛋白肽A(fibrin peptide A,FPA)标本先与已知过量的兔抗人FPA抗体充分结合,部分液体再移至预先

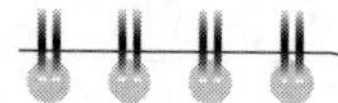

包被的 FPA 微孔板，上述液体中如有剩余未结合的抗 FPA 抗体，可与固相 FPA 结合。将液相 FPA-抗 FPA 洗去后，加入过氧化物酶标记的抗兔 Ig 与固相上的抗 FPA 结合，并使邻苯二胺显色，颜色的深浅和样品中的 FPA 呈负相关。

【材料】

1. 器材　水浴箱、离心机、酶标反应板、酶标仪、计时器等。

2. 试剂

(1)纯化的人 FPA。

(2)兔抗人 FPA 血清。

(3)过氧化物酶标记的羊抗兔 IgG。

(4)标准 FPA。

(5)皂土、皂土缓冲液：584mg NaCl 与 605mg Tris 共溶于 90ml 蒸馏水中，以浓盐酸调 pH 至 8.95，加 BSA100mg。

(6)邻苯二胺、基质缓冲液(50mmol/L 枸橼酸钠与 100mmol/L 磷酸氢二钠)。

(7)包被缓冲液：50mmol/L PBS，pH 9.5。

(8)洗涤液：pH 7.4 的 PBS(含 0.05% Tween-20 和 0.02% 叠氮钠)。

(9)标本稀释液：临用前在上述洗涤液中每 1ml 加 3mg 的明胶。

【操作】

1. 包被　用包被缓冲液将纯化的人 FPA 配成 1μg/ml，每孔 200μl 加入酶标反应板中。加盖，37℃过夜。次日以洗涤液洗 5 次后甩干，备用。

2. 标准品配制　用标本稀释液将纯化的人 FPA 倍比稀释成 25ng/ml、12.5ng/ml、6.25ng/ml、3.12ng/ml、1.56ng/ml 和 0.78ng/ml 等 6 个浓度，并各取 0.9ml 分别与 0.1ml 工作浓度的兔抗人 FPA(标本稀释液配制)混合，置 37℃ 3h 备用。

3. 受检血浆 1ml 与皂土 40mg 和皂土缓冲液 0.5ml，充分混匀后再缓慢振摇 10min，以 3000r/min 离心 15min，吸取上清液 1ml，再按上述方法操作 1 次。取上清液 1ml，先加 Tween-20 50μl，再取 0.9ml，加 0.1ml 工作浓度的兔抗人 FPA，置 37℃ 3h，备用。

4. 加样　取上述 2、3 步骤中温育过的标准品和受检血浆各 200μl，加入酶标板孔中，37℃ 1h(或室温 2h)，洗涤液洗涤 5 次，甩干。

5. 加过氧化物酶标记的羊抗兔 IgG，每孔 200μl，37℃ 1h(或室温 2h)，洗涤液洗涤 5 次，甩干。

6. 以基质缓冲液配制底物(10mg OPD 溶于 25ml 基质缓冲液中，临用前加 30% 过氧化氢 10μl)，取底物溶液 200μl 加入各反应孔中，室温下放置 5min 后，即可终止。

7. 依次每孔加 3mol/L 硫酸终止液 50μl，终止反应。加入顺序尽量与底物液的加入顺序相同。为了保证实验结果的准确性，底物反应时间到时尽快加入终止液。

8. 用酶标仪在 492nm 波长依序测量各孔的光密度(OD 值)。

9. 按标准品绘制标准曲线(回归方程)，计算受检标本中的 FPA 值，注意受检标本在皂土处理过程中，已被稀释 2 倍，结果应乘以稀释倍数 2。

【参考区间】

男性不吸烟者为(1.22～2.44)μg/L，女性不吸烟、未服避孕药者为(1.20～3.28)μg/L。

【注意事项】

1. 采血时需选用较大的针头确保抽血顺利，且最初的 2ml 全血应去除，注射器应硅化或使用塑料制品。

2. 标本中纤维蛋白原必须完全去除，即皂土处理受检标本时，必须反复振摇 10min 以上，离心速度不能低于 3000r/min。

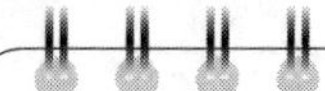

3. 标准品和受检血浆加抗 FPA 抗体后,如需暂停检测,可在4℃环境中过夜。

【临床意义】

在凝血酶作用下,纤维蛋白原 α(A)链的精16和甘17之间的肽链裂解,释放出由1~16个氨基酸组成的 FPA。由于 FPA 是凝血酶作用于纤维蛋白原强度的直接反应,是纤维蛋白单体形成的结果,代表凝血酶的活性,测定该指标可了解是否处于血栓前状态或 DIC,该试验对 DIC 诊断具有特异性,同时对抗凝治疗有监护作用。增高见于多种疾病,如血栓性疾病、恶性肿瘤、尿毒症、DIC、急、慢性白血病、妊娠高血压综合征等。减低见于出血性疾病。

四、血浆凝血酶-抗凝血酶复合物检测

【目的】

掌握 ELISA 法检测血浆 TAT 的原理、操作、注意事项和临床意义。

【原理】

应用双抗体夹心酶标免疫分析法测定血浆凝血酶-抗凝血酶复合物(thrombin-antithrombin, TAT)水平。用纯化的抗体包被微孔板,制成固相抗体,向包被单抗的微孔中依次加入 TAT 抗原、生物素化的抗人 TAT 抗体、HRP 标记的亲和素,经过彻底洗涤后用底物 TMB 显色。TMB 在过氧化物酶的催化下转化成蓝色,并在酸作用下转化成最终黄色。颜色的深浅和样品中 TAT 呈正相关。用酶标仪在450nm 波长下测定吸光度(OD 值),计算样品浓度。

【材料】

1. 器材　水浴箱、离心机、酶标反应板、酶标仪、计时器等。

2. 试剂

(1) TAT 标准品:临用前以样品稀释液做系列倍比稀释成2μg/ml、6μg/ml、20μg/ml、60μg/ml,样品稀释液直接作为标准浓度0ng/ml,临用前15min 内配制。

(2)样品稀释液(商品供应)。

(3)检测稀释液 A(商品供应)。

(4)检测稀释液 B(商品供应)。

(5)检测溶液 A(生物素化的抗人 TAT 抗体):临用前将检测稀释液 A 以1:100稀释,稀释前根据预先计算好的每次试验所需的总量配制(每孔100μl),实际配制时应多配制0.1~0.2ml,如以1μl 检测溶液 A 加99μl 检测稀释液 A 的比例配制,轻轻混匀,在使用前1h 内配制。

(6)检测溶液 B(HRP 标记的亲和素):临用前以检测稀释液 B 1:100稀释。稀释方法同检测溶液 A。

(7)底物溶液(商品供应)。

(8)浓洗涤液:使用前用蒸馏水稀释25倍。

(9) 2mol/L 硫酸溶液。

【操作】

1. 加样　分别设空白孔、标准孔、待测样品孔。空白孔加样品稀释液100μl,余孔分别加标准品或待测样品100μl,避免气泡,尽量将样品加入酶标板孔底部,不触及孔壁,轻摇混匀,酶标板加上盖或覆膜,37℃反应2h。

2. 弃去液体,甩干。每孔加检测溶液 A 工作液100μl(取1μl 检测溶液 A 加99μl 检测稀释液 A 的比例配制,轻轻混匀,在使用前1h 内配制),37℃,60min。

3. 弃去孔内液体,甩干,洗板3次,浸泡1~2min/次,每孔350μl,甩干。

4. 每孔加检测溶液 B 工作液(同检测 A 工作液)100μl,37℃,60min。

5. 弃去孔内液体,甩干,洗板5次,浸泡1~2min/次,每孔350μl,甩干。

6. 依次每孔加底物溶液90μl,37℃避光显色(30min 内,此时肉眼可见标准品的前3~4孔

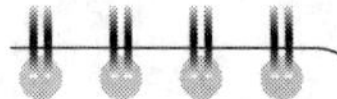

有明显的梯度蓝色，后3～4孔梯度不明显，即可终止）。

7. 依次每孔加终止溶液50μl，终止反应。终止液的加入顺序尽量与底物液的加入顺序相同。为了保证实验结果的准确性，底物反应时间到时尽快加入终止液。

8. 用酶标仪在450nm波长测各孔光密度（OD值），加终止液后15min以内检测。

【参考区间】

（1.0～4.1）μg/L。

【注意事项】

1. 标本质量会影响检测结果，溶血、脂血、含类风湿因子的标本不宜进行此项检测。

2. 受检标本应4℃保存，72h内测定。

3. 标本中待测物质含量过高，须先稀释后再测定，最后乘以稀释倍数。

4. 每次测定应同时做空白对照和标准曲线，最好做复孔。

【临床意义】

TAT是血栓前状态十分重要的检测指标，其血浆水平在DIC前期即升高，所以TAT可作为DIC及Pre-DIC的诊断指标，其特异性和敏感性达80%～90%。TAT含量增高代表FXa增高和凝血活性亢进，见于血栓前状态和血栓性疾病，如DIC、急性心肌梗死、不稳定型心绞痛、深静脉血栓形成、脑梗死、急性白血病等。典型DIC时明显升高，抗凝治疗有效TAT下降。在急性心肌梗死接受溶栓治疗后，如血浆TAT水平仍高于6μg/L，有再次梗死可能。

五、血浆纤溶酶-α_2-抗纤溶酶复合物检测

【目的】

掌握ELISA法检测血浆PAP的原理、操作、注意事项和临床意义。

【原理】

血浆纤溶酶-α_2-抗纤溶酶复合物（plasmin-α_2-antiplasmin complex，PAP）检测：用抗纤溶酶原抗体包被微孔板，加入受检血浆，血浆中纤溶酶原和PAP中纤溶酶原部分与包被抗体结合于固相载体上。加入过氧化物酶标记的抗α_2-抗纤溶酶抗体，与已结合在包被抗体上的PAP中的α_2-抗纤溶酶部分结合。加入邻苯二胺显色，颜色的深浅和样品中的PAP含量呈正相关。

【材料】

1. 器材　水浴箱、离心机、酶标反应板、酶标仪、计时器等。

2. 试剂

（1）PAP标准品：临用前以标本稀释液做系列倍比稀释成10μg/ml、5μg/ml、2.5μg/ml、1.25μg/ml、0.625μg/ml和0.3125μg/ml，标本稀释液直接作为标准浓度0ng/ml，临用前15min内配制。

（2）兔抗人纤溶酶原抗体：使用时用包被液做1:1000稀释（3μg/ml）。

（3）过氧化物酶标记的抗α_2-抗纤溶酶抗体：使用时以标本稀释液做1:1000稀释。

（4）基质液：邻苯二胺8mg，临用前用pH 5.0碳酸盐枸橼酸缓冲液20ml溶解，加10μl 30%的过氧化氢。

（5）标本稀释液：含0.1% Tween-20和1.0% BSA的PBA，pH 7.2。

（6）洗涤液：含0.05% Tween-20的PBA，pH 7.2。

（7）包被液：650nmol/L碳酸盐缓冲液，pH 9.6。

（8）封闭液：3% BSA的pH 7.2的PBS。

（9）终止液：2 mol/L硫酸溶液。

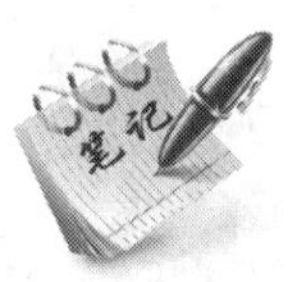

【操作】

1. 用稀释好的包被抗体包被反应板，每孔100μl，37℃孵育3h后，4℃过夜，洗涤3次后

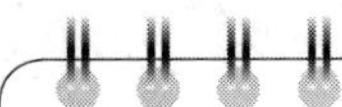

备用。

2. 分别设空白孔、标准孔、待测样品孔。空白孔加样品稀释液 100μl，余孔分别加标准品或待测样品 100μl，避免气泡，尽量将样品加到酶标板孔底部，不触及孔壁，轻摇混匀，酶标板加上盖或覆膜，37℃反应 3h，洗涤 3 次，甩干。

3. 加过氧化物酶标记的抗 α_2-抗纤溶酶抗体每孔 100μl，37℃3h，洗涤 3 次。

4. 每孔加基质液 100μl，室温 30min，2mol/L 硫酸每孔 50μl 终止反应后，用酶标仪在 492nm 波长依次测各孔的光密度（OD 值）。

5. 用 PAP 标准品浓度与相应 A 值制成标准曲线（回归方程），求受检标本 PAP 值，再乘以稀释倍数即为最终结果。

【参考区间】

(0.12～0.7)mg/L。

【注意事项】

1. 包被抗体为抗纤溶酶原抗体，本试验会出现较明显的非特异性结合及显色反应，因此，终止反应要迅速，尽量避光操作。

2. 标本中待测物质含量过高，须先稀释后再测定，最后乘以稀释倍数。

3. 酶标板、浓缩液和冻干品应在 2～8℃保存，配好的稀释液 2～8℃保存不超过 1 个月，冻干品复溶后置于 -20℃可保存 3 周。

【临床意义】

本试验是反映纤溶酶活性较好的试验，用于高纤溶酶血症和溶栓治疗的临床检测。PAP 增高见于血栓前状态和血栓性疾病，如急性心肌梗死、肺梗死、脑血栓形成、深静脉血栓形成、肾病综合征等。PAP 水平的增高与 DIC 的发展相平行，PAP 水平的降低与 DIC 的缓解相关，在 DIC 的诊断中具有重要价值。

（张　录）

第七节　血液流变学检验

一、全血黏度测定

（一）毛细管黏度计测定

【目的】

掌握毛细管黏度计检测全血粘度的原理、方法、注意事项和临床意义。

【原理】

依据 Poiseuille 公式，研究液体在不同管径的直长硬性管道（L/2R 大于或等于 200）中流动的规律，发现若流动为层流状态，则管道两端压差、流量和流体黏度之间有如下关系：$Q = \pi R^4 \Delta P/8\eta L$，$\eta = \pi R^4 \Delta P/8LQ$。

式中 Q 为流速，R 为管道半径，ΔP 为管道两端的压差，η 为流体黏度，L 为管道长度。

目前，多数黏度计采用一定体积的血液，在恒定的压力驱动下，流过一定管径的毛细管所需的时间来计算血液的黏度。设已知黏度为 η_0，流过时间为 t_0；待测黏度为 η，流过时间为 t，则受检血黏度为：$\eta = \eta_0 t/t_0$

【材料】

1. 器材　毛细管黏度计、EDTA 抗凝管、37℃水浴箱等。

2. 试剂　生理盐水。

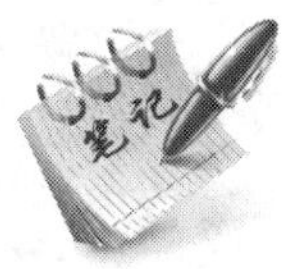

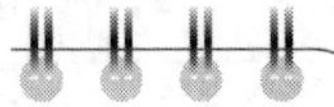

【操作】

1. 采集静脉血，注入 EDTA 抗凝管中。

2. 待测管置于 37℃水浴中 5min，混匀后加入毛细管黏度计的贮液池中，同时按下测定按钮开始计时，测得血液流过时间（t）。

3. 按照 2 中的操作测定生理盐水流过的时间（t_0）。

4. 根据 $\eta = \eta_0 t/t_0$ 计算全血黏度。

【参考区间】

男性：3.84～4.66mPa·s，女性：3.33～3.97mPa·s。

【注意事项】

1. 残留液的影响　测定每一标本都会在毛细管内壁上残留少量液体，影响下一次的检测，故测量每一标本后，需以第二份标本冲洗内壁。

2. 表面张力的影响　在毛细管黏度计的液体前端凸液面和液体尾部的凹液面中，都会因液体表面张力而产生与驱动方向相反的力影响测定结果。因此选择较大口径的毛细管可以减少表面张力的影响。

【临床意义】

黏度增高见于心脑血管系统疾病，如动脉硬化、心肌梗死、脑血管意外、外周血管病、血液病，恶性肿瘤及转移等。此外，全血黏度还可作为观察病情和估计预后的指标，全血黏度持续增高是病情恶化和预后不良的先兆。黏度降低见于出血性脑中风、出血性疾病，如上消化道出血、子宫出血、出血性休克等。

（二）旋转型黏度计测定

【目的】

掌握利用旋转型黏度计测全血黏度的原理、方法、注意事项和临床意义。

【原理】

当旋转式黏度计中的两个同心圆筒之一以一定的转速旋转时，转动给血样一个剪切力，并使之产生分层流动。血样的分层流动把转动造成的力矩传递到内圆筒，使内圆筒随之偏转一定的角度。血液黏度越大，外筒转动传到内筒的力矩越大，内筒偏转的角度也越大。所以，偏转角度与力矩之间、力矩与样品的黏度之间呈正比关系，其关系式为 $\eta = M(R_1^2 - R_2^2)/4\pi h R_1{}^2 R_2{}^2 \omega$。式中 η 为黏度，M 为黏性力矩，$R_1$、$R_2$ 为内外圆筒半径，h 为圆筒高度，ω 为转动角度。

【材料】

1. 器材　旋转式黏度计、EDTA 抗凝管、加样器等。

2. 试剂　生理盐水

【操作】

1. 为使恒温系统达到测定温度，先打开仪器预热。

2. 将待检样本预温 5min，充分混匀后加入试样杯中。

3. 将转轴锁紧把手置于释放位置，转速旋钮旋至低速挡。

4. 按开关，刻度盘旋转，选用 B 转子，数据变换 < 0.15mPa·S 时可记录结果。

【参考区间】

男 $230s^{-1}$：4.07～4.99mPa·s；$11.5s^{-1}$：7.63～10.79mPa·s。

女 $230s^{-1}$：3.81～4.63mPa·s；$11.5s^{-1}$：7.15～9.59mPa·s。

【注意事项】

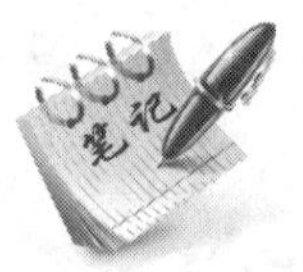

1. 采血时，压脉带压迫的时间尽可能缩短，抽血时不要用力过猛。

2. 采血时间以清晨空腹为宜，采样后应立即测试，应在 4h 内完成。

3. 为减少残留液的影响，在测量每一试样后，需以第二试样冲洗。

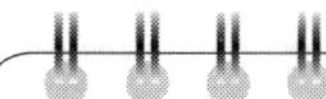

【临床意义】

同毛细管黏度计法。

二、血浆(血清)黏度测定

【目的】

掌握使用毛细血管黏度计(或旋转式黏度计)测量血浆(血清)黏度的原理、方法、注意事项及临床意义。

【原理】

目前普遍认为血浆(血清)属牛顿液体,其黏度可采用毛细管黏度计,也可采用旋转式黏度计测量,以前者为好,其测量的精度较高。血浆(血清)黏度测量原理同全血黏度。

【材料】

1. 器材　毛细管黏度计、EDTA 抗凝管、37℃水浴箱等。

2. 试剂　生理盐水。

【操作】

1. 以 2000r/min 离心 10min,分离血浆(血清)。

2. 分离的血浆(血清)在 37℃水浴中预温 5min,混匀后加入毛细管黏度计储液池,同时按下测量钮开始计时,测得血浆(血清)流过时间(t)。

3. 按照 2 中的操作,测定生理盐水流过的时间(t_0)。

4. 根据 $\eta = \eta_0 t/t_0$ 计算血浆(血清)黏度。

【注意事项】

1. 血浆(血清)制备和分离时要保证离心速度和时间。

2. 测定时切勿混入气泡、杂质或致血栓形成。

3. 检测前必须清洗毛细管黏度计,为减少残留液的影响,在测量每一试样后,需以第二试样冲洗。

4. 为减少表面张力的影响,应采用较大口径的毛细管为好。

【参考区间】

血浆黏度　男性:1.72~1.80mPa·s;女性:1.72~1.84mPa·s

血清黏度　男性:1.61~1.69mPa·s;女性:1.63~1.71mPa·s

【临床意义】

凡引起血浆(血清)蛋白质异常增高的疾病均可导致血浆(血清)黏度升高,如多发性骨髓瘤、原发性巨球蛋白血症、纤维蛋白原增高症、糖尿病、高脂血症及某些胶原性疾病等。

三、红细胞聚集性测定

【目的】

掌握红细胞聚集性测定的原理、方法、注意事项和临床意义。

【原理】

采用黏性测定法,即在低切变率条件下,红细胞因大分子血浆蛋白的桥联作用,形成缗钱状聚集体,形成三位立体的网状结构,使血液流动阻力增大。故红细胞的聚集性越强,形成的聚集体越大,血液黏度升高越显著,随着切变率的升高,立体结构逐渐被破坏,血液的表观黏度也随之降低。测定血液黏度可估计红细胞的聚集性。

【材料】

同全血黏度测定。

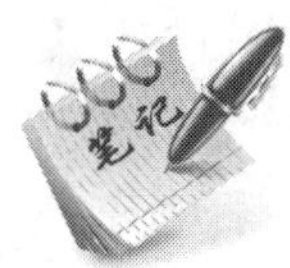

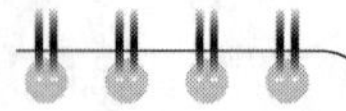

【操作】

根据ICSH的建议，可利用低切变率血液的相对黏度作为红细胞的聚集指数，即用低切变率下血液黏度和血浆黏度之比来表示。

【注意事项】

为排除红细胞容积的影响，应将容积调至同一水平。

【参考区间】

相对黏度越大，表明红细胞的聚集性越强。

【临床意义】

红细胞聚集性升高见于糖尿病、高血压、心肌梗死、外周血管病、动脉或静脉血栓形成等。

四、红细胞变形性测定

目前，测定红细胞变形性的方法分为两大类：一是利用红细胞悬液，间接估计、比较红细胞平均变形性大小，如黏度测定法、微孔滤过法、激光衍射法、反向旋转流变仪测定法等；二是利用单个红细胞，测其变形能力和细胞膜的力学特征，如微吸管法、电子自旋共振频谱法等。国外应用最广的为核膜滤过法，现介绍黏性测定法。

【目的】

掌握红细胞变形性测定的原理、方法、注意事项和临床意义。

【原理】

血液表观黏度随切变率的升高而降低，在高切变率范围内的血液其表观黏度主要由红细胞的变形性决定。变形性越好，高切变率下的表观黏度降低越明显，即可通过测定血液的表观黏度间接估计红细胞的变形性。

【材料】

器材：旋转式黏度计、毛细管黏度计、EDTA抗凝管。

【操作】

1. 用旋转式黏度计测量高切变率下血液的表观黏度。
2. 用毛细管黏度计测量血浆黏度。
3. 测定血细胞比容。
4. 利用下列黏性方程计算TK值：$\eta r = (1 - TKC)^{-2.5}$，变化形式 $TK = (\eta r^{0.4} - 1)/\eta r^{0.4} \cdot C$

式中ηr为悬浮液相对黏度，T为Taylor因子，K为红细胞群集指数，C为红细胞的体积浓度，常以比容代替。

【参考区间】

TK值约为0.9。TK值越大，表示红细胞变形性越差。

【注意事项】

选择切变率较宽的旋转式黏度计，其切变率最好高值达到 $200s^{-1}$。

【临床意义】

溶血性贫血、急性心肌梗死、脑血栓形成、高脂血症、肝硬化、糖尿病、休克等红细胞的变形能力减退。

五、红细胞表面电荷测定

【目的】

掌握电泳法测定红细胞表面电荷的原理、操作、注意事项和临床意义。

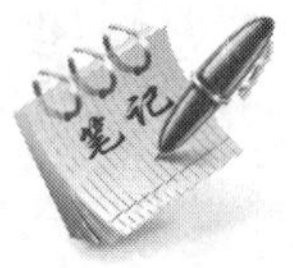

【原理】

红细胞表面带有负电荷，在电场的作用下向正极移动，其电泳率(EPM)按如下公式计算：

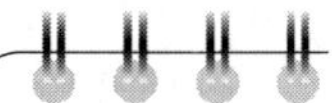

$$EPM = \frac{U}{E}$$

式中 E 为电场强度(V/cm),U 为电泳速度(μm/s)。细胞电泳迁移率是指荷电颗粒在单位电场强度下,单位时间内泳动的距离。

溶液中,相反的电荷包围在带负电荷的细胞周围,两种电荷间互相吸引,在细胞周围形成双电层,当细胞在电场的作用下泳动时,双电层间出现一种电位(称 Zata 电位)。Zata 电位与 EPM 有如下关系:

$$\xi = EPM \times 4\pi\eta/\varepsilon$$

式中 η 为液体的黏度,ε 为液体介电常数。表面电荷密度与 Zata 电位有如下关系:

$$\sigma = 2\sqrt{\frac{NDKT}{2\pi \times 10^5}} \times \sqrt{C} \times \sinh\left(\frac{Ze\xi}{KT}\right)$$

式中 N 为阿伏加德罗常数,D 为溶液的介电常数,K 为波尔兹曼常数,T 为绝对温度,Z 为离子价,e 为电子荷电量,sinh 为双曲线函数符号,即等于 $1/2(e^{x} - e^{-x})$。

25℃时悬浮于 0.15mol/L 一价离子溶液中的细胞表面电荷密度 $\sigma = 13410\sinh(\xi/51.3)$ 静电库伦/cm^2。因此只要测出细胞的 EPM,便可计算出细胞表面的电荷密度。

【材料】

器材:细胞电泳仪、方形玻璃管、显微镜台。

【操作】

1. 将稀释的红细胞悬浮液装入方形玻璃管中,两端套好琼脂管,装在电泳架上,固定于显微镜台。

2. 接通电源,利用倒向开关变换电场极性,分别测定细胞泳动测微器上的一定距离(s)所经历的时间(t),记录 20 个细胞,计算其时间均值($\bar{t}$),计算电泳速度 $U = s/\bar{t}$。利用上述公式即可计算出细胞表面电荷密度 σ。

【参考区间】

红细胞电泳时间:(14.6~18.2)s。

【注意事项】

介质中的离子强度、电场强度和温度等都会影响细胞泳动的速度,应注意这些因素的变化。

【临床意义】

红细胞电泳速度增加,提示红细胞及血小板聚集性增强、血液黏度增高,易形成血栓性疾病,如闭塞性脉管炎、心肌梗死、心绞痛、缺血性中风、高血压等。红细胞电泳速度减少,提示红细胞、血小板带电荷强、血液黏度下降,见于血小板无力症、巨球蛋白血症、肿瘤、坏血病及服用阿司匹林、保泰松、右旋糖酐等。

(高丽君)

参考文献

1. 吕跃. 标准血液病诊疗学. 北京:科学出版社,2013.
2. 夏薇. 临床血液学检验实验指导. 第4版. 北京:人民卫生出版社,2011.
3. 侯振江. 血液学检验实验指导. 北京:人民卫生出版社,2010.
4. 管洪在. 临床血液学与检验实验指导. 第3版. 北京:人民卫生出版社,2009.
5. 叶应妩,王毓三,申子瑜. 全国临床检验操作规程. 第3版. 南京:东南大学出版社,2006.
6. 张之南,沈悌. 血液病诊断及疗效标准. 第3版. 北京:科学技术出版社,2007.
7. 王鸿利. 实验诊断学. 北京:人民卫生出版社,2005.
8. 侯振江. 实验诊断学. 合肥:安徽科学技术出版社,2005.
9. 徐文荣. 临床血液学和血液检验实验指导. 第2版. 北京:人民卫生出版社,2002.